药补不如食补 享受健康生活每一天

索志刚/主编

365天最适宜高血压的食疗食谱

365种美食，365种疗法，降低高血压吃什么是关键！

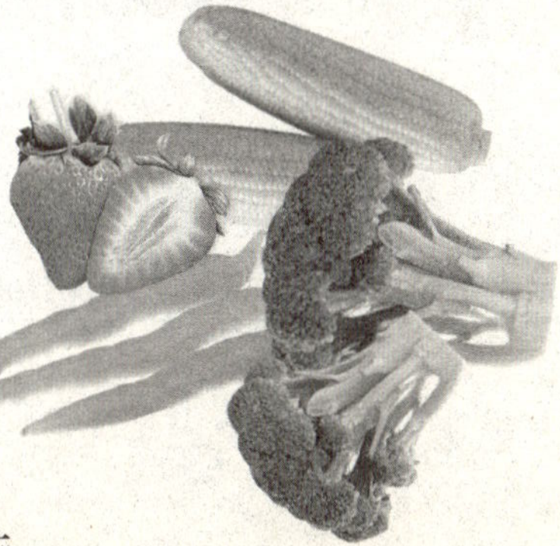

名医指导

基础知识

保健常识

诊断方法

饮食疗法

九州出版社
JIUZHOUPRESS

图书在版编目(CIP)数据

365天最适宜高血压的食疗食谱/索志刚 主编．—北京：九州出版社，2006.1

ISBN 7-80195-355-X

Ⅰ.3…　Ⅱ.索…　Ⅲ.高血压—食物疗法—食谱　Ⅳ.①R247.1②TS972.161

中国版本图书馆CIP数据核字(2005)第160462号

365天最适宜高血压的食疗食谱

作　　者　索志刚　主编
责任编辑　沈东云
责任校对　祝松
出版发行　九州出版社
地　　址　北京市西城区阜外大街甲35号(100037)
发行电话　(010)68992190/2/3/5/6
网　　址　www.jiuzhoupress.com
电子邮箱　jiuzhou@jiuzhoupress.com

印　　刷　北京秋豪印刷有限责任公司
开　　本　880×1230毫米　32开
印　　张　15.25
字　　数　248千字
版　　次　2006年2月第1版
印　　次　2006年2月第1次印刷
书　　号　ISBN 7-80195-355-X/R·40
定　　价　29.80元

前　言

高血压是常见的心脑血管疾病，多见于中老年人，有原发性和继发性两种。高血压病不仅是一个独立的疾病，而且是导致脑卒中、冠心病和肾功能损伤的主要危险因素。它步恶性肿瘤的后尘，已成为当前人类的第二大杀手，并且有超前的趋势。因此，人们切莫掉以轻心。

《黄帝内经》强调：“五谷为养、五果为助、五畜为益、五菜为充 。”食疗既可以补充人体所需要的营养物质，又可以改善病人体质，提高抗病能力，从而达到无病先防、既病防变、小病自疗的目的。所以，“药疗不如食疗”被历代医学家所推崇。

基于上述原因，本书精选了 365 种祖国各地的菜、汤、粥、羹、主食的科学烹饪方法，具有制作方便，营养丰富的特点。一年三百六十五天，每天都有不同的食谱，营养均衡又不腻味。如果家人一起动手，更有一番生活情趣。

这本书与其说是一本菜谱，倒不如说是一名司厨顾问。她的光临，一定会给您全家带来健康的福音。

编　者

2006 年 1 月

目录

目 录

正 文

第一章 第1月食谱

一、基础知识

1. 高血压概念

高血压是指循环系统内血压高于正常而言，通常指体循环动脉血压增高，是一种常见的临床综合症。

动脉血压在一日之内的变化很大。在不同的生理情况下，如休息和运动、安静和激动、空腹和饱餐、早晨和晚间，血压数值常有一定的波动，往往是前者低于后者。血压愈高，冠心病、肾动脉病变、高血压性心脏病与脑出血的发生率也愈高。可见，动脉压与其后果二者之间有定量的关系。但是在人群中无论收缩压或舒张压，其增长都呈一平滑曲线或直线，且正常血压与不正常血压间没有一个明确的界限，因而不可能从调查人群的血压本身找出任何可以提供作为划分正常血压与高血压的分界线。正因为如此，不仅评定血压的标准不一致，而且有人还认为高血压与正常血压之间只存在着量的差别，没有质的不同。但是防治工作需要有统一普查标准和评定疗效的标准，因此有必要划定高血压的范围。如何划定高血压范围？通常是以低于 18.7/12.0 千帕（140/90 毫米汞柱）为正常，而高于 21.3/12.7 千帕（160/95 毫米汞柱）为高血压。这是世界卫生组织建议使用的高血压诊断标准。目前这项正常值标准是从一组肯定为高血压患者的血压分布与正常人的分布进行对比分析中得到的，这样得到的正常界线比其他方法更合理。

正常人的收缩压随年龄而增高，40 岁以下收缩压不超过 18.7 千帕（140 毫米汞柱），以后年龄每增长 10

岁，收缩压可增高 1.33 千帕 （10 毫米汞柱）。约 80 ~ 90%的高血压是由于高血压病 （原发性高血压）引起的，其余 10 ~ 20%则是症状性高血压。前者是以血压增高为其主要临床表现的一种疾病，亦称原发性高血压；后者则指在某些疾病中，作为症状之一而出现的高血压，高血压在这些疾病中可有可无，可为暂时性或为持久性，故亦称继发性高血压。

2. 高血压的诊断标准

了解到高血压并非是简单的血压高一点的问题后，相信您一定会在生活中经常性地测量血压，看看自己的血压是否超标，那么到底多少算是高血压呢?

目前，我们普遍采用的高血压诊断标准为：在未服抗高血压药物的情况下，在不同的时间内，三次测量血压，取平均值，收缩压≥18.7 千帕（140 毫米汞柱）和（或）舒张压≥12.0 千帕（90 毫米汞柱）就为高血压。

正常人在安静状态下，高压应低于 18.7 千帕（140 毫米汞柱），低压应低于 12.0 千帕（90 毫米汞柱），其中任何一项高于正常值，即为高血压。明确了诊断标准，我们就很容易判断自己是否存在高血压了。例如：一个人安静时的血压为 16.0/12.66 千帕 （120/95.0 毫米汞柱），尽管收缩压正常，但因为他的舒张压大于 90 毫米汞柱，也应算为高血压。

曾经患过高血压、目前正服抗高血压药，血压虽已低于 18.7/12.0 千帕（140/90 毫米汞柱），亦应诊断为高血压。

二、诊断方法

1. 在家里用水银血压计测量血压

患者自己在家中测量血压有助于监测自己的降压效果，增加患者的治疗依从性。一般推荐18/11.3千帕（135/85毫米汞柱）为自测血压的正常上限参考值，需要注意的是，家里的血压计应定期到医院进行校准，而且要按照正规的方法进行测量。

(1) 首先在有靠背的椅子上静坐5分钟，露出上臂（最好是右臂），注意肘部要放置在和心脏一样高的位置。特殊情况下特别是存在直立性低血压危险的患者应再采取站位测量。

(2) 使用大小合适的袖带。袖带内的气囊至少应包裹80%上臂，袖带的下缘应在距离肘窝大约2厘米处，将听诊器放在肘窝动脉搏动的地方。

(3) 快速充气，当桡动脉（即通常中医医生号脉处）搏动消失后，再加压4千帕（30毫米汞柱）左右，然后缓慢放气放气速度大约是每秒0.27～0.8千帕（2～6毫米汞柱）。

(4) 在放气过程中，仔细听声音的变化，并观察水银柱的读数。当听到第一次有规律的搏动声时的血压计读数，为收缩压。继续放气，当搏动声音消失时的血压计读数，为舒张压。

(5) 保管好血压计：在家里用水银柱血压计测血压时，在测完血压后一定要将血压计向右（面向你）倾斜，以使刻度表内的水银全部流进水银储槽内，再将锁插向右方，以防水银外漏，污染血压计造成对人体的毒害，而且影响准确性。

自己在家测量血压时要注意以下几点：

(1) 测量血压时应尽量保持安静、心情松弛。紧张、焦虑、疲劳、失眠、剧烈活动等都会影响测量血压的准确性。

(2) 测量血压时，上臂必须充分暴露，如果衣物过多，测得的血压值会偏高。

(3) 如果需要重复测量，血压计读数应保持在位，相隔 2 分钟后，再重新充气测量，取两次读数的平均值作为血压值。

2. 一般症状与体征

高血压病的临床症状是多种多样的。有人统计，高血压可出现 30 余种不同的临床症状。主要有眩晕、头痛、头涨、心悸、失眠、记忆力减退、耳鸣、乏力、多梦、腰膝酸软、肢体麻木、颈部拘急、肌肉跳动等。在体征上，可见面赤、唇绀以及根据症候类型的不同而出现一些舌苔、脉象的改变。

(1) 头痛、头重

头痛是高血压病最常见的症状之一。高血压病的头痛有几个特点：疼痛的部位通常在后脑部，或两侧的太阳穴部位；痛状呈跳动性（跳痛），程度较厉害，颈后部可有搏动的感觉。

有些头痛则仅仅是头部沉重感或压迫感。很多患者常述说头痛在晨起时较明显，洗完脸或稍微活动一下又好一些，剧烈运动或精神疲乏时会加重。这种头痛主要是由于高血压使脑血管舒缩功能失常而引起。

(2) 眩晕

眩晕就是患者自觉头晕眼花的症状。一般病情较轻者，闭目养神，休息片刻后，其眩晕症状可以慢慢地消失；如果病情较重，则头晕目眩，如坐舟车之中，旋转不定，头重脚轻，重则站立不稳。如果出现这种严重情况，应立即进行必要的处理，否则可能会发展到突然昏倒、神志不清、半身不遂等症，即中医所称的“中风”（现代医学称为“脑血管意外”）。

(3) 心悸

心悸，就是患者心中发慌、感觉心脏跳动不安的一种症状。中医把心悸分为两种：由外界环境的刺激因素

（如猛烈的响声等）而引起的心慌心跳称为“惊悸”；由于内在因素（如心气不足）而引起的叫做“怔忡”。惊悸与怔忡之间又是相互联系的，惊悸日久不愈，可以逐渐发展成为怔忡，因此二者在习惯上统称为心悸。据临床观察，惊悸多见于高血压病的早期，而怔忡则主要见于中、晚期高血压病，常伴有心脏功能的失常。

(4) 失眠、多梦

失眠，中医学术语称为“不寐”，是指患者经常性不能获得正常睡眠。轻者表现为入睡困难，或睡眠不深，容易醒转，半夜醒来后就无法再次入眠；重者甚至彻夜不眠。高血压病的失眠常可伴有多梦的现象，而且多为恶梦。失眠可见于高血压病的各个时期，长期失眠又可导致高血压病情的加重。

(5) 健忘、耳鸣

健忘是指患者的记忆力减退；耳鸣是指患者自觉脑中“嗡嗡”轰鸣，或耳中有响声如蝉鸣。中医认为主要是由于肾亏的缘故。Ⅱ~Ⅲ期高血压病患者由于血压较高，常可出现这些症状。一方面是高血压、血管硬化、脑部供血不足等直接影响的结果，另一方面可能与神经衰弱有关。

(6) 麻木、肌肉酸痛

有一些病人，常会出现手指麻木和僵硬的感觉，有些人手臂上还会有“虫子爬”的感觉；有的则表现为腰酸背疼，颈部拘急不舒，肌肉紧张。这种现象多数是由于高血压血管收缩或动脉硬化等原因引起肢体局部供血不足所致，而并非像有些马虎的医生所说的“神经炎”或“风湿痛”。

(7) 舌象、脉象

高血压患者的舌质可为色红或淡红、暗红，或有淤点、淤斑，舌苔黄或白腻。一般以舌质红、苔白腻或黄腻为多见。有人对 550 例患者进行了观察，结果红舌占 30.7%，腻苔占 40%以上。脉象以弦脉为主（约占 85%），还可出现细、滑、涩、数等脉象。

三、保健常识

1. 高血压患者应如何保养？

高血压患者要保护好心、脑、肾，这是因为导致高血压患者发生意外的主要原因不在于高血压本身，而在于是否并发脑血管意外、冠心病、高血压性心脏病和肾功能衰竭。那么，怎样保护好心、脑、肾这三个器官呢?

首先，控制血压，对心、脑、肾造成威胁的主要因素是血压增高。一般来说，血压增高越显著、持续时间越久、血压波动越大，对心、脑、肾损害越大。其次，保证血管有充分的营养和氧气供应，所以，关键是要防治动脉粥样硬化，降低血脂和血液黏稠度。除服药外，要少吃高脂食物，多吃富含维生素和矿物质的食物，戒烟。再次，做到生活有规律，劳逸结合，讲究心理卫生。

2. 自我按摩能治疗高血压吗？

家庭中，高血压患者可采用自我按摩的方法来治疗高血压。

(1) 两手对掌搓热，从前额向下推到喉前，再用单手掌或双手掌从颈项向下推搓 4~6 次。重复做 4~6 次。

(2) 两手拇指按在两侧太阳穴点揉 10 次，再沿头部临泣穴推至风池穴（沿胆经线路），点揉半分钟，重复做 4~6 次。

(3) 两手分别按摩左右耳轮，反复摩擦半分钟，然后用中指尖插入耳孔内震动数十次，再堵住耳孔稍停后猛力拔出，重复做 2~4 次。

(4) 两手在头顶部做十指梳发式或五指合拢式雀啄叩打。各重复 10 ~ 20 次。

(5) 用食指或拇指推摩鼻翼两侧 10 ~ 20 次，再用拇、食指捏鼻梁 6 ~ 10 次。

(6) 用拇指掐点左右神门穴各 10 ~ 20 次。

(7) 用四指掐或搓左右足心的涌泉穴各 60~100 次。指甲按摩降压术的方法是怎样的?

指甲按摩降压术的方法是：手的拇指指甲根部是血气循环的起始点，沿指甲底部肌肉隆起线状的两端，以另一手的拇指和食指夹住，转动性地揉搓，然后向指甲边缘朝指根方向慢慢揉搓下去。呼气时施压，吸气时放松。左右的拇指轮流按摩，早、午、晚各做 1 次，每次约 5 分钟，有降压作用。

四、饮食疗法

食疗知识

高血压病的饮食原则及要求

控制总热量，摄入平衡膳食，肥胖者要减体重。肥胖是因为摄入的热能超过消耗的热能造成的，减轻体重的方法主要是控制总热量的摄入，一般按每千克标准体重摄入 105~125 千焦来安排一日总热量的摄入。

平衡膳食要求每日蛋白质产热占总热能的 12%~15%，脂肪占 20%~25%，碳水化合物占 60%~65%。无论是肥胖还是体重正常或消瘦者，首先要调整自己的饮食结构，摄入平衡膳食。一般成人每日可摄取一杯牛奶、一个鸡蛋、500 克蔬菜、少量豆制品、25 克油、瘦肉 100~150 克、水果 250 克，主食摄入 200~300 克。主食及脂肪摄入过多，是热量过高的主要原因。因此，肥胖者在平衡膳食基础上，主食限制在 200 克以内，烹调油限制在 25 克以内，少吃油炸食品及脂肪高的食物，多吃汆、清蒸、煮、拌的菜，经过长期坚持，并配合运动，可以使体重逐渐下降，达到减轻体重的目的。

控制食盐的摄入量：高血压病的发病率与食盐的摄入量成正相关。食盐摄入量越多，高血压病发病率越高。

我国饮食习惯是南甜北咸，北部地区食盐的摄入量平均达到 15 克/人/天，全国平均为 10～15 克/人/天。流行病学统计资料表明，每天吃 15 克食盐者，高血压病发病率约为 10%，如再增加食盐 2 克，则高血压病发病率随之提高 2 倍。世界卫生组织建议每日每人摄入食盐 6 克左右，这个量我国很难达到，我国专家建议不要超过 10 克(包括酱油中的盐，每 5 毫升酱油相当于 1 克盐)。有研究报道，中度限盐使每日摄入盐 4~6 克，可使人群平均血压下降，可使 1/3 轻度、中度高血压病患者恢复正常，并能增加患者服用降压药的效果。

注：食盐与其他钠盐调味品的粗换算方法如下：

1 小匙食盐=5 小匙味精=2 大匙酱油。故每天食用酱油应折合成食盐量，从食盐量中扣除。

适量蛋白质：蛋白质代谢产生的有害物质可引起血压波动，应限制动物蛋白质的摄入。调配饮食时应考虑蛋白质的生理作用，应选择生物学价值高的优质蛋白质，按 1 克/千克体重补给，其中植物蛋白质可占 50%，最好选用大豆蛋白，因它能降低血清胆固醇浓度，防止高血压病的发生与发展。动物蛋白可选用鱼类、鸡肉、鸡蛋白、猪瘦肉等。每周进食两三次鱼类蛋白质，可改善血管弹性和通透性，增加尿钠排出量，从而降低血压。高血压病患者还应选用含酪氨酸丰富的食物，如去脂牛奶、酸牛奶、奶豆腐、海鱼等，对降低血压有一定的作用。若高血压病并发肾功能不全时，血尿素氮、血肌酐增高，则应限制蛋白质摄入量。

限制脂类：饮食中应减少脂肪、限制胆固醇摄入量，脂肪供给量 40~50 克/天，除椰子油外，豆油、菜油、花生油、芝麻油、玉米油、红花油等植物油均含维生素 E 和较多亚油酸，能促进胆固醇氧化，增加血液胆固醇的运转，从而使血清胆固醇下降，减少动脉粥样硬化的发生。维生素 E 还有延长血小板凝集的作用，可抑制血栓的形成，可预防脑卒中；它含有较多亚油酸，对增加微血管弹性、预防血管破裂、防止高血压并发症有一定作用。同时患高脂血症及冠心病者，更应限制动物脂肪的摄入。

限制含胆固醇高的食物：如长期食用高胆固醇食物，如动物内脏、脑髓、蛋黄、肥肉、贝类、乌贼鱼、动物脂肪等，可引起高脂蛋白血症，促使脂质沉积，加重高血压，故饮食胆固醇应限制在 300~400 毫克/天。实验研究观察，饮食中胆固醇每增加 100 克，血清胆固醇水平升高 3%~5%。

进食多糖类碳水化合物：应进食多糖类碳水化合物、含食物纤维高的食物，如淀粉、糙米、标准粉、玉米、小米、燕麦等，它们均可促进肠蠕动，加速胆固醇排出，对防治原发性高血压病有利。葡萄糖、果糖及蔗糖等，均有升高血脂之忧，故应少用。

适当增加钾的摄入：有报告认为，高血压病患者除了限制钠盐以外还应相对地增加膳食中的钾盐，低钠高钾膳食有更好的恒定血压作用。因为，钾与高血压关系十分密切。有人研究了2000名中年人的血压和尿钠、尿钾关系，结果发现，高血压病患者尿中大多数钠高钾低。据认为，这是由于每日摄入高钠低钾食物的缘故。受试者若同时摄入钠和高钾食物，血压就不会增高。所以说，膳食中含钾充足，动脉壁不会增厚，因为钾能促进胆固醇排出，增加血管弹性，利尿，有利于改善心肌收缩能力，对血管有保护作用。医学专家指出，应限钠、增钾以减少钠钾比值，钠钾比控制在1.5∶1，高血压病患者应适当增加含钾食物的摄入量，有利于钠和水的排出。此外，应用利尿药的患者钾大量从尿中排出，故应供给含钾丰富的食物，如香蕉、橘子汁、花生、豆类及豆制品、龙须菜、豌豆苗、莴笋、芹菜、丝瓜、茄子等。

注意钙和镁的补充：流行病学资料表明，钙的摄入量不足与高血压病也有着密切的关系。饮食中钙摄入量低的孕妇比钙摄入量高的孕妇高血压病发病率要高。骨质疏松妇女，高血压病发病率高。有人给原发性高血压病患者每日服硫酸钙2克，5个月后舒张压显著降低，认为钙与钾一样能抵抗钠的升压作用。饮食中高钠摄入地区如果同时伴有高钙摄入，高血压病的发病率就比较低。这可能是因为钙使血管平滑肌松弛，外周血管阻力下降，从而使血压下降。因此高血压病患者补钙有利于血压降低。高血压病患者除肾结石者外，每天应供给1克钙，相当于碳酸钙2.5克。含钙丰富的食物有脱脂奶、豆制品、葵花籽、核桃、牛奶、花生、鱼、虾、海带、油菜、苜蓿、虾皮、芝麻酱等。镁对神经系统有抑制作用，还具有镇静和解痉功能，也可降低血压。另外，服用利尿剂的患者，尿镁的排泄量增加，故应注意补充。食物中含镁丰富的食物有香菇、苋菜、菠菜、豆制品、虾米、桂圆等。定时定量，少食多餐。吃饭不宜过饱，忌暴饮暴食。饮食种类应齐全，营养素比例合理，不挑食、偏食，适当活动。每餐的饭量要根据本人体重和平日的饮食习惯而定，如果体重超重或肥胖，应适当节制饮食：每餐只吃八分饱，使体重保持在标准范围以内，这对控制血压和血脂的升高很有好处。

补充足量维生素C：大剂量维生素C可使胆固醇氧化为胆酸排出体外，改善心脏功能和血液循环。橘子、大枣、西红柿、芹菜、油菜、小白菜、莴笋叶等食物中均含有丰富的维生素 C。多吃新鲜蔬菜和水果，有助于对原发性高血压病的防治。其他水溶性维生素，如维生素 B6、维生素 B1、维生素 B2、维生素 B12，均应及时补充，以防缺乏。

饮食宜清淡，不宜太咸：清淡饮食有利于高血压病的防治，油腻食物过量，易导致消化不良，且易导致猝死。

烟酒和茶：烟中尼古丁刺激心脏，使心跳加快、血管收缩、血压升高，促进钙盐、胆固醇等在血管壁上沉积，加速动脉粥样硬化的形成。传统医学认为少量饮酒可扩张血管、活血通脉、助药力、增食欲、消疲劳，但如长期大量饮酒危害大，可诱发酒精性肝硬化，并加速动脉粥样硬化。茶叶中含有多种对防治高血压病有效的成分，以绿茶为好。总之，应喝淡茶并戒烟，最好忌酒。

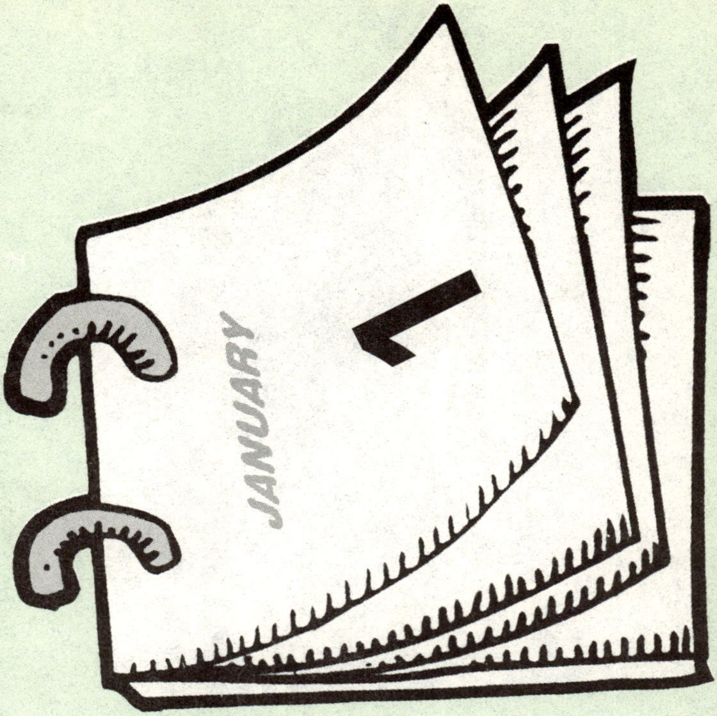

食疗食谱

焐红果

【原料】

山楂（红果）500克，白糖250克，糖桂花10克，清水适量。

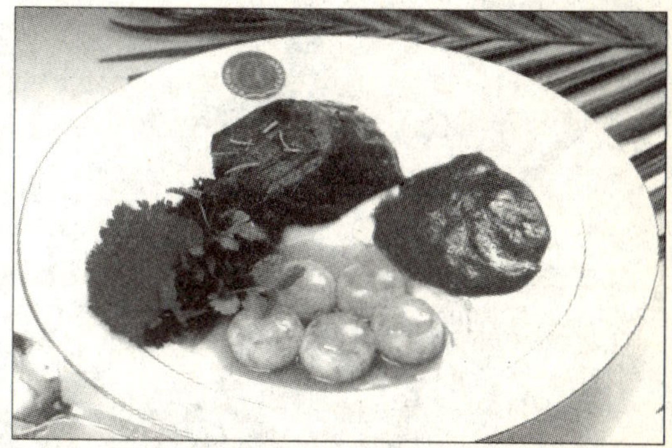

【做法】

①将山楂洗净、去核，再淘洗净。

②炒勺置火上，放入清水，下入山楂，煮至五成熟时捞出，剥去皮，待用。

③将炒勺再置火上，放适量清水，加入白糖，熬至溶化，撇去浮沫，放入山楂，用小火煨，待糖汁浓稠时加入糖桂花，轻轻搅匀，倒入盘内晾凉即成。

【功效】

有消食化积、理气散瘀、止泻等功效，并有降低血压、降胆固醇和强心之疗效。

1

半夏天麻鸡

【原料】

半夏20克，漂白术20克，陈皮5克，明天麻30克，鸡肉500克，黑木耳100克，植物油60毫升。黄酒、清汤、精盐、酱油、生姜、味精各适量。

【做法】

①半夏、白术、陈皮洗净，分两次煎取药汁100毫升。

②天麻干蒸切片，木耳洗净，切成小片。

③鸡肉去皮切成块状，放入少许精盐和黄酒搅匀稍腌。

④油置锅内武火烧至七成热时，鸡肉块炒半熟时，下木耳翻炒几遍，放入天麻、生姜、酱油、药汁及清汤，文火慢煮至天麻熟脆，调味即可。

【功效】

补而不滞，具有清化痰湿、降压醒脑的作用，适宜于痰浊壅盛型高血压。

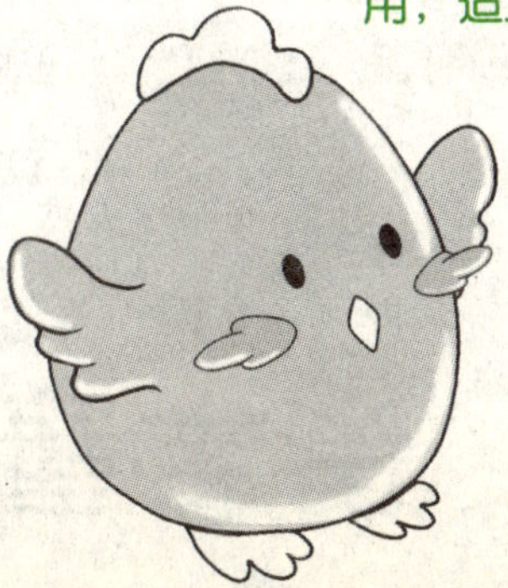

2

四喜苹果

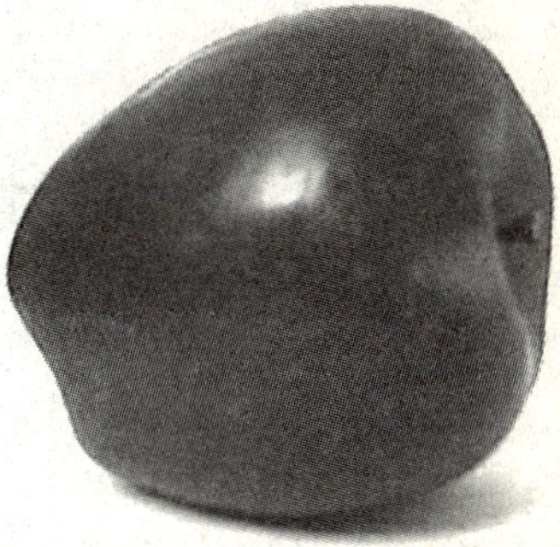

【原料】

鲜苹果4个，豆沙馅130克，瓜子仁3克，京糕15克，熟芝麻3克，糖桂花3克，青红丝5克，白糖125克，水淀粉适量。

【做法】

①将苹果洗净，选个头一般大的。上边带蒂把的切去一块作盖儿，刻成锯齿形，去籽和一部分肉，内装入豆沙馅，再把瓜子仁、青红丝、京糕切成小丁，同放苹果里，加入糖桂花拌匀，盖上盖码在盘里，上屉蒸5分钟，取出后码放在盘内。

②炒勺置火上，放入清水烧开，下入白糖熬一下，撇去浮沫，用水淀粉勾芡，淋浇在苹果上即成。

【功效】

有利水除湿、消肿解毒作用，可防癌抗癌，是高血脂、高血压疾病理想的夏季时令佳肴。

3

酿苹果

【原料】

甜苹果8个（约1000克），糯米100克。桃仁、瓜子仁、瓜条、青梅、橘饼、葡萄干、蜜枣、莲子各25克，京糕50克，白糖250克，水淀粉适量。

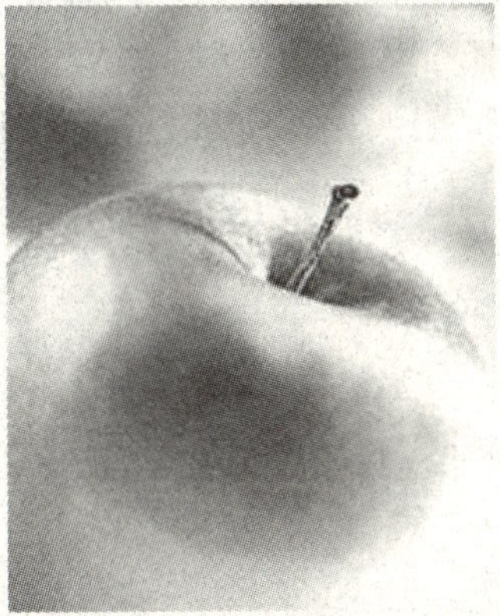

【功效】

有生津、润肺、健胃、消炎、止泻等作用，可降血脂，对高血压有一定疗效。

【做法】

①将苹果洗净削去皮，切去顶端的1/3做盖，然后去核，洗净，待用。

②将糯米淘洗净，煮熟，捞出，将以上各果料均切成碎丁，和煮熟的糯米、一半白糖同放碗内，搅成馅。

③把果料馅装入苹果内，盖上盖儿，用竹签插牢，上屉蒸15分钟取出。

④出屉后将苹果码入盘内，用剩余白糖加水溶化，烧开后用水淀粉勾薄芡，浇在苹果上即成。

4

参芪桂皮鱼

【原料】

白参10克，黄芪30克，肉桂3克，鲤鱼750克，花生油60毫升。清汤、精盐、生姜、葱白、红辣丝、水淀粉、味精、胡椒粉各适量。

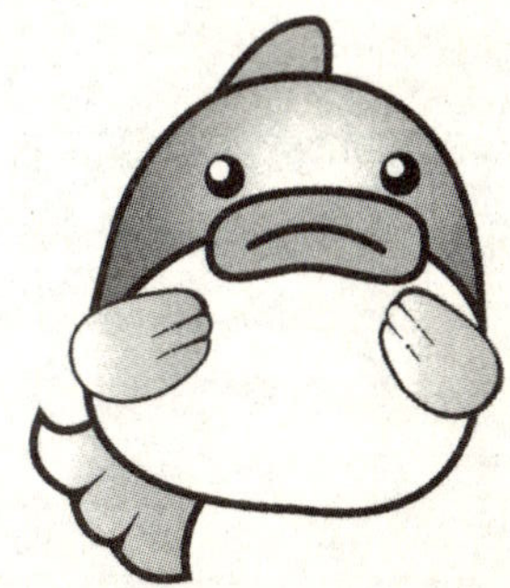

【做法】

①将白参、黄芪洗净，平铺于瓷碗底部。

②鲜活鲤鱼先抽出背部小筋，去鳞和内杂，剁成四大块，抹上少许精盐、酱油和肉桂（碾研成粉）、置于瓷盆的药物上，放适量清汤，上笼清蒸。

③下笼后，夹出鱼块另置一盆内，原蒸药鱼汁用碗盛好做汤喝。

④花生油于锅内烧热，将红辣椒丝、生姜翻炒几遍，再入葱白、味精等调料，水淀粉勾汁，趁热淋于鱼块上即可。

【功效】

补而不腻，适宜于高血压并心脏病偏于阳虚者。白参，味甘、微苦、性微温，功补元气。

5

八宝梨瓢

【原料】

鸭梨500克，葡萄干25克，瓜条25克，熟瓜子仁25克，核桃仁25克，莲子25克，白果25克，糯米50克，京糕25克，青梅10克，白糖100克，花生油100克，水淀粉适量。

【做法】

①将鸭梨去皮去蒂把，洗净；顺切两瓣成瓢形，掏出籽和部分果肉。

②将葡萄干、瓜条洗净；京糕、青梅均切成丁，待用。

③将糯米淘洗干净，上屉蒸熟取出，同其他配料同放碗内，调拌在一起，装入梨瓢内，上屉蒸10分钟取出，码摆放在盘内。

④炒勺置火上，加适量清水，放白糖烧开，撇去浮沫，用水淀粉勾芡，撒上京糕、青梅丁，把糖汁淋浇在梨瓢上即成。

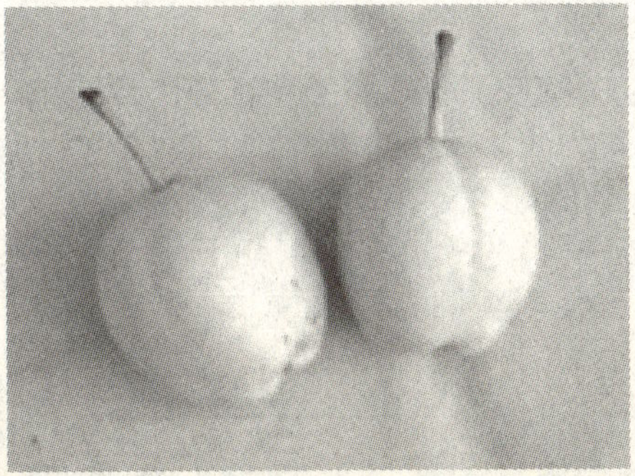

【功效】

有多种人体所需的维生素，是防治高血压疾病之食品。

6

酿香蕉

【原料】

香蕉400克，京糕150克，鸡蛋2个，淀粉适量，面粉少许，花生油500克（约耗100克）。

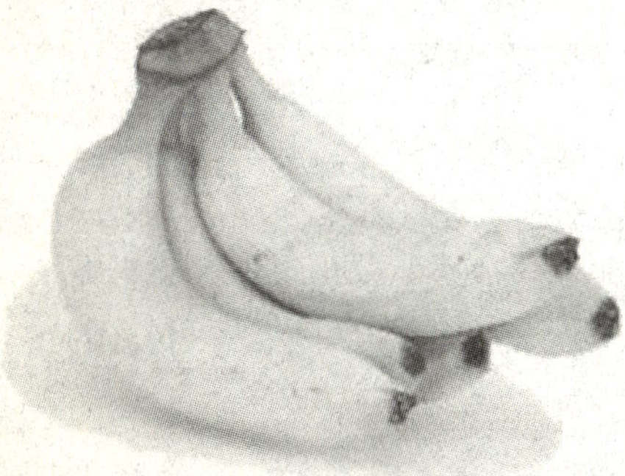

【做法】

①将香蕉去皮，切成坡刀片，撒匀面粉；京糕切碎挤压成泥，均匀地夹在每两片香蕉片的中间；鸡蛋清放碗内打成雪衣糊，用面粉、淀粉调匀，待用。

②炒勺置火上，放入花生油，烧至七成热，把香蕉盒挂匀糊，逐个下勺炸制，炸透后用漏勺捞出沥油，放在盘内，撒上白糖即成。

【功效】

有清热凉血、生津止渴、润肠通便、解毒作用，高血压、冠心病患者常食有理想的疗效。

7

拔丝西瓜

【原料】

西瓜750克、鸡蛋3个，淀粉、面粉各适量，白糖200克，花生油500克（约耗100克）。

【做法】

①选用质量好的脆瓤西瓜，横刀切开，再切成6厘米厚的大圆片，去净瓜子，再切成2.5厘米宽的块，用洁净布搌去水分，待用。

②将鸡蛋清放入碗内，用筷子抽打成白色泡沫（以筷子直立中央不倒为准），加入淀粉搅拌成蛋清糊，把西瓜瓤逐块滚一层面粉，蘸一层蛋清糊，下入七成热的油勺内，炸呈金黄色，捞出沥油。

③勺内留底油少许，放入白糖，待糖化成稀汁且转为黄色时，倒入西瓜块，颠翻均匀，裹匀糖汁，倒入抹一层油的盘内即可。上桌时，随带凉开水一小碗。

【功效】

有清热降暑、生津止渴、利尿作用，对急慢性肾炎、泌尿系统感染、高血压疾病有一定的疗效。

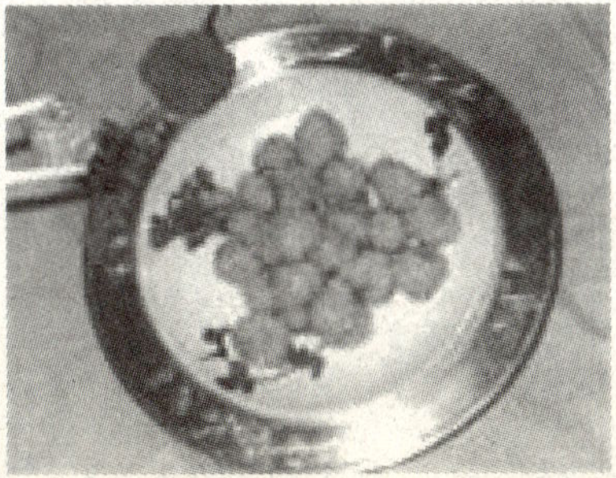

8

蘑炒小白菜

【原料】

嫩小白菜400克，口蘑10克，高汤适量，芝麻油5克，植物油10克，葱5克，酱油5克，盐3克，味精3克，淀粉5克。

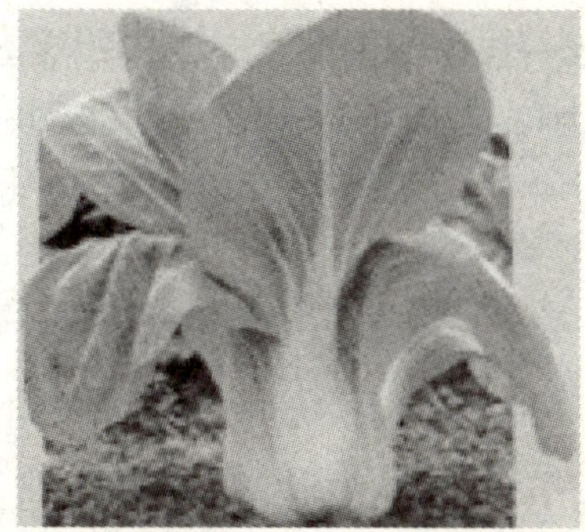

【做法】

①小白菜去根及烂叶洗净，在沸水中焯一下，立即捞出，沥干水分。

②口蘑用温水泡两小时，洗净泥沙，切成薄片，葱去根及干皮切成薄片。淀粉加水30克化开。

③炒锅内放植物油，油热后加入葱花、煸出香味下口蘑片，稍煸一下，下小白菜，加入高汤（或清水）20克左右，再加酱油及盐，改小火，约炖5分钟，即可下味精及水淀粉勾芡，加芝麻油，出锅装盆。

9

【功效】

本菜清香爽口。小白菜含钾量高，含粗纤维，可以保护心肌，降低血压，促进胆酸排出体外。

红果梨丝

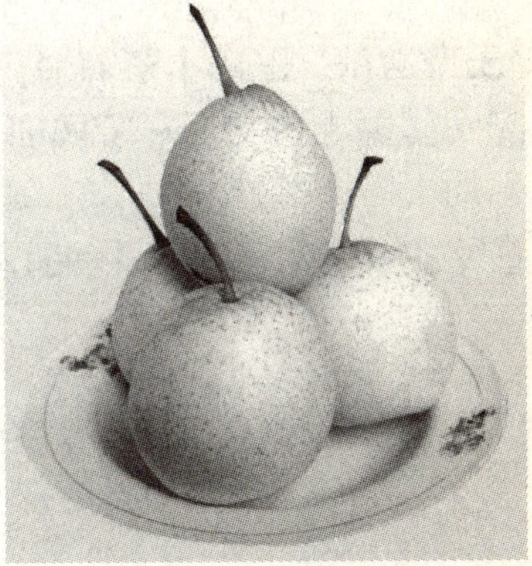

【原料】

雪梨500克，红果400克，白糖150克。

【做法】

①将红果（山楂）用沸水泡好后捞出，去核，剥去皮，待用。

②将雪梨剥皮、去核，用凉开水洗净，切成细丝，放在盘中心。

③将锅置火上，放入清水，下入白糖熬化，待糖汁浓稠时放入山楂，使山楂粘匀糖汁，把山楂一个个围在梨丝周围即成。

【功效】

有促进胃酸分泌、帮助消化、增进食欲之功效，并能扩张血管、降低血压、胆固醇；对动脉硬化、高血压、冠心病有一定的疗效。

10

瓤馅马蹄

【原料】

荸荠24个，瓜子仁96粒，豆沙150克，蜜枣15克，青红丝10克，白糖75克，水淀粉适量，熟猪油15克。

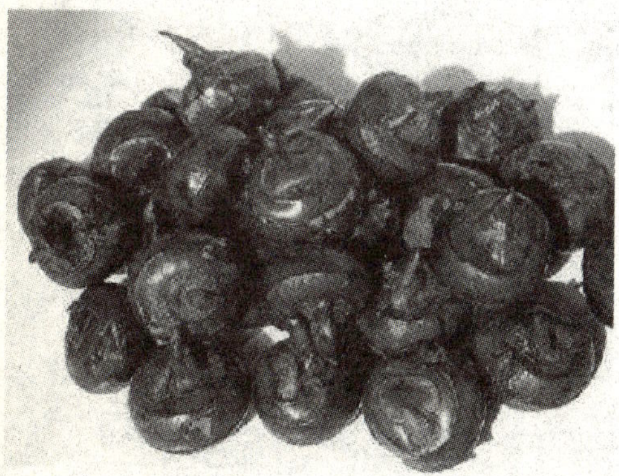

【做法】

①将蜜枣去核，洗净切成碎丁，青红丝切碎；炒勺置火上，放入豆沙、枣和一半的白糖，炒熟成馅心。

②将荸荠削皮洗净，中间掏成凹形，把馅心分放入每个荸荠的凹处，抹平，在馅心四周各插入瓜子仁一粒，如此逐个做完，码放盘中，上笼蒸5分钟取出；馅心放上青红丝末。

③炒勺置中火上，放入适量清水，加入所余白糖，烧沸后用水淀粉勾薄芡，淋入熟猪油，淋浇在荸荠上即成。

11

【功效】

有利水除湿、消肿解毒作用，是高血压、冠心病患者夏季理想的食疗佳肴。

高丽香蕉

【原料】

香蕉3个，鸡蛋6个，豆沙馅125克，白糖50克，糖桂花少许，淀粉适量，花生油500克（约耗150克）。

【做法】

①将香蕉去皮，切两瓣，两面蘸上淀粉；糖桂花与豆沙馅拌匀，分成3份，搓成同香蕉一般粗细的长条，分别放在半片香蕉上，按扁，再合上另一片香蕉，合好后均切成3.5厘米长的段，放在撒有淀粉的平盘内，待用。

②将鸡蛋清放入碗内，搅拌成泡沫状后，加入淀粉搅打成蛋泡糊，待用。

③炒勺置火上，放入花生油，烧至六成热，撤火，把香蕉段挂上蛋泡糊，逐个下勺炸，然后转用中火，炸时用手勺舀热油不断淋浇，待表面呈微黄色时，捞出沥油，装入盘内，撒上白糖即成。

【功效】

有生津止渴、润肠通便、解毒止痛、清热凉血作用，能改善心肌功能；常食对高血压、冠心病患者有理想的疗效。

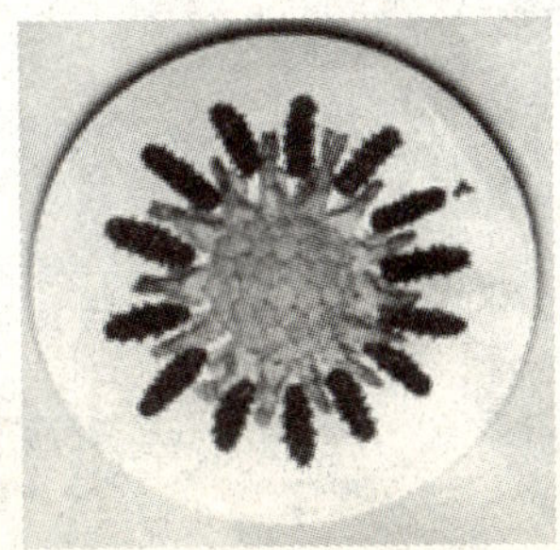

12

胡桃炖鹿肉

【原料】

胡桃仁80克，枸杞子30克，鹿肉500克，红枣6枚，植物油50毫升。清汤、精盐、生姜、黄酒、大茴、味精等适量。

【做法】

①胡桃仁用文火微炒，枸杞、红枣（去核）洗净。

②鹿肉洗净切成块状方片，抹上少许黄酒、酱油、精盐、稍腌。

③炒锅加油烧至七成热，置鹿肉爆炒几遍，放入置有净水的砂锅，同时放入胡桃肉、枸杞子，红枣、生姜，文火慢炖至鹿肉烂香时，再入精盐、大茴、味精调味即可。

【功效】

补而不腻，具有益精血、暖腰膝的作用。适宜于高血压和肾脏疾病患者。胡桃肉，性温、味甘，补肾强腰抗衰老。降低胆固醇、防止动脉硬化。主要含脂肪油、蛋白质、维生素A、维生素B1、维生素C以及磷、铁、锌、镁、磷脂、糖类等成分。鹿肉，性温，每100克鹿肉含蛋白质19.77克、脂肪19.2克，同时，还含钙、磷、铁及多种维生素。

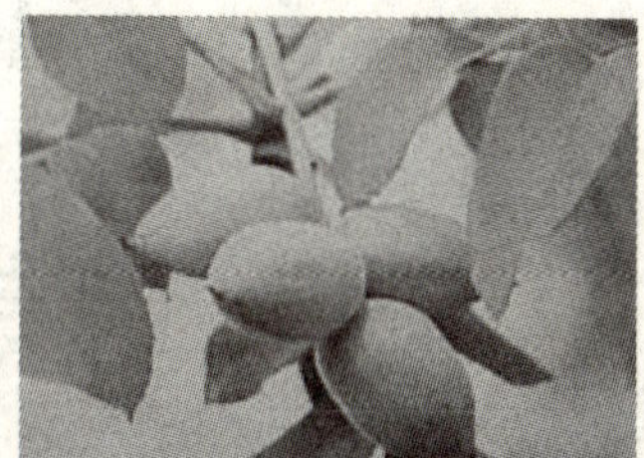

13

拔丝葡萄

【原料】

紫葡萄200克，鸡蛋1个，面粉适量，熟芝麻仁5克，白糖150克，花生油500克（约耗30克）。

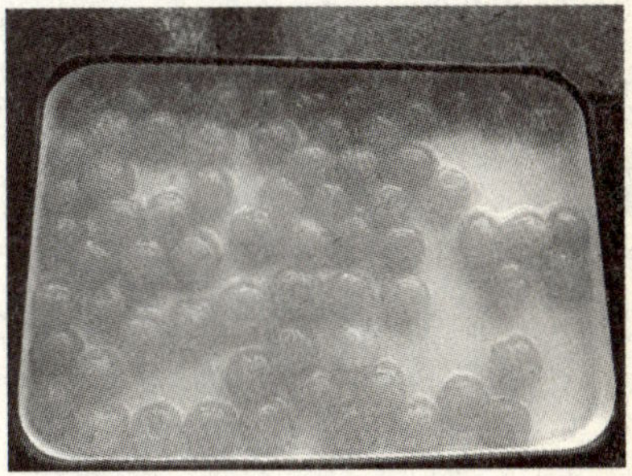

【做法】

①将鸡蛋液磕入碗内，搅拌均匀后放入面粉和少许水调成稀糊待用；葡萄去蒂、皮、籽。

②炒勺置火上，放入花生油，烧至五成热，把葡萄蘸糊逐个下入油勺内，炸呈金黄色，捞出。

③勺内留油，下入白糖，待白糖炒至溶化呈黄色时，倒入炸好的葡萄和熟芝麻仁，迅速颠翻出勺，放入抹上油的盘内，食时带凉开水一碗。

【功效】

含多种维生素和人体所需的氨基酸，是缓解神经衰弱、过度疲劳的美食，对治疗高血压有一定疗效。

14

冰糖梨块

【原料】

梨500克，冰糖50克，清水适量。

【做法】

①将梨洗净，削皮去蒂把，一剖两半，挖去梨核，切成滚刀块；冰糖捣碎，待用。

②净锅上火，加入清水，放入梨块、冰糖，用旺火烧开，撇去浮沫，盛入汤碗内即成。

【功效】

含多种人体所需的维生素，能帮助胃消化、增进食欲，对降低血压有一定食疗作用。

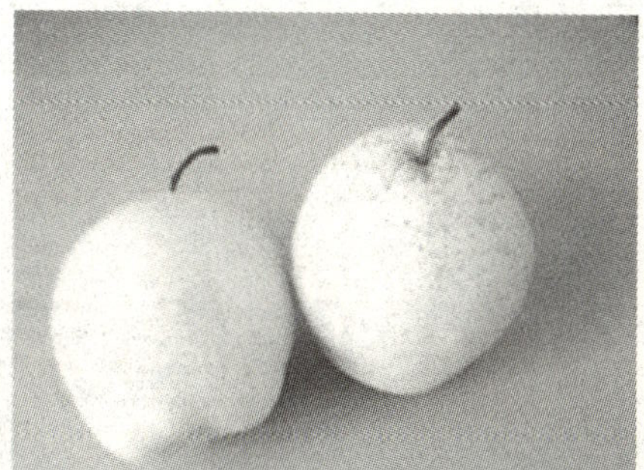

15

山楂拌梨丝

【原料】

大鸭梨2个，山楂200克，白糖100克，糖桂花2克。

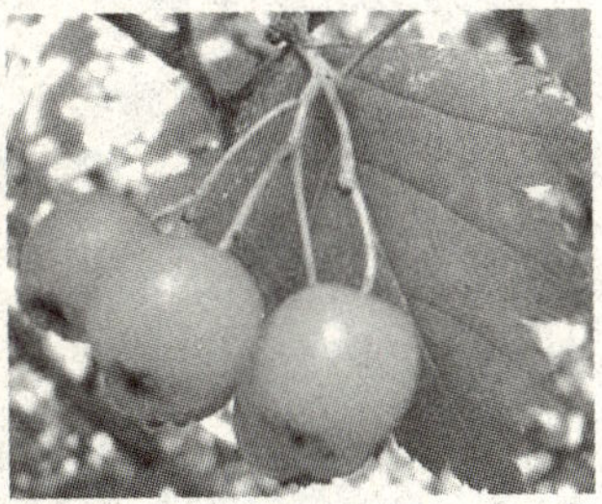

【做法】

①将鸭梨去皮、去核、去蒂把洗净，切成0.5厘米厚的薄片；京糕切成同样厚的片。

②将每两片梨中夹一片京糕，再切成仅0.5厘米粗的丝，整齐地摆在盘内（成马鞍形状），浇上糖桂花，撒上白糖即成。

【功效】

有消食化积、理气散淤、收敛止泻、扩张血管、降低血压、降低胆固醇和强心作用，对动脉硬化、高血压、冠心病及心功能不全等疾病有疗效。

16

三鲜海参

【原料】

水发海参500克，水发香菇10克，净冬笋40克，净油菜心20克，熟猪油35克，精盐5克，味精2克，料酒15克，白糖3克，牛奶50克，水淀粉适量，葱末5克，姜汁5克，鸡汤适量。

【做法】

①将冬笋切成长5厘米、宽1.5厘米的长片；水发香菇去蒂，片成片；油菜心切成4.5厘米长的段；水发海参择洗净，切成1厘米粗的条。

②将油菜心段放入沸水锅内略焯一下，捞出用清水过凉，沥干水分；另把海参条、香菇片、冬笋片分别放入沸水锅内焯一下，沥净水分。

③炒勺置旺火上，放入熟猪油（20克），烧至七成热，下入葱末炝勺，烹入料酒，加入鸡汤，放入焯过的海参条、香菇片、冬笋片、油菜心段，加入精盐、白糖、姜汁烧沸，转中火烧片刻，加入牛奶，烧沸后撇净浮沫，加入味精，用水淀粉勾薄芡，沿勺边淋入熟猪油后溜入盘内即成。

【功效】

有滋补、健身、强体、降低胆固醇、防癌抗癌作用，高血压、高血脂、冠心病、肥胖病患者常食有一定的疗效。

17

糖汁菠萝

【原料】

鲜菠萝1个，白糖175克，淀粉、水淀粉各适量，糖色少许，花生油500克（约耗100克）。

【做法】

①将菠萝洗净，用刀削去外皮，一破四棱将里边复平，切成1厘米见方的条，再截成3厘米长的段，放案板上，用淀粉拍匀，放在盘内，待用。

②炒勺置火上，放入花生油，烧至八成热，把菠萝下勺炸呈黄色捞出，沥油。

③炒勺再置火上，放适量清水，下入白糖，待糖溶化汁沸时放入少许糖色，撇去浮沫，用水淀粉勾薄芡，汁沸加入少许热油，下入炸好的菠萝，翻勺后盛入盘内即成。

【功效】

有生津、解毒、清暑、祛湿、促消化作用，能防止血栓形成，可防治高血压、冠心病。

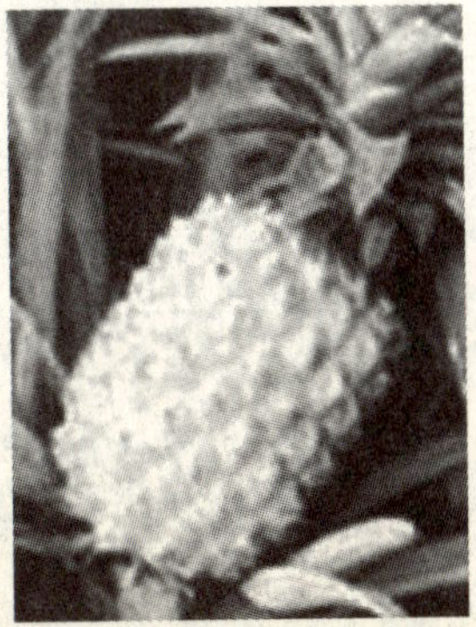

18

蜜汁莲花苹果

【原料】

苹果6个，豆沙馅100克，罐装橘子、罐装樱桃、瓜子仁共100克，花生油25克，白糖50克，糖桂花少许。

【做法】

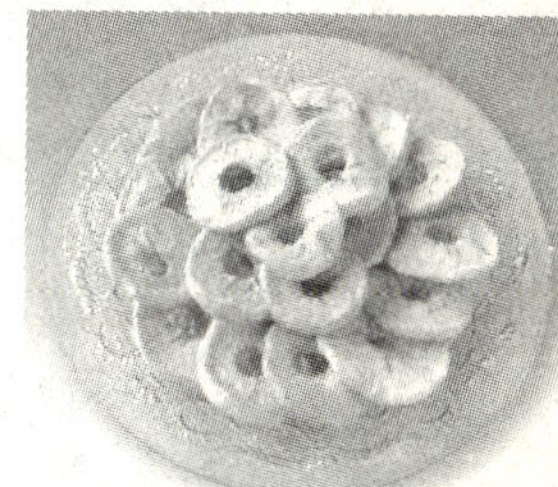

①将苹果削去皮，洗净，上、下顶切开，从上向下斜切六刀，刀口为倒三角形，深度为苹果的3/4，从中间取出果核和三斜边果肉不用，自然分成6个花瓣，形似莲花。

②炒勺置旺火上，放清水、白糖，烧开后打浮沫，放入苹果，转小火慢煨。

③另取炒勺置旺火上，放入油，下入白糖，烧开后把豆沙馅下勺搅炒，炒至有黏性时撤火。

④将烤制苹果的炒勺上火，使糖汁烤至浓稠，把苹果用漏勺捞出，摆在大圆盘中间，底层放5个，上层放1个，把樱桃放在苹果花口处；将炒好的豆沙泥用手勺盛在苹果的周围；橘子摆于豆沙泥的外围；瓜子仁摆在豆沙泥的上面，呈梅花形状。

⑤将烤制苹果的糖汁加热，放入少许桂花，用手勺淋浇在菜肴上即成。

19

【功效】

有利水除湿、消肿解毒作用，适宜于高血脂、高血压患者食用。

干炸柿子块

【原料】

甜脆柿子4个，面粉适量，白糖75克，花生油500克（约耗75克）。

【做法】

①将柿子放沸水中焯一下，揭去外皮，切成橘子瓣块；面粉放入碗内，加温水调成糊，待用。

②炒勺置火上，放入花生油，烧至七成热，把柿块逐块蘸匀糊下勺，炸呈金黄色，捞出沥油，放入盘内，撒上白糖即成。

【功效】

可稳定、降低高血压，并能增加冠状动脉血流量，对高血压、冠心病患者有理想的食疗作用。

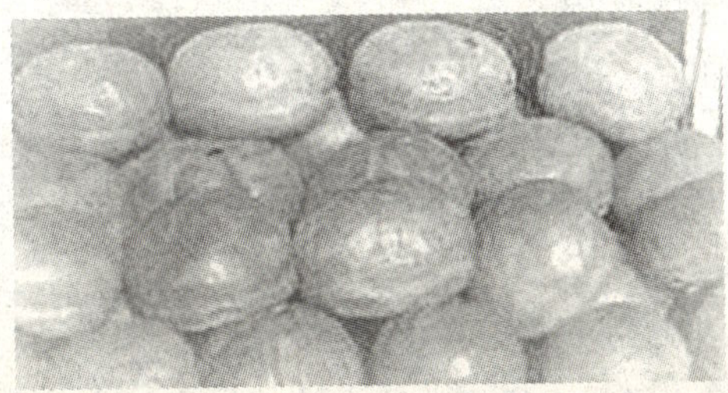

20

香干炒芹菜

【原料】

芹菜400克，香干（豆腐干）50克，植物油20克，盐3克，葱3克，味精2克。

【做法】

①将芹菜切去根，择去叶（可留下嫩叶）洗净，斜刀切成3厘米长的段（芹菜不容易进味，故切成斜刀口，刀口面积大，易进味）。

②香干先横着片成3片，再改刀切成5毫米宽的丝。

③葱去根及干皮，斜刀切成薄片。

④炒锅放入植物油15克，油热后下香千丝，煸炒至香干丝稍显焦黄即铲出锅，置盘中待用。

⑤将余下的5克油放入锅中，下葱煸出香味，下芹菜翻炒几下，下香干丝、盐及味精，炒匀即可出锅（芹菜应旺火快炒，切不可熬软，一般不用酱油）。

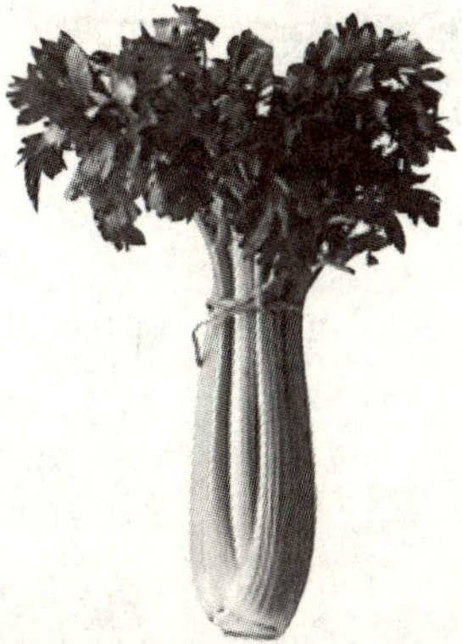

【功效】

传统医学认为：芹菜，性味甘苦、凉，具有平肝清热，祛风利湿等作用。主治高血压病、眩晕头痛、面红目赤、痈肿等病症。现代食疗家普遍认为：食用芹菜可以有明显的降压效果。

21

红果拌菜花

【原料】

鲜嫩菜花500克，罐装山楂1听。

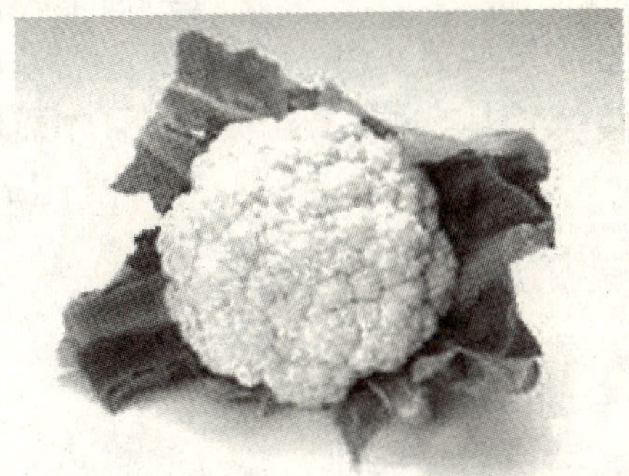

【做法】

①将菜花掰成小朵，洗净，放入沸水锅内焯熟，捞出后沥净水分，放盘内。

②把山楂放在菜花上，将山楂汁浇淋在菜花上即成。

【功效】

有消食化积、理气散瘀作用，常食可降低血压、胆固醇。

22

蜜汁柿子块

【原料】

炸好的柿子块500克，白糖150克，水淀粉适量，热炸油20克，清水适量。

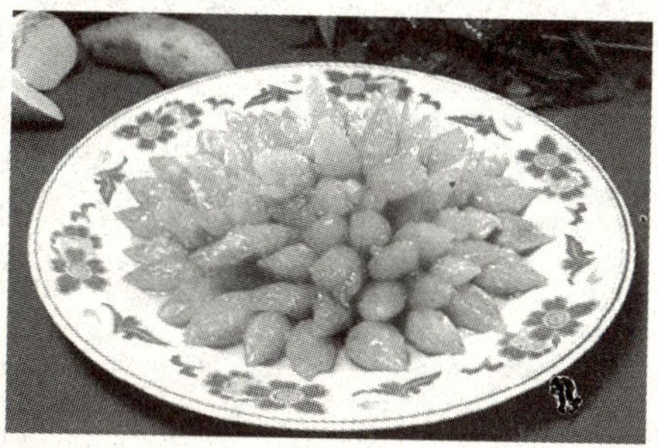

【做法】

炒勺置火上，放入适量清水，下入白糖，待糖溶化、汁沸时用水淀粉勾流水芡，淋入热炸油，投入柿子块翻炒均匀，盛入盘内即成。

【功效】

可降低血压，增加冠状动脉血流量，高血压病患者常食有益。

23

牛奶土豆汤

【原料】

土豆200克，葱头50克，香菜25克，牛奶250克，精盐、胡椒粉各适量，花生油25克。

【做法】

①将土豆削皮洗净，切成小方丁；葱头也切成小方丁；香菜择洗净切段。

②取汤锅一个，放入适量清水，放精盐置火上，下入土豆丁煮至熟烂。

③炒勺上火，放入油烧热，下葱头丁炒出葱香味，然后放入汤锅内，再加入牛奶烧开，用精盐、胡椒粉调好口味，撒上香菜段，盛入汤碗内即成。

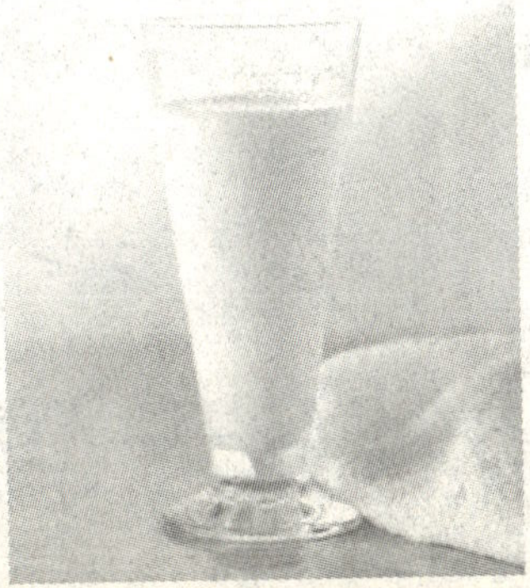

【功效】

有降低血压的作用，是胃病、心血管病患者之佳品，常食可使血压稳定，并可防止动脉粥样硬化。

24

巴戟羊肉块

【原料】

巴戟30克，肉苁蓉30克，羊肉500克，大蒜30克，生姜5片，清汤800毫升。精盐、酱油、味精、花椒粉各适量。

【做法】

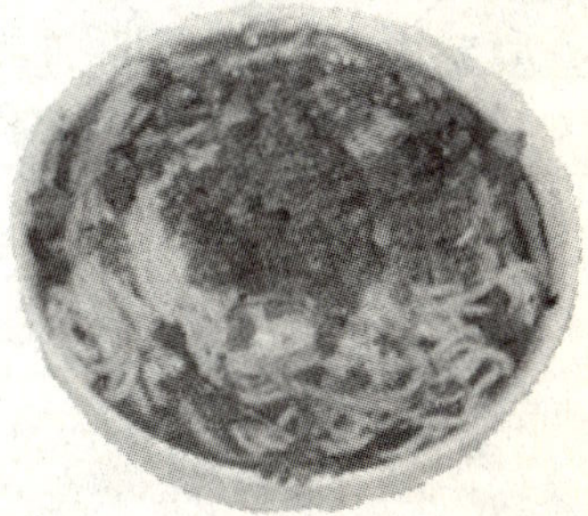

①巴戟、肉苁蓉洗净，用纱布袋包扎，置砂锅内。

②羊肉用沸水脱去膻味，切块，放入锅内，少许大蒜、生姜、一并加入，武火煮沸后，文火慢煲2小时，捞出药渣，取汁500毫升（汁当汤喝）后，羊肉入油锅略炒，加精盐、酱油、胡椒粉、味精调味即可。

【功效】

具有温阳振痿、滋养肝肾的作用。适宜于中风后遗症。巴戟，味甘、辛、性微温，肉苁蓉，含苯丙甙类成分麦角甾甙、海胆甙，肉苁蓉甙A、B、C、D，胡萝卜素以及琥珀酸、甘露醇、葡萄糖、蔗糖及多糖等。羊肉每100克含蛋白质11.1克，脂肪28.8克，碳水化合物0.8克，热量307千卡，硫胺素0.07毫克，磷129毫克，铁2毫克，胆固醇含量为110毫克，低于猪肉和牛肉，羊肉属温性肉食，与巴戟、肉苁蓉共食，补肾温阳效果好。

25

菠萝杏仁豆腐

【原料】

罐装菠萝250克，杏仁200克，琼脂10克，白糖100克，杏仁精少许，清水适量。

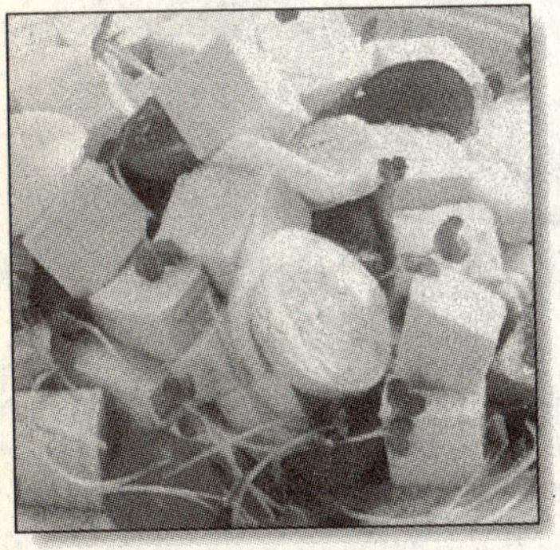

【做法】

①将杏仁用开水浸泡片刻，剥去皮，用刀切碎，加入少许清水，用小石磨磨成浆去渣，待用。

②将琼脂洗净，放入碗内。加入清水少许，上屉蒸化取出，待用。

③取锅一个（无油污），倒入杏仁浆、琼脂液烧开，滴几滴杏仁精，调匀后盛入碗内，放入冰箱镇凉；在煮杏仁浆的同时，取干净锅一个，放入适量清水，加入白糖，烧沸后晾凉。

④将菠萝切成小片；食用时，取出冻凉的杏仁豆腐，用刀划成象眼块，同放一大汤碗内，再舀入镇凉糖水，使杏仁豆腐浮在水面即成。

26

【功效】

有止咳平喘、清肺润燥作用，对高血压有理想的疗效。

冰镇黑葡萄

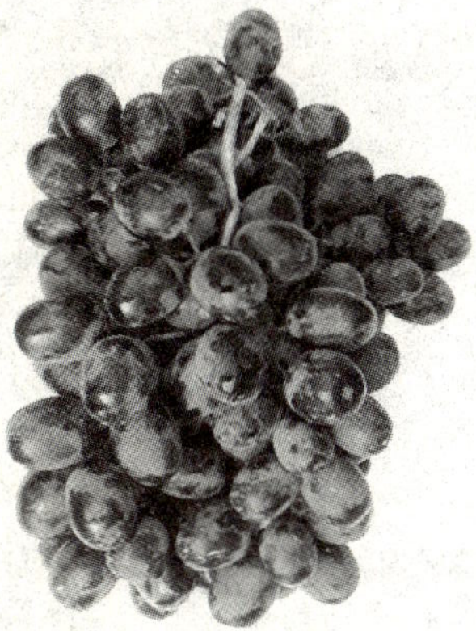

【原料】

黑葡萄100粒，京糕100克，冰糖300克，清水适量。

【做法】

①将锅置火上，放入适量水烧开，下入冰糖溶化，倒入碗内晾凉。

②将京糕切成比葡萄稍小的象眼片；葡萄用开水稍烫，撕去皮后和切好的京糕、冰糖水同放盆内，放入冰箱镇凉，食用时倒入汤盘内即成。

【功效】

有多种维生素和人体所需的氨基酸，是体弱、贫血者的滋补佳品，可防治高血压。

27

冬瓜汤

【原料】

嫩冬瓜500克，精盐适量，芝麻油、味精各少许，粉丝100克。

【做法】

①将冬瓜削皮，洗净后切4厘米长、3厘米宽、0.5厘米厚的片。

②锅上火，放适量清水、冬瓜片，烧开后下精盐、粉丝至冬瓜片熟烂时加入味精，淋上芝麻油即成。

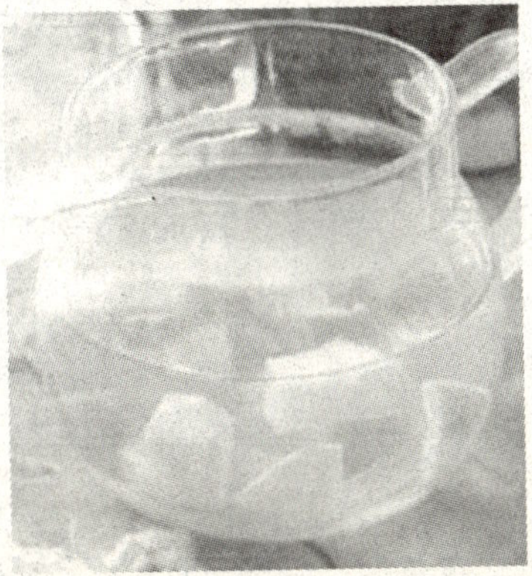

【功效】

有生津止渴、利水消肿作用，对高血压、动脉粥样硬化、冠心病有较理想的治疗效果。

28

板栗香丝瓜

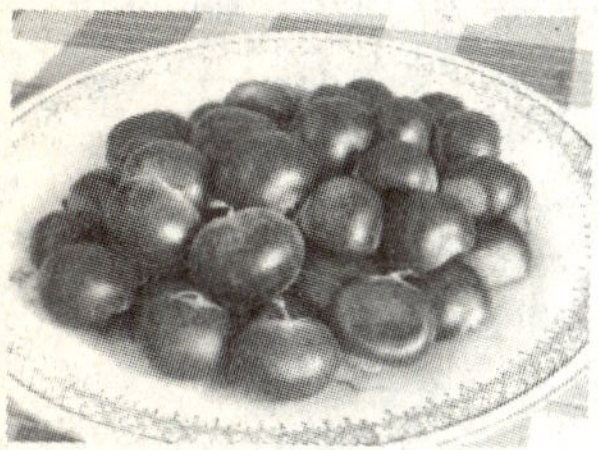

【原料】

板栗250克、水发香菇150克，丝瓜100克、植物油500毫升（约耗50毫升）、盐、味精、白糖、湿淀粉各适量，鲜汤250毫升。

【做法】

①将板栗凸起的一面砍一字刀，入沸水锅煮约10分钟捞出，趁热剥出板栗肉。

②香菇去蒂洗净，切2.5厘米见方的片；丝瓜去皮洗净，切与板栗大小相同的菱形块。

③净锅置旺火上，放油烧到七成热，下板栗肉过油至熟烂捞出沥油；再倒入丝瓜滑油，捞出沥油；锅内留油约60毫升，加板栗肉、香菇、盐、味精、白糖、鲜汤烧焖入味，至板栗肉软烂粉糯，倒入丝瓜略烧，用湿淀粉调稀勾芡，沸后装盘即成。

【功效】

具有补肾强精、活血止血的作用。对肾精不足，中风后遗症很有裨益。板栗，性味甘温，含有蛋白质、脂肪、维生素B1、脂肪酸和糖类等物质，丝瓜含有胡萝卜素、维生素C、维生素B、皂甙、多量黏液质、瓜氨酸、生物碱和糖类。香菇是高钾低钠、含钙、硒的食物。

29

香菇冬瓜汤

【原料】

冬瓜400克，水发香菇100克，花生油10克，精盐4克，味精2克，熟鸡油2克，葱末少许，高汤适量。

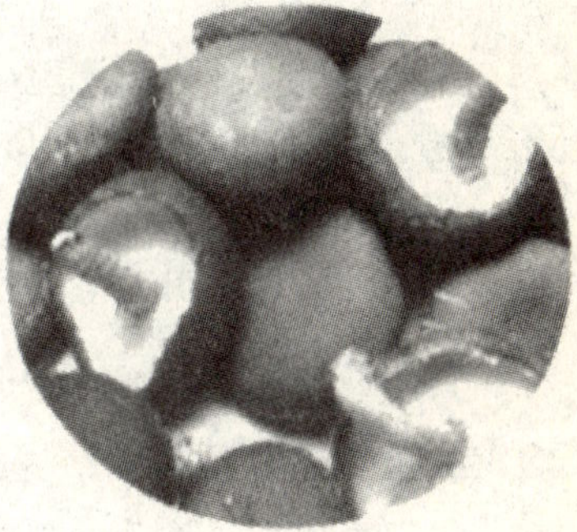

【做法】

①将冬瓜去皮、去瓤洗净，切成0.5厘米宽的长条，香菇用温水泡发好，洗净，待用。

②将汤锅置火上，放油烧热，下葱末炝锅，炒出香味，放入高汤、香菇烧开，加入冬瓜块，待冬瓜熟烂时用精盐、味精调味，淋上鸡油，起锅盛入汤碗内即成。

30

【功效】

有清热利水、消肿解毒、下气消痰和溶解胆固醇的作用，对动脉粥样硬化、高血压患者有较好疗效，是心血管疾病患者理想的健康保健食品。

瓤馅鹌鹑

【原料】

净鹌鹑10只，莲子50克，枸杞子50克，猪肉50克，竹笋25克，料酒15克，龙虾片50克，葱花10克，姜末10克，淀粉适量，精盐3克，花生油500克（约耗100克），丁香8粒，葱段、姜片各25克。

【做法】

①将鹌鹑去头，脱骨后洗净，沥干水分，盛入盆内，用精盐、料酒、葱花、姜末腌渍入味；猪肉、竹笋均切成丁；莲子、枸杞子用清水泡透，滗净水分。

②将猪肉丁、竹笋丁、莲子、葱花、姜末放碗内用精盐、料酒拌和成馅，装入鹌鹑腹内，放蒸碗内再放上丁香、葱段、姜片上笼蒸透，稍凉。

③炒勺置火上，放入花生油，烧至五成热，放入龙虾片，炸脆后捞出；待勺中油温升至八成热，把鹌鹑拍上淀粉放入油勺内炸至外表呈金黄色，捞出装盘，以龙虾片镶盘即成。

【功效】

有滋补、强身、健体的作用，对高血压、高血脂、血管硬化、肥胖病患者有一定的食疗效果。

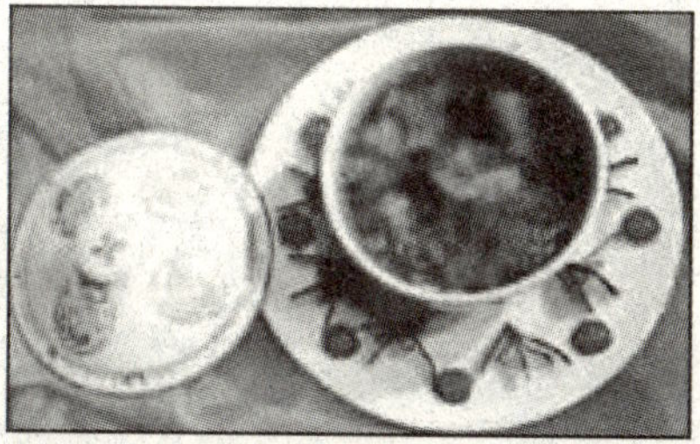

31

第二章　第2月食谱

一、基础知识

1. 高血压病的发病机制

高血压病的发病机制尚未完全阐明，目前主要有中枢神经失调的交感神经亢进说、血流动力学平衡失调说、肾素—血管紧张素系统说、细胞膜离子转运功能障碍说、肾脏作用说、遗传说、血管内皮功能异常说、胰岛素抵抗说等。

(1) 高血压的血流动力学改变心输出量增加可能与高血压病初期改变有关，而一旦高血压病形成，心输出量通常并不增加，但外周血管阻力升高。血管外周阻力是影响血压的重要因素，外周小血管是构成外周阻力的主要部位（占 80%），其余 20%决定于大血管。当外周阻力加大时，心室舒张期中血液向外周流动的速度减慢，流量减少，心室舒张末期存留在主动脉内的血液增多，因而舒张压升高。在心室收缩期，由于动脉血压升高使血流速度加快，所以收缩压的升高幅度比舒张压升高幅度小，脉压变小。与此相反，当外周阻力减小时，舒张压的降低幅度比收缩压降低幅度大，导致脉压加大。故认为一般情况下，舒张压的高低主要反映外周阻力的大小。引起高血压病患者外周阻力增高主要有三种因素：神经体液源性血管张力增加；血管管壁增厚和管径缩小；血管器质性改变。而血管平滑肌的收缩或张力状态是血管阻力的主要决定因素。

高血压病血管病变主要引起小动脉管壁中层增厚及纤维变性，外周阻力增大，并引起大、中动脉管壁中层增厚及动脉扩张、弹性减弱，促使和加重收缩期性高血压、左室肥厚和动脉硬化的形成与发展。所以，当心室收缩时，收缩压可明显升高；而心室舒张时，则因血管壁弹性减少，致使舒张压降低，脉压增大。这些改变是伴随年龄递增而出现的一个缓慢变化的过程，故老年人动脉血压的波动幅度（脉压）较年轻人大，单纯收缩期性高血压多见。

血流动力学平衡失调是高血压病发病的重要机制，这种平衡失调是整体性的，可始于中枢或外周。在一般情况下，它完全可被代偿而不引起高血压，但如果造成这种平衡失调的内因持久地起作用，则逐渐形成高血压病。

(2) 中枢神经失调和交感神经功能亢进

长期、反复的过度紧张与精神刺激可以引起高血压病。当大脑皮质兴奋与抑制过程失调时，皮质下血管运动中枢失去平衡，交感神经功能亢进，肾上腺能活性增加，使节后交感神经释放去甲肾上腺素增多，而引起外周血管阻力增高和血压上升。在这一过程中肾上腺髓质释放肾上腺素也增多，而血中肾上腺素水平的持续增高又使交感神经末梢去甲肾上腺素释放增多，从而进一步使血管阻力增加，血压持续升高。其他神经递质如 5 一羟色胺、多巴胺等也可能参与这一过程。

交感神经兴奋可通过多种途径升高血压：①使心率加快，心肌收缩力增强，心输出量增加，内脏血管收缩。②肾交感神经兴奋可增加肾素分泌、降低肾小球滤过率，肾小管再吸收钠增加，导致水钠潴留。③颈动脉窦压力感受器敏感性降低，使压力调节“再置”于较高水平。④通过促进心肌与血管平滑肌细胞的生长而使细胞肥厚与增生，或通过对血管平滑肌细胞膜诱发电活动，加强血管收缩，维持慢性高血压和高血凝状态。

交感神经机能亢进对高血压病发生的始动机制的作用更大于其维持机制。

(3) 肾素一血管紧张素系统 (RAS) 的作用

肾素一血管紧张素系统 (RAS) 是调节血压和血容量的激素系统，在高血压病的发病与治疗方面有重要意义。肾素是一种蛋白水解酶，主要由肾小球旁细胞分泌。释入静脉血中的肾素激活由肝脏合成的血管紧张素原，使其转化为血管紧张素 I，再经肺循环中的血管紧张素转换酶 (ACE) 的作用转化为血管紧张素Ⅱ。后者有下列作用：①直接使小动脉平滑肌收缩，外周阻力增加。②使交感神经冲动发放增加，去甲肾上腺素功能加强，外周血管阻力增加。③刺激肾上腺皮质球状带，使醛固酮分泌增加，从而使肾小管远端集合管钠再吸收加强，导致体内水与钠潴留，血容量增加。以上作用均使血压升高。

但并不是所有高血压病患者都有肾素分泌增多。因此对循环 RAS 与高血压病的关系目前尚无肯定的结论。研究发现，在高血压病患者中 30%肾素减低，15%肾素增高，55%为肾素正常，以此可作为高血压病的分类之一。血管紧张素转换酶抑制剂 (ACED) 对 RAS 正常或减低的高血压病患者仍可产生降压效应。这提示除循环 RAS 的内分泌作用外，与局部 RAS 各成分在心血管系统中发挥作用有关。局部 RAS 各成分在心血管系统中的作用可以导致血管平滑肌细胞增殖，心肌细胞肥厚，而引起血管壁增厚、血管阻力增加、左心室肥厚等改变，在高血压病的发生和发展中占有重要地位。

(4) 细胞膜离子转运功能障碍

高血压病患者细胞膜存在特异性生化缺陷，可能为某一个或数个主要基因异常而造成膜转运蛋白结构异常，经一系列中间环节，最终导致本病发生。细胞膜离子转运功能障碍，尤其是血管平滑肌和肾上腺素能神经系统的可兴奋细胞的膜转运障碍，可促使产生暂时或持久性的细胞内 Na^+、Ca^{2+}浓度增加而升压。其升压机制可能是：①增加外周阻力 (血管腔变窄，对缩血管物质反应性增强)。②使压力感受器“再置”，血压被调到较高水平。③影响交感神经活动和介质传递。④促进心血管细胞增生、肥大。⑤血流动力学和微循环障碍，促进高凝状态和血栓形成。

(5) 肾脏在高血压病发病中的作用

近年来肾脏与高血压病发病的关系已引起医学界的关注。无论原发性或肾实质性高血压，肾脏因素在高血压的发病机制中无疑都起重要作用。肾脏本身不一定存在病变，但肾外因素可直接或间接改变肾脏内分泌、血流动力学、肾小球滤过、肾小管对钠离子的再吸收等，从而影响肾脏调节水、盐平衡和血压。

肾脏不仅是一个排泄器官，而且是重要的内分泌器官，可分泌多种与血压调节有关的激素，如肾髓质合成的 PGE_2、PGA_2 等可扩张血管，PGF_{2a} 可收缩血管。肾脏是调节血压和体液平衡的关键器官。决定动脉血压的两大要素，即心排血量和总外周血管阻力都与体液平衡状态有关，其中心排血量受回心血量影响，而回心血量又受肾脏水钠代谢的直接影响。肾脏除了可直接分泌或参与血管活性物质的代谢外，其对电解质（特别是钠、钙、钾、镁等离子）的调节（包括细胞内和细胞外）也直接或间接影响总外周血管阻力。例如，钠盐过多可以增加交感神经兴奋性，促使平滑肌细胞水肿，对血管活性物质的反应性增强，以及细胞内钙离子浓度增加等，都可以使总外周血管阻力增加，血压随之升高。所以，肾脏与高血压发病的关系应当引起我们的重视。

(6) 高血压病与遗传

近年来从遗传学、分子生物学水平对原发性高血压的发病机制作了较深入的研究，原发性高血压也就是高血压病，已被认为是一种与遗传有关的多基因病。一些基因的突变、缺失、重排和表达水平的差异可能是导致高血压病的基础。有研究认为，决定血压的环境和遗传影响约各占 50%，在遗传组分中显性和累加（多基因）成分都存在，比例约 1:2 ~ 1:4，可见本病以多基因遗传为主。

流行病学调查、双胞胎研究和动物实验均表明高血压病有明显的遗传倾向。研究表明：单卵双生的同胞比双卵双生的同胞的血压一致性更明显；流行病学调查结果显示高血压病有明显的家族聚集性，已有研究表明肾素—血管紧张素系统中肾素、血管紧张素转换酶和血管紧张素原基因以及 Na+、Ca2+、K+等细胞膜离子通道蛋白基因、原癌基因等与高血压病的发病有一定关系，新的与高血压病有关的基因不断地发现，这必将促进高血压病的分型、预测、预防和预后的研究，并开拓了抗高血压基因治疗的前景。

(7) 血管内皮功能异常

血管内皮细胞通过代谢、生成、激活和释放各种血管活性物质而在血液循环、心血管功能的调节中起着极为重要的作用。

内皮细胞生成的舒张物质包括前列腺环素（PGl2）、内皮依赖舒张因子（EDRF，即一氧化氮，NO）等，具有扩张血管和抑制血小板功能的作用。内皮细胞生成的收缩物质，包括内皮素、TXA2、PGH2 及血管紧张素Ⅱ等，均有收缩血管的作用。

在正常情况下，舒张因子与收缩因子作用保持一定的平衡。

一氧化氮（NO）可激活平滑肌细胞内的鸟苷酸环化酶，使 cGMP 生成增加，引起平滑肌舒张。缓激肽可使内皮细胞释放 NO 增加，用 ACEI 不仅使血管紧张素Ⅱ产生减少，还使缓激肽灭活减少，从而增加 NO 的生成，增强扩血管效应。内皮素一 I（ET—1）是内皮细胞生成的唯一内皮素，ET—I 的生成受到一些物质的调控，其中 PGI2 和 NO 可减少 ET—I 的生成。正常情况下血液循环中 ET—I 的浓度很低。高血压病时，NO 生成减少，而 ET—I 增加，血管平滑肌细胞对舒张因子的反应减弱而对收缩因子的反应增强。

(8) 胰岛素抵抗在高血压病发病中的作用

胰岛素抵抗系指胰岛素的生物效应低于预计正常水平，胰岛素在促进葡萄糖摄取和转化方面受损，使血糖不能有效地从循环中清除，为此机体代偿性分泌过多的胰岛素，形成高胰岛素血症或胰岛素与血糖比值增高，以使机体内的血糖维持在正常水平。

胰岛素抵抗或高胰岛素血症引起高血压的机制包括：①肾小管钠再吸收增加，水钠潴留。②兴奋交感神经系统。③促进动脉壁脂质沉着。④提高生长因子活力，导致血管壁细胞增生肥大，小动脉管腔狭窄。⑤抑制细胞膜上的 Na+— K+— AT 酶的活性，使细胞内 Ca2+增多，血管收缩。

代谢性“X 综合征”，亦称“胰岛素抵抗综合征”或“紊乱综合征”（CHAOS，其中 C：冠心病；H：高血压，高胰岛素血症，高脂血症；A：成年糖尿病；O：肥胖；S：综合征)。胰岛素抵抗是该综合征的共同基础，由遗传因素和环境因素（热量摄入过多）造成。它使外周组织（骨骼肌）的葡萄糖摄取受阻，影响糖原合成，引起胰岛素代偿性分泌增多，导致血胰岛素浓度增高。

胰岛素抵抗患者容易发生动脉粥样硬化。迄今，用高血压病药物治疗的临床试验均显示降压可使脑血管并发症下降，但对冠心病并发症死亡率的影响不明显，这可能与所用的降压药未能作用于胰岛素抵抗有关。

2. 高血压病的病理

高血压病病理改变，主要包括血管的病理改变和靶器官的继发性病理变化。

(1) 血管的病理变化：高血压病早期全身细、小动脉痉挛，日久管壁缺氧，呈透明样变性。小动脉压力持续增高时，内膜纤维组织和弹力纤维增生，管腔变窄，加重缺血。

(2) 靶器官（心、脑、肾）继发性病理变化：随着细、小动脉硬化和持续高血压，各靶器官发生继发性病理改变，其中以心、脑、肾为最重要。

①心：血压增高后左心室负荷加重，心肌肥厚与扩大，病情进展可出现心力衰竭。持久的高血压有利于脂质在大、中动脉内膜的沉积而发生动脉粥样硬化，如合并冠状动脉粥样硬化，心肌缺血则加重心脏的上述变化，

②脑：脑小动脉硬化常见。如伴有血管痉挛或血栓形成，可造成脑软化，痉挛处远端血管壁可发生营养性坏死而形成微小动脉瘤，如破裂则引起脑出血。普遍而急剧的脑小动脉痉挛与硬化使毛细管壁缺血、通透性增高，致急性脑水肿。

③肾：肾细小动脉硬化。肾小球人球细动脉玻璃样变性和纤维化，引起肾单位萎缩、消失，病变重者致肾衰竭。

二、诊断方法

1. 高血压的有关检查与化验

高血压病患者应该做哪些检查，对此医学界一直存在不同的意见。主要争议的焦点在于，究竟在多大程度上去评价继发性高血压的可能性。

许多专家认为，目前临床上可使用的实验室辅助检查的种类繁多，其中有些检查较为繁琐，且价格昂贵，并非每一位病人都需完成所有的检查项目。一般地讲，大多数轻、中度高血压患者的检查相对要简单一些，详尽的实验室检查对这些病人可能是不必要的、多余的，某些检查还可能引起生理不适和危险，同时也给个人和

社会带来过多的支出。但对于那些严重的、病情复杂的患者，则需要进行较为详细而深入的检查。通常，病人越年轻、血压越高、病情发展越快，则辅助性检查就应该越细致，以便寻找高血压潜在的可治愈的病因。

通常将实验室检查分为两个部分：一部分是所有高血压患者都应进行的检查项目；另一部分则是适用于：①最初检查已提示继发性高血压的可能性；②基本的降压治疗未能奏效而选择的进一步检查项目。

基本检查项目

(1) 化验检查 ①尿液及肾功能检查：高血压在无并发症的大多数情况下，尿液检查与肾功能检查一般是没有什么变化的。在并发肾功能损害时，尿液及肾功能检查可显示不同程度的改变。早期因肾脏受累，尿常规能见到少量至“十”的蛋白及少量红细胞，但不出现管型。如果损害进一步加重，到了肾功能失去代偿时，由于肾的排泄功能不好，体内的代谢产物无法及时排出体外，导致血中的氮质升高，医学上称为“氮质血症”。此时尿检可出现大量的蛋白、红细胞和管型。血液化验检查则提示血肌酐、尿素氮均超过正常，血红一微球蛋白升高，尿红一微球蛋白下降。②血糖测定：一方面糖尿病和动脉粥样硬化、肾血管疾病和糖尿病性肾病有关；另一方面，原发性醛固酮增多症、柯兴氏病、嗜铬细胞瘤等也都可以引起高血糖。此外，利尿剂的使用也可引起血糖升高，因此测定其基础值是有意义的。③血钾、血钙测定：血钾的测定有助于筛选盐皮质激素诱发的高血压，并可作为开始使用利尿剂治疗前的基础值。检查血钙可以明确有无高钙血症。④血尿酸：肾性及原发性高血压病人易伴高尿酸血症，且利尿剂也可使血尿酸升高，因此需要检测患者的血尿酸水平。⑤血脂测定：血浆胆固醇和甘油三酯是判断是否存在冠心病易患因素的重要指标。

(2) 心电图 高血压病患者应定期进行心电图检查，以评价其心脏功能情况，尤其是判断其左心室有无肥厚。高血压病患者的心电图表现主要是：①左心室负荷增大引起的左室肥厚高电压；②多种心律失常及传导异常。必要时可做心向量图、超声心动图等检查。

(3) X 线检查 胸片检查有助于发现主动脉扩张、迂曲延长，及发现主动脉缩窄病人肋骨压迹。

(4) 眼底检查 眼底检查临床上应属于体格检查范围。眼底的改变与患者年龄、病程、血压、肾功能、心脏改变等基本成正比关系，因此了解眼底小动脉狭窄、动静脉凹痕、出血、渗出或视神经乳头水肿情况，对判断高血压的病期、类型和预后都很有帮助。一般Ⅰ期高血压病患者的眼底检查都是正常的；Ⅱ期高血压病患者眼底会出现小动脉缩小或轻度硬化的表现；Ⅲ期高血压病则出现严重的眼底动脉硬化；而急进型的高血压病除了有Ⅲ期高血压病的表现外，还可出现视神经乳头水肿等征象。常用的眼底变化的分类方法如下表。

在进行眼底检查前，通常要用阿托品或后马托品眼药水滴眼，以使瞳孔扩大。检查后因为药物的作用，需要几天时间才能使瞳孔复原，所以可能暂时不能看书、看电视，这是正常现象。

眼底变化分类表

眼底分类	高血压	动脉硬化
Ⅰ	动脉/静脉：3/2~1/2	轻度反光增强交叉压迫
Ⅱ	动脉/静脉：小于 1/2；粗细不均	轻度反光增强交叉压迫
Ⅲ	视网膜出血或渗出	铜丝状改变
Ⅳ	视神经乳头水肿	银丝状改变

筛选继发性高血压的特殊检查

(1) 肾血管性高血压　怀疑肾血管性高血压者可借助静脉肾盂造影（1VP)、同位素肾图、Saralasir 试验、肾动脉造影、肾静脉取血测定肾素等检查。

(2) 嗜铬细胞瘤　24 小时尿儿茶酚胺及其代谢产物如 VMA 等、肌酐、血儿茶酚胺检查。

(3) 柯兴氏病　24 小时尿 17 — KS、17 — OHCS、血皮质醇地塞米松抑制试验。

(4) 原发性醛固酮增多症　24 小时尿钾及血钾、血浆肾素活性及醛固酮水平测定等。

此外，为了全面监测患者的血压变化与波动情况，必要时还可进行 24 小时动态血压监测等检查。

2. 什么情况下需要做动态血压监测

动态血压监测可以提供 24 小时各时间段血压的情况，能够比较敏感、客观地反映血压的实际水平、血压变异性和血压的昼夜节律，对靶器官损害以及预后的判断比诊所偶测血压更确切。临床上，可用于诊断“性高血压”（这些患者 24 小时动态血压监测结果多正常）、顽固性高血压、发作性高血压或低血压、血压波动异常（同次或不同次）等患者。那么哪些患者应该进行动态血压监测呢?具体的适用情况如下：

(1) 最近刚患上“高血压”，且诊室的偶测血压中低压<1.4 千帕（105 毫米汞柱），同时无心、脑、肾损害证据；

(2) 临界高血压和不稳定的高血压；

(3) 经合适的药物治疗后血压仍控制不满意；

(4) 诊室血压控制满意，但是靶器官损害仍然加重；

(5) 有晕厥史和体位性低血压，可以配合动态血压监测检查来明确病因；

(6) 评估药物疗效。

进行动态血压监测时，受测者可以进行正常的日常生活，并要注意记录自己的活动情况（包括活动的时间、种类、强度、有无不适等），一般监测 24 小时。一般情况下动态血压监测的正常标准：24 小时平均血压<17.33/10.7 千帕（130/80 毫米汞柱），白昼平均血压<18/11.33 千帕（135/85 毫米汞柱），夜间平均血压<16.67/10 千帕（125/75 毫米汞柱）。正常情况下，夜间血压均值比白天血压均值低 10%～20%。

患者在进行动态血压监测时需注意以下几点：

(1) 袖带一般放在左上臂，每次开始测量时左上臂应尽量保持不动，以免袖带松动或脱落；

(2) 袖带充气时被测者应保持坐立姿势或保持上臂垂直不动；

(3) 睡觉时要尽量避免身体压到上臂，影响血压读数的正确性。

三、保健常识

1. 坚持八项守则，严格控制高血压

为了控制高血压病、冠心病、脑卒中，特别是加强自我保健，要做到以下八项守则。

(1) 保持血压正常。正常血压标准为收缩压低于 18.6 千帕（140 毫米汞柱），舒张压低于 12.0 千帕（90 毫米汞柱）。中年以后至少每年测量一次血压，高血压病人应严格遵守医嘱，长期控制血压。

(2) 保持体重正常。

(3) 保持血脂正常。血清总胆固醇正常值为 2.9～6.0 毫摩/升 （110～230 毫克/分升），甘油三酯 0.56～1.7 毫摩/升 （50—150 毫克/分升），低密度脂蛋白小于 3.36 毫摩/升 （小于 130 毫克/分升），高密度脂蛋白大于 0.9 毫摩/升（大于 35 毫克/分升），以上指标出现异常时称为血脂异常。饮食调整、增加体育锻炼，一般能自行转为正常。久治无效时可按医嘱服调脂药。同时，少吃脂肪特别是动物脂肪，每人每月摄入食油量少于 0.75 千克，新鲜蔬菜每日 400～500 克，水果 50～100 克，肉类 75～100 克，蛋类每周 3～5 个，奶类每日 250 克，少吃糖类和甜食。

(4) 绝对不吸烟，本人直接吸烟和间接被动吸烟均有害。

(5) 饮食讲科学。食不过饱，肉食适量，不吃肥肉，少吃内脏，多吃蔬菜水果。减盐 （日摄盐总量在 6 克左右），少食咸菜。做菜少加盐和酱油（推广南方口味），推荐食用低钠保健盐（预防医学科学院配方北京盐业公司生产的喜康保健盐值得推广）。精糖与含糖饮料尽量少食，酒以少饮为佳。

(6) 体育锻炼。经常化每人选择一种不同的运动方式，增加或保持适当的体力活动，只要运动后自我感觉良好，且保持理想体重则表明是合适的。体育锻炼的方式及时间，按个人情况条件而定，忙时可在周末补课。

(7) 讲求精神卫生。避免突然发怒或受精神刺激，学会自我精神调控。保持乐观心态，提高应激能力。每个人尤其是老年人要避免过度的喜怒哀乐，锻炼自己的心理承受能力，不要使血压或其他循环功能过度波动，这可能减少或避免在某些情况下心血管病的突然发作。

(8) 增强自我保健意识，学会自我保健知识。

以上八项守则要在群众中广为宣传，但都要结合实际，不可机械执行。持之以恒，终身受益。无病者起到预防作用，已病者也可起基础治疗作用。因此，“均衡膳食，适当运动，心胸开朗，戒烟限酒，生活规律，平衡降压”的十六字口诀如能遵照执行，对防治高血压定会有所帮助。

2. 指甲按摩降压术的方法是怎样的?

指甲按摩降压术的方法是：手的拇指指甲根部是血气循环的起始点，沿指甲底部肌肉隆起线状的两端，以另一手的拇指和食指夹住，转动性地揉搓。然后，向指甲边缘朝指根方向慢慢揉搓下去。呼气时施压，吸气时放松。左右的拇指轮流按摩，早、午、晚各做 1 次，每次约 5 分钟，有降压作用。

四、饮食疗法

食疗知识

妊娠高血压患者的饮食应注意哪些问题?

患有妊娠高血压的孕妇，应注意进食一些有降压、通便、利尿作用的食物。如黄豆芽、白木耳、绿豆、黑芝麻等。黄豆芽有利尿降压的功效，可预防或治疗妊娠高血压；且黄豆芽能降低血脂胆固醇，防止动脉硬化，增加血管弹性，可做黄豆芽汤。白木耳有软化血管、降低血压的作用，同时又能生津通便，是一味滋补品，与冰糖同炖，对孕妇有益无害。绿豆能通过利尿作用而降低血压；黑芝麻能润肠通便，防止便秘，二者同炒研粉食用，是孕妇常食的营养补品。

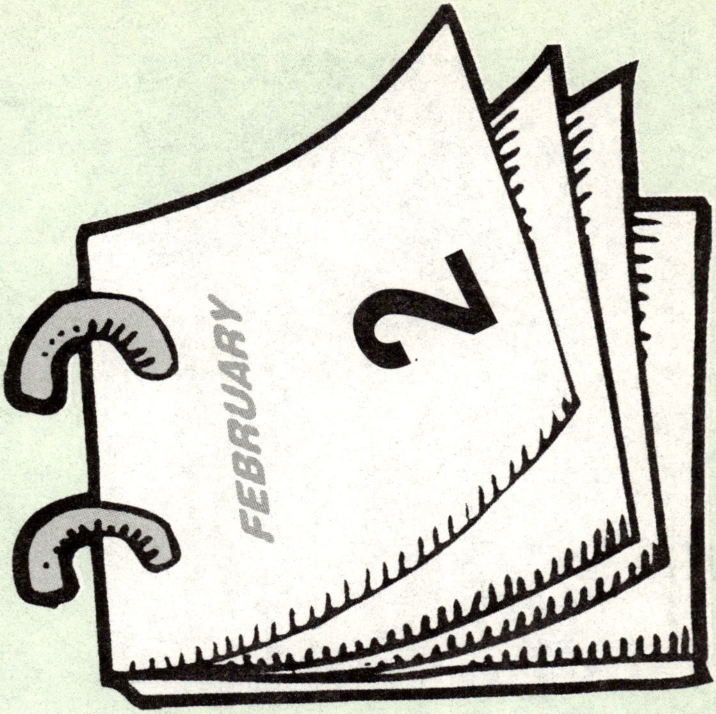

食疗食谱

炒葱头丝

【原料】

洋葱头250克，酱油、白糖、醋、精盐各适量，味精少许，花生油30克。

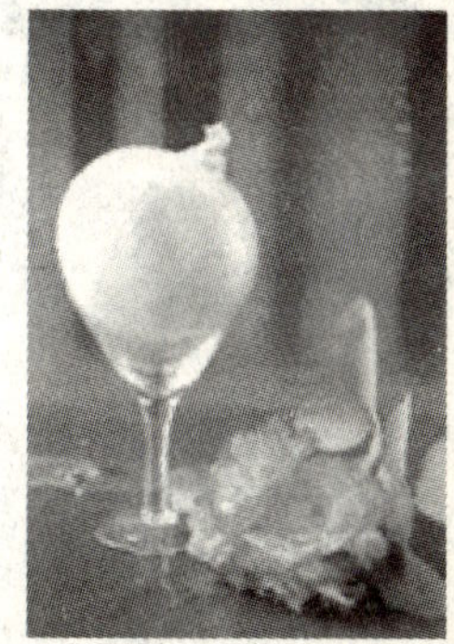

【做法】

①将洋葱头去老皮，洗净，切成细丝，待用。

②炒勺上火，放油烧至八成热，放入葱头丝煸炒片刻，放酱油、醋、白糖、精盐、味精，翻炒均匀后出勺装盘即成。

【功效】

葱头有温中通阳，散淤解毒，温肺化痰之功效，适用于冠心病、高血压、糖尿病、高脂血症患者。现代研究证明，葱头有较好的降低血糖的作用，还有降压、降脂、解毒防癌之功效。

1

糖醋萝卜丝

【原料】

红萝卜250克，盐、红油、白糖、葱丝、醋适量。

【做法】

①萝卜洗净，去须头，切成粗丝入盆放盐和匀。

②将萝卜丝码盐约5分钟至蔫，轻轻挤干，倒去涩水，抖撒加盐、葱丝、白糖、红油、醋拌匀即成。佐餐常吃。

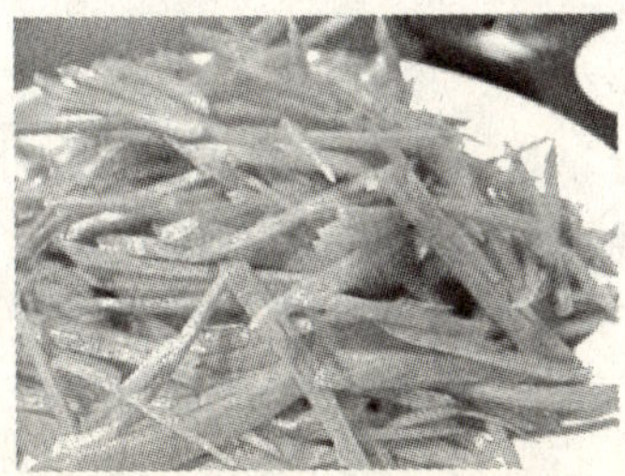

【功效】

红萝卜富含维生素A和多种人体必需的氨基酸及十几种酶，对防治高血脂、肥胖症等大有好处。

2

糖醋藕片

【原料】

鲜藕300克，食醋、白糖、花生油各适量。

【做法】

①鲜藕去皮，洗净，切薄片，在沸水锅中焯一下，捞出后用清水过凉，待用。

②炒勺上火，放油烧热，放入藕片、白糖。煸炒片刻后烹食醋，翻炒均匀，出勺装盘。

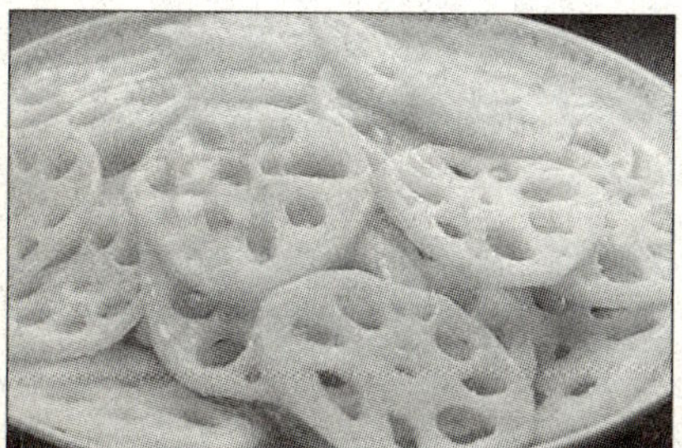

【功效】

藕有清热凉血、止血散瘀之功效，适于高血压及便秘者食用。

3

砂仁炒鱼片

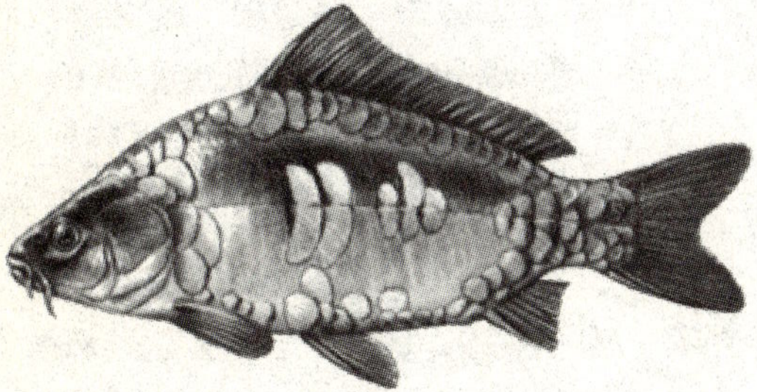

【原料】

砂仁10克，鲤鱼500克，淀粉30克，料酒15克，盐3克，酱油10克，鸡蛋清1个，姜5克，葱10克，素油50克。

【做法】

①将砂仁去壳，打成细粉；鲤鱼宰杀后，去鳞、鳃、肠杂和骨，切薄片，用酱油、淀粉、蛋清抓匀；姜切片。葱切段。

②将炒锅置武火上烧，下入素油，烧至六层热时。下入姜、葱暴香，再下入鱼片、料酒、砂仁粉、盐、味精炒熟即成。

【功效】

消食开胃，行气化湿，温脾止泻，温胃止渴。适用于高血压，食欲不振，恶心呕吐等症。

4

菊花肉片

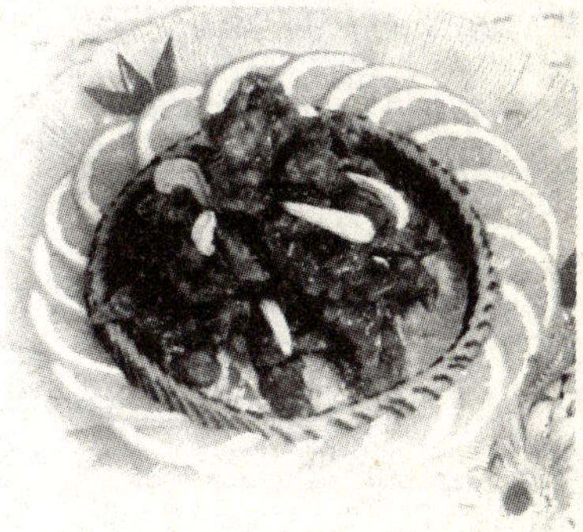

【原料】

鲜菊花瓣10克，猪里脊肉100克，鸡蛋1个，葱末、姜末各5克，精盐、料酒、味精、淀粉各适量。

【做法】

①将菊花瓣洗净；猪肉洗净，切片；将鸡蛋液磕入碗内，加入料酒、精盐和淀粉，调成糊，然后放入肉片抓匀浆好。

②炒勺上火，放花生油烧热，放入浆好的肉片，滑熟后出勺，沥油。

③原勺上火，放花生油烧热，用葱末、姜末炝勺，再放入滑熟的肉片和菊花瓣煸炒，用味精调味，翻炒均匀后出勺装盘即成。

【功效】

有清热祛风、平肝明目之功效，适用于高血压病患者食用。

5

鲜酿番茄

【原料】

番茄500克，肥瘦猪肉200克，盐、胡椒粉、味精、香油、鸡蛋、慈姑、老姜、葱、火腿、金钩、化猪油、料酒适量。

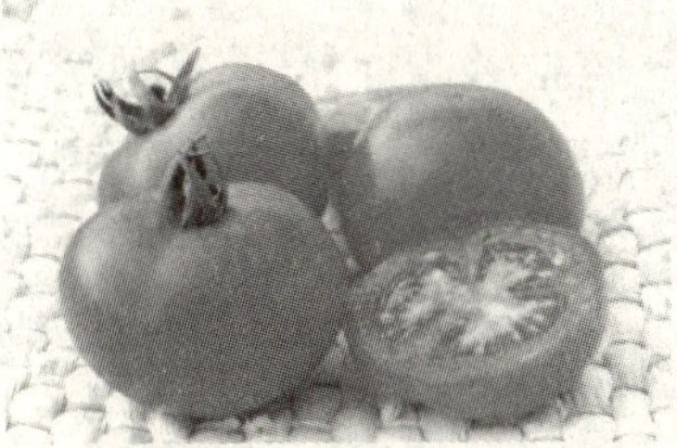

【功效】

番茄中维生素D可保护血管，治高血压。番茄中有谷胱甘肽，有推迟细胞衰老，增加人体抗癌能力。番茄中胡萝卜素可保护皮肤弹性，促进骨骼钙化，防治小儿佝偻病、夜盲症和眼干症。

【做法】

①老姜剁细，葱切花，慈姑去皮剁细，火腿剁细，金钩发胀洗净剁细，鸡蛋清制成蛋清淀粉，猪肉剁细。

②锅烧热放化猪油，加入猪肉一半、料酒，待猪肉烧干水气再放入盐、胡椒粉、味精、金钩、火腿、姜，一起烧出香味放入盆内晾凉，再放入余下的一半生猪肉和葱花、香油一起拌匀，制成生熟混合馅。

③将番茄去皮，在顶部切一刀做成盖，掏去番茄内部的籽，用干净纱布抹干番筎内部的水分，抹上蛋清淀粉，将馅装入盖上盖。再依次放入蒸碗内摆好，上笼蒸熟后取出放入盘内。

④锅内放入汤、盐、胡椒粉、味精，烧沸放水淀粉加清芡起锅淋于盘内番茄上即成。

⑤作菜肴，佐餐食用，宜常食。

6

芦笋炒肉片

【原料】

猪瘦肉150克，芦笋200克，鸡蛋1个，水发木耳5克，豌豆苗10克，芝麻油10克，精盐4克，味精2克，料酒5克，白糖4克，水淀粉适量，葱末5克，花椒2克，花生油400克（约耗40克），鸡汤适量。

【做法】

①将芦笋茎部老段去皮，斜刀切成薄片，在微沸的水中煮约3分钟，捞出用清水过凉；猪瘦肉洗净后切片，放入碗内，加入鸡蛋、水淀粉拌匀上浆。

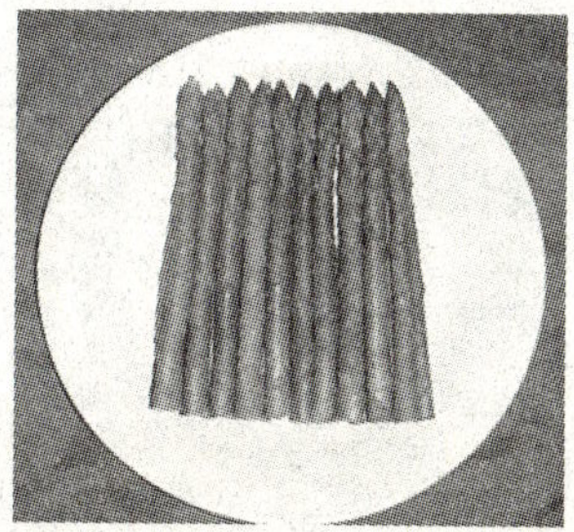

②炒勺置火上，放入花生油，烧至四成热，下入肉片滑透，捞出沥油。

③原勺留油少许，下入花椒、葱末炝勺，捞出花椒、葱末不要。下入芦笋片、木耳、肉片、豌豆苗翻炒均匀，加入精盐、味精、白糖、料酒、鸡汤，烧开后用水淀粉勾芡，淋入芝麻油，盛入盘内即成。

【功效】

有凉血止血、益气补血、降低胆固醇之功效，并能起到减肥作用，对高血压、高脂血症患者尤为适宜。

7

双丁拌香椿

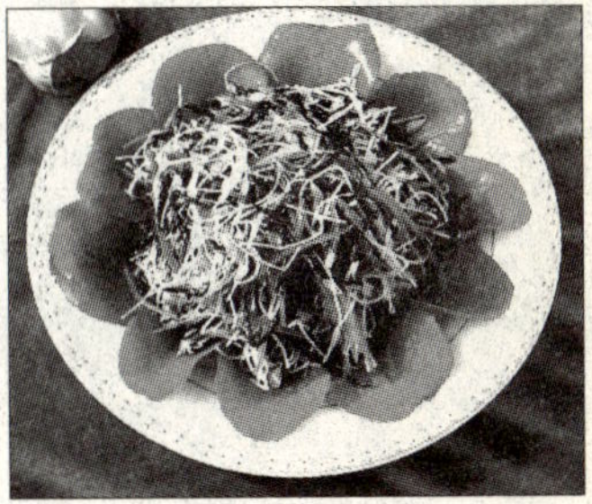

【原料】

香椿芽100克，五香豆腐干100克，皮蛋2个，麻油、醋、精盐、味精各适量。

【做法】

香椿芽洗净，放沸水中加盖温浸5分钟，取出切碎，五香豆腐干切粒，皮蛋去壳洗净切粒，同放于碗中，加入麻油、醋、精盐和味精，拌匀，腌渍入味。单食或佐餐。

【功效】

香椿味苦性寒，有清热解毒、健胃理气、杀虫固精等功效。此外，香椿中还富含维生素C、优质蛋白质和磷、铁等矿物质，是蔬菜中不可多得的珍品，尤其适用于高血压患者。

8

猪肉焖芹菜

【原料】

猪肉150克，芹菜200克，花生油60克，料酒、精盐、豆豉、白酱油、姜末、蒜茸各适量。

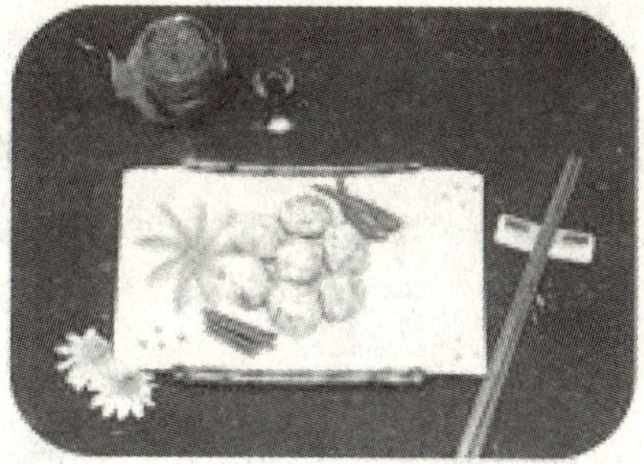

【功效】

有平肝清热、祛风利湿、降低血压之功效，适宜高血压病患者食用。

【做法】

①选瘦多肥少猪肉剁碎，盛碗内，撒上少许精盐和料酒。

②芹菜去叶和根茎，洗净，切成3厘米长的段，用少量精盐拌匀，使用时沥干水分。

③将精盐、白酱油、味精、豆豉汁（先用温水浸好）兑成调味汁。

④炒勺上火，放花生油烧至七成热，放入剁碎的猪肉滑散，烹入料酒，放入姜末和蒜茸，炒出香味，再放入芹菜煸炒，待芹菜炒至断生时倒入调味汁，抖匀出勺装盘即成。

9

天麻炖甲鱼

【原料】

甲鱼1只（约500克），天麻片15克，葱、姜、蒜、黄酒、麻油、食盐适量。

【做法】

将甲鱼宰杀，沸水稍烫后刮去泥膜，挖净体内黄油；用甲鱼胆在壳背上涂1周，腹盖向上置器皿中；天麻片、葱、姜覆盖其上，加黄酒适量，加盖后隔水炖1.5—2小时。

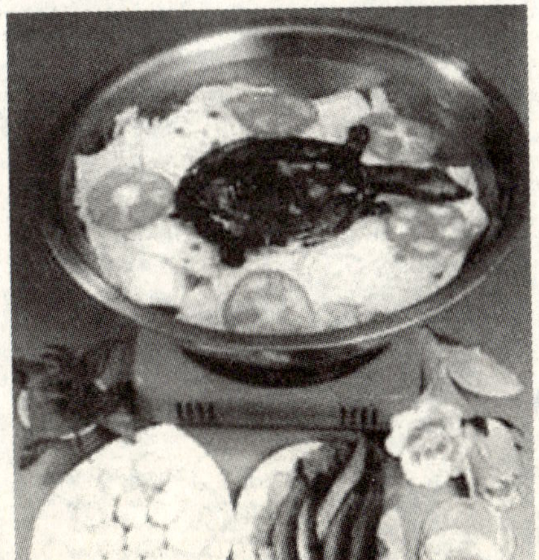

【功效】

滋养肝肾，活血散瘀，适用于高血压、肝炎等症。

10

韭菜炒猪肝

【原料】

韭菜250克，猪肝150克，花生油60克，精盐2克，酱油5克。姜末、葱花各5克，味精、淀粉各适量。

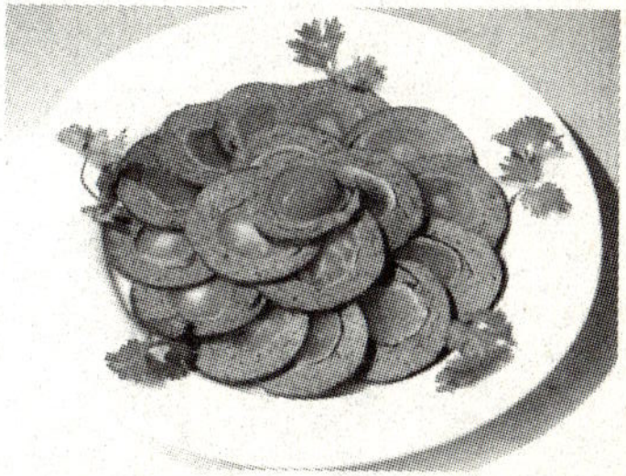

【做法】

①将韭菜择洗净，切成4厘米长的段。

②猪肝切成长3厘米、宽2厘米，厚0.2厘米的薄片，用少量淀粉、精盐、酱油拌匀上浆。

③炒勺置武火上，放入花生油，烧至七成热，放入浆好的猪肝片，滑透后放入韭菜煸炒，用姜末、葱花和味精调味，炒勺出勺装盘即成。

【功效】

具有滋肝养肾、生血填精之功效，适于高血压患者食用。

11

芹菜拌海蜇

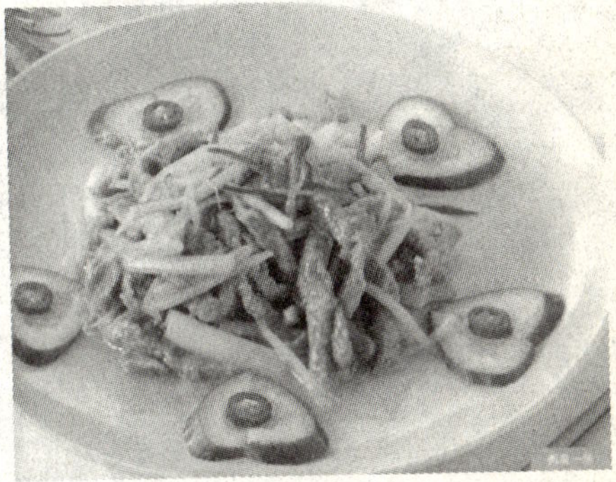

【原料】

芹菜300克，海蜇50克，小虾米3克，精盐、醋、味精、麻油各适量。

【做法】

芹菜除去根、叶，洗净切成小段，放沸水锅烫一下，沥干。小虾米用沸水泡好，海蜇皮漂洗干净，切成细丝，同放于大碗中，加入精盐、醋、味精和麻油，拌匀，腌渍入味。单食或佐餐。

【功效】

现代药理学研究证实，芹菜除含有蛋白质及维生素A、B、C外，还含有钙、铁、磷等微量元素，以及芫荽甙、挥发油、甘露醇等物质。经常吃芹菜，对高血压病和动脉硬化都有很好的治疗和预防作用，神经衰弱和失眠患者将鲜芹洗净后捣汁，睡前作饮料喝可起到镇静神经、促进睡眠的作用。

12

扒牛肉条

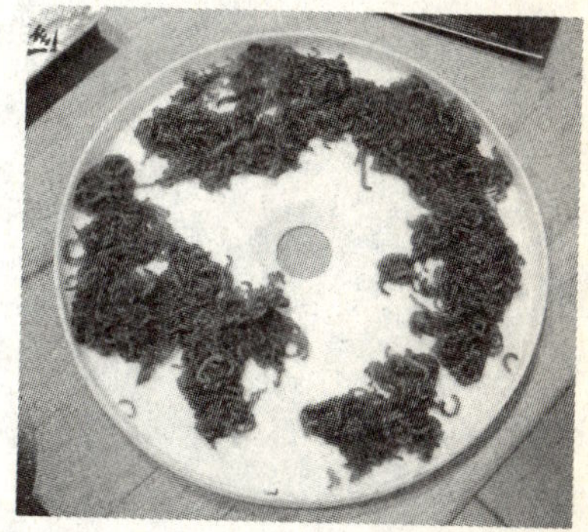

【原料】

熟白煮牛肉200克，芝麻油75克，酱油30克，料酒10克，味精2克，水淀粉30克，葱段、姜片、蒜片共30克，大料2瓣，糖色、鸡汤各适量。

【做法】

①将牛肉洗净，切成6厘米长、2.5厘米宽、0.5厘米厚的肉条，整齐地码在盘内。

②炒勺置火上，放入芝麻油烧热，放入大料，葱段、姜片、蒜片煸出香味，加入料酒、鸡汤烧开，捞出佐料，加入酱油，把牛肉条轻轻推入，用微火煨焯至透；转用旺火，调入糖色、味精，边晃动炒勺边淋入水淀粉勾芡，待汤汁浓稠时淋入芝麻油，抖匀起勺装盘即成。

【功效】

牛肉的营养价值仅次于兔肉，也是适合胖人的肉食。每百克牛肉含蛋白质20克以上，牛肉蛋白质所含的必须氨基酸较多，而且含脂肪和胆固醇较低。因此，牛肉特别适合有肥胖、高血压、血管硬化、冠心病和糖尿病的人适量食用。

13

海带爆木耳

【原料】

水发黑木耳250克，水发海带100克，蒜1瓣，调料适量。

【做法】

①将海带、黑木耳洗净，各切丝备用。

②菜油烧热，爆香蒜、葱花，倒入海带、木耳丝，急速翻炒，加入酱油、精盐、白糖、味精，淋上香油即可。

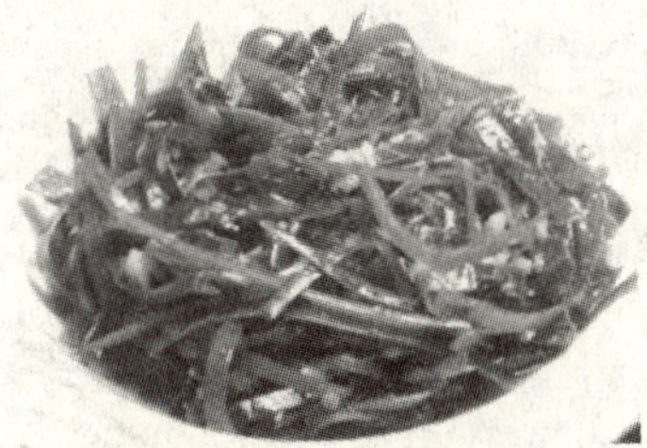

【功效】

安神降压，活血化瘀，适用于高血压、紫癜等症。

14

黄焖牛肉

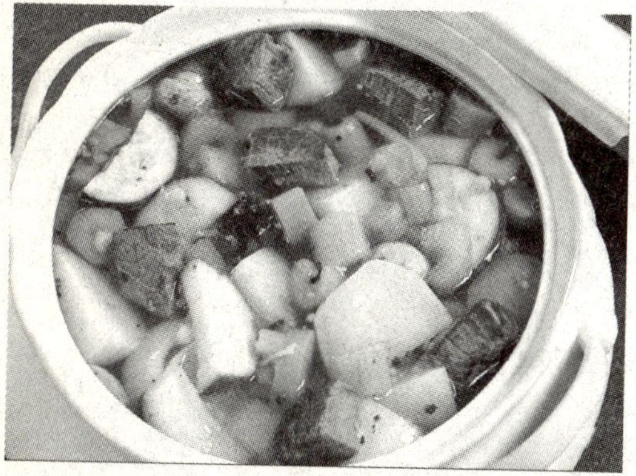

【原料】

白煮牛肉（熟）200克，芝麻油50克，酱油25克，味精3克，料酒10克，水淀粉30克，葱段25克，姜片15克，蒜片15克，大料1瓣，精盐、高汤各适量。

【做法】

①将熟牛肉切成5厘米长、3厘米宽、1厘米厚的条。

②炒勺置火上，放入芝麻油烧热，下入大料、葱段、姜片、蒜片煸炒出香味，烹入料酒。加入高汤（或水）、酱油烧开。捞出佐料不要，把牛肉条整齐地推入，用微火煨烤入味至透，转用旺火，调入精盐、味精。出勺，把牛肉条摊码在汤盘中。原勺上火烧开，撇去浮沫，用水淀粉勾芡，淋入芝麻油，浇在牛肉上即成。

【功效】

牛肉中蛋白质含量较高，是高血压、动脉硬化、冠心病患者的理想佳肴。

15

奶油黄芽白

【原料】

鲜牛奶（脱脂）100毫升，黄芽白500克，麻油15毫升，湿淀粉10克，姜末、精盐、味精各适量。

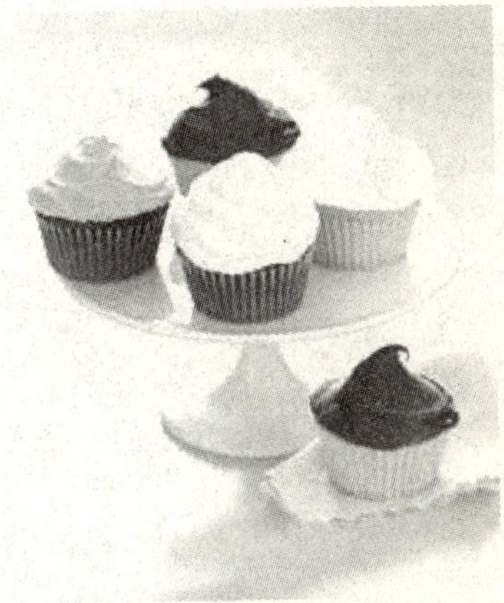

【做法】

①先将牛奶进行脱脂处理。

②黄芽白去根茎部分，留下菜叶，切成约3厘米长的碎叶片，洗净沥干水。

③锅内先放入1500毫升清水煮沸，放入黄芽白汤沸即捞出沥水。

④将锅烧热，倒入牛奶。文火烧沸后，放入精盐、味精、姜末，用湿淀粉勾上芡，倒入烫熟的黄芽白，均匀搅翻数下，加入麻油，待黄芽白呈青黄色即出锅，

16

【功效】

既有含蛋白营养的牛奶，又有高维生素类的鲜蔬，补而不腻，淡而不斋。牛奶含丰富的蛋白质和维生素、硫胺素、乳糖及胆固醇和脂肪。适用于高血压患者。

芫爆兔条

【原料】

兔通脊肉250克，鸡蛋1个，香菜150克，芝麻油5克，精盐5克，味精2克，胡椒粉1.5克，料酒10克，醋5克，淀粉适量，葱丝、姜丝、蒜丝各10克，鸡汤适量，花生油500克（约耗75克）。

【做法】

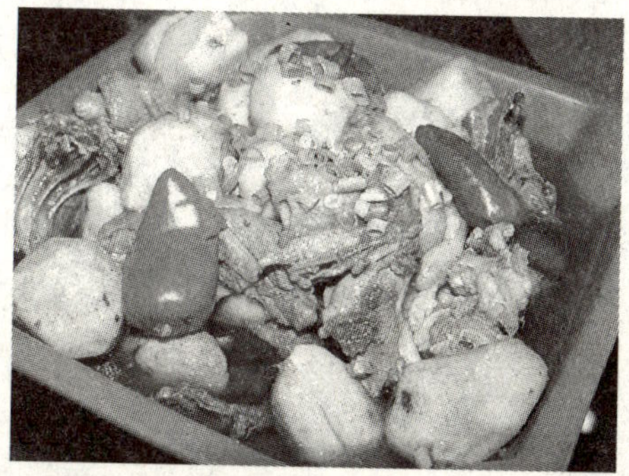

①将兔通脊肉洗净后切成5厘米长、0.5厘米粗细的条，放入碗内，加入精盐、味精、料酒、鸡蛋清及少许水搅匀，腌15分钟后用淀粉拌匀上浆，同时加上一点油，使兔条滋润；香菜择洗净，切成3厘米长的段。

②炒勺置火上，放入花生油，烧至六成热，下入兔条，用筷子滑散，至九成熟时捞出沥油。

③原勺置火上，放入少许花生油，下入葱丝、姜丝、蒜丝炝勺，加入精盐、味精、胡椒粉、鸡汤，下入香菜煸炒几下，再下入兔条，翻炒均匀，淋入醋、芝麻油盛入盘内即成。

【功效】

有补中益气、消热止渴、凉血解毒的作用，常食有助于防止冠心病、动脉粥样硬化、高血压病的发生。

17

海蜇荸荠

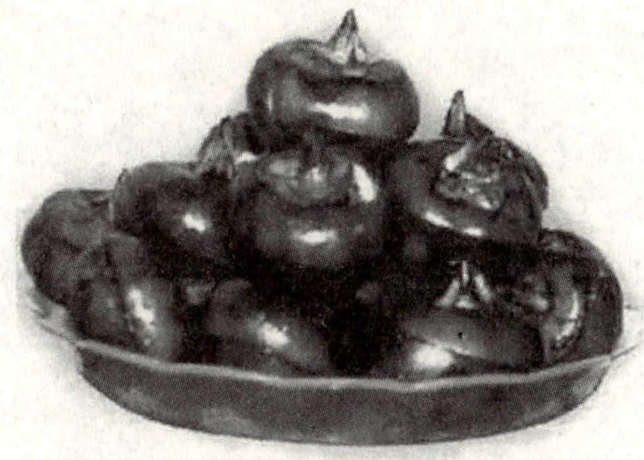

【原料】

海蜇120克，荸荠360克。

【做法】

将海蜇漂净，将荸荠洗净连皮用，加水1000毫升，熬取250毫升。喝汤吃海蜇、荸荠。

【功效】

降压利尿，适用于各种高血压患者。

18

清炖兔肉

【原料】

净兔肉600克，净猪五花肉150克，水发香菇20克，熟冬笋片25克，青菜心适量，芝麻油5克，精盐10克，料酒40克，味精2克，白胡椒粉1克，葱、姜各10克，蒜泥30克，花椒3克，鸡汤适量。

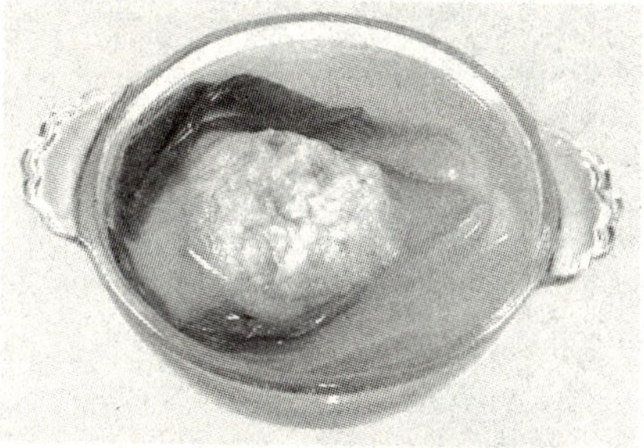

【功效】

营养颇丰，是高血压、高脂肪、高血脂患者的最佳食疗菜肴。

【做法】

①将兔肉洗净，切成3厘米见方的块，用清水浸泡4小时（其间换水两次）。捞出沥水后置盆内，加入精盐、料酒、葱、姜、花椒腌渍几小时，再用清水洗净；五花肉洗净，切成小丁。

②将兔肉放入凉水锅内，置火上烧沸后略焖至没有血水，捞出洗净沥水。

③砂锅内放入兔肉块、猪肉丁、鸡汤、葱、姜、料酒及精盐，上火烧沸后撇去浮沫，加盖儿后转小火炖至兔肉酥烂，拣去葱、姜，加入香菇、冬笋片、菜心烧沸，放入味精、白胡椒粉，淋入芝麻油即成。随带一小碟蒜泥上桌，蘸食。

19

草菇豆腐

【原料】

鲜草菇20克，水豆腐2块（重约400克），蛇油、葱、精盐、水淀粉、麻油各适量。

【做法】

鲜草菇、水豆腐放于砂锅中，加入蛇油、葱段和精盐，煮至熟透。用水淀粉勾芡，淋麻油，单食或佐餐。

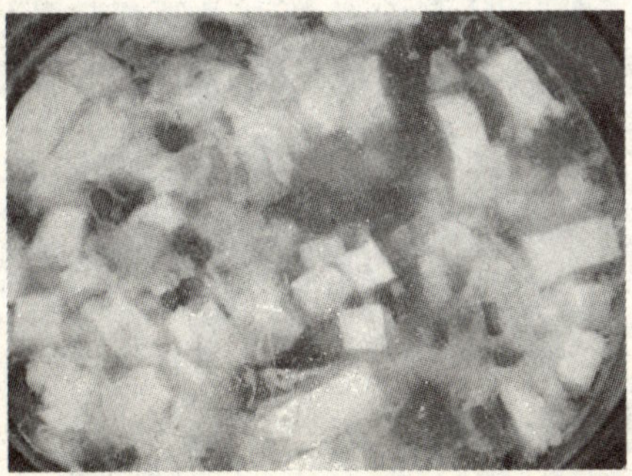

【功效】

适用于高血压、高脂血症。

20

椒盐兔片

【原料】

鲜兔肉300克，鸡蛋2个，面粉40克，芝麻油5克，精盐5克，味精1克，料酒25克，水淀粉适量，葱花5克，花椒粉1克，花生油500克（约耗75克）。

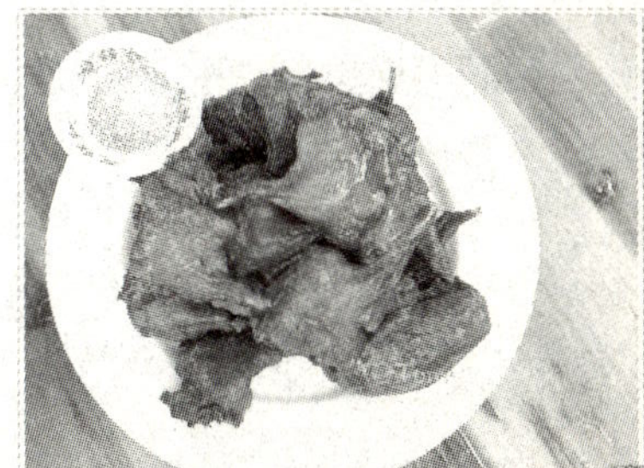

【做法】

①将鲜兔肉洗净，剔去筋膜，坡刀片成3厘米长、2厘米宽、0.5厘米厚的薄片，放入碗内，用精盐、味精、料酒拌匀，腌渍几分钟。

②将鸡蛋液磕入碗内，加入面粉、水淀粉，调匀成蛋粉糊。倒入腌好的兔肉片，使兔肉片均匀挂糊。

③炒勺置火上，放入花生油，烧至六成热，把挂糊的兔肉片逐片下入勺内，待表面炸呈淡黄色，捞出沥油。

④原勺留少油置旺火上，下入兔片急炒，撒上葱花、花椒粉，淋入芝麻油，翻炒均匀，盛入盘内即成。

21

【功效】

有补中益气、凉血解毒的作用，是高血压患者的理想食疗菜肴。

鸭肉煮海带

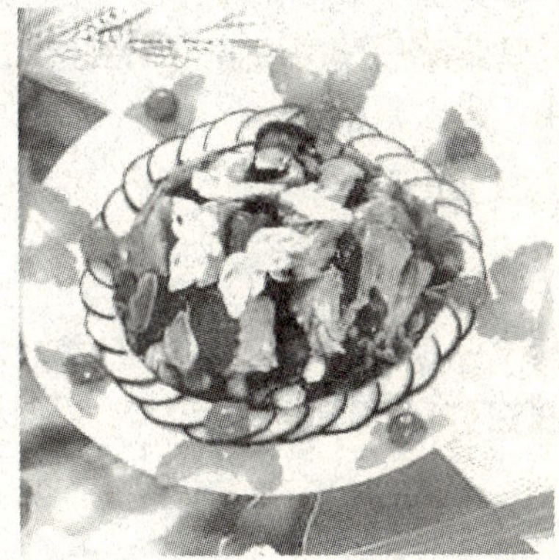

【原料】

鸭肉250克，海带200克，姜、精盐、味精各适量。

【做法】

鸭肉洗净切块，海带切碎，同放于砂锅中，加水500毫升，烧开后，撇去浮沫，加入姜片和精盐，炖至酥烂，下味精，调匀，分1—2次趁热服。

【功效】

缺钙是发生高血压的重要原因，而海带含钙质极为丰富，每百克干品含量高达1770毫克。因此，常吃些海带，对高血压的防治无疑会大有好处。

22

红枣焖野兔

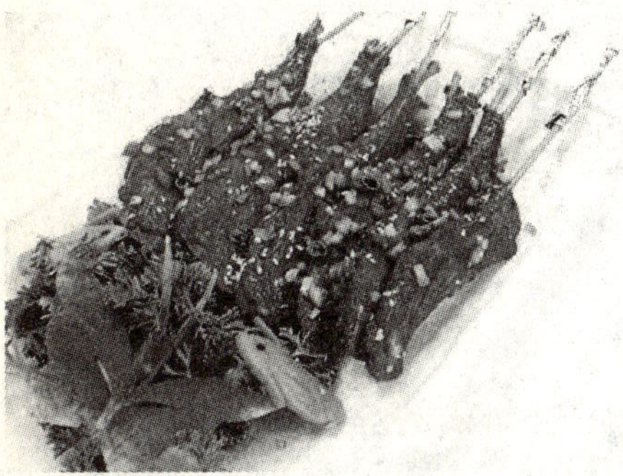

【原料】

红枣100克，白芍药30克，野兔肉750克，花生油80克，芝麻油、鲜红椒、料酒、姜片、蒜瓣、大料茴香、桂皮、精盐、酱油、葱白、味精各适量。

【做法】

①将红枣洗净，去核，放清水中浸泡好。

②将野兔肉洗净，沥干水，剁成小方块，入沸水锅内，烧沸后，放入适量姜片、葱、料酒，撇去浮沫，倒入漏勺内，用清水冲洗，沥干水。

③炒勺上火，放油烧至六成热，放入桂皮、大料、茴香、姜片、野兔、红枣、白芍药翻炒，待兔肉变色时入酱油、精盐、红椒、料酒再翻炒，至兔肉上色后，入葱白、清汤、味精焖至收汁时即成。

【功效】

有补中益气、降低血压和胆固醇作用，是高血压、高胆固醇、高血脂患者的理想食疗菜品。

23

凉拌马齿苋

【原料】

鲜马齿苋250克，蒜末15克，麻油15毫升，精盐、味精、酱油各适量。

【做法】

①择去马齿苋杂质及老根洗净，切成约2厘米小段，用沸水烫透后沥干水分，置于盆内。

②大蒜捣成蒜泥状。

③将盆中马齿苋摊放拌匀精盐，加入蒜泥、酱油、味精、麻油，再次拌匀，待马齿苋变软即可。

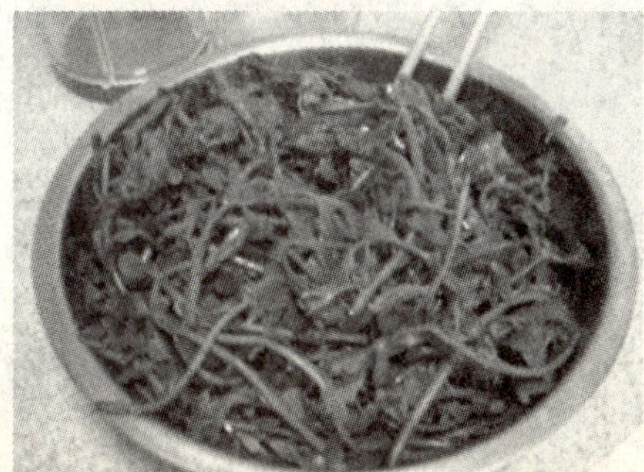

24

【功效】

清凉甘酸，健脾开胃，田园野生，采挖方便，马齿苋自古为民众所喜食，故称“长寿菜”。主要营养成分含氨基酸、维生素A、维生素B1、维生素B2、维生素C、胡萝卜素和微量元素钾、钙、铁、磷、糖类及纤维素等，适宜各种类型高血压。

白斩鸡

【原料】

母鸡1只（约1250克），芝麻油10克，酱油15克，味精1克，料酒25克，葱段、姜块各25克。

【做法】

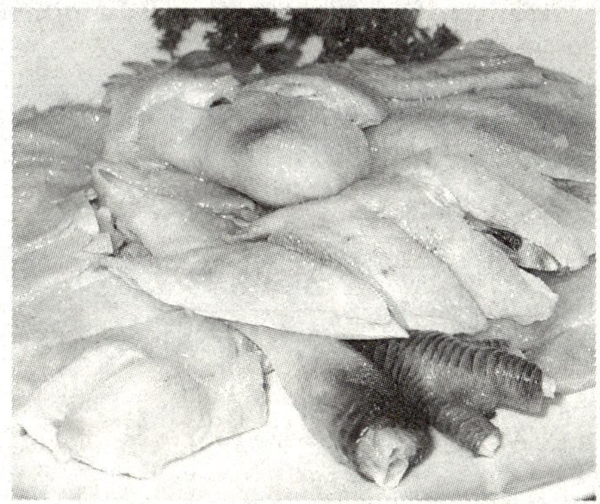

①将母鸡宰杀后去毛，剁去爪，去内脏，洗净；葱、姜洗净，均拍松。

②将锅内放清水，烧开，下入母鸡焯透，捞出，洗净血沫；锅内换清水放入母鸡，加入葱、姜、料酒烧开，撇净浮沫，转微火（保持微开）浸煮至鸡肉至七成熟，捞出晾凉；把母鸡的尾尖剁掉，一劈两半，剁去头和脊骨，泡入煮鸡的原汤中。

③将鸡捞出，去胸骨，用抹刀法片成一字形条，把鸡腿剁成一字形条状垫底，鸡脯肉放上面，呈过桥形码入大盆内。

④将酱油、芝麻油放入碗内，加入味精调匀，淋浇在鸡肉上即成。

【功效】

有较强的滋补和食疗作用，是高血压和心血管病患者的理想调治菜肴。

25

香芹醋花生

【原料】

红衣花生仁500克，食醋100毫升，香芹100克，麻油、精盐各适量。

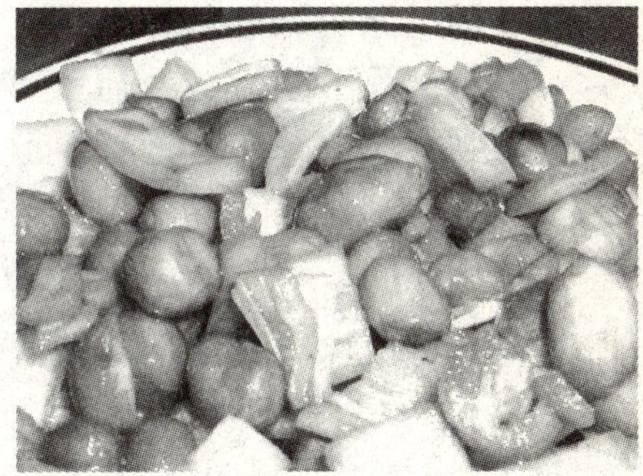

【做法】

①花生仁置于食醋中浸泡1周以上（浸泡时间越长越好），食用时适量取出。

②香芹洗净切约3厘水长段，晾干水分。

③香芹与食醋花生仁混匀后，放入麻油、精盐调和后片刻即可。

【功效】

降压效果显著。香芹味甘、性湿，所含芹菜素是降压的主要成分，同时还含甘露醇、维生素C，以及蛋白质和有机酸、生物碱，其降压疗效可达71.44%。花生仁，性味甘平、内含丰富脂肪油，其次为淀粉、纤维素、蛋白质、维生素E等。

26

盐水鸡

【原料】

嫩母鸡1只（约1000克），精盐20克，味精5克，料酒15克，花椒5克，葱段、姜片各适量。

【做法】

①将鸡宰杀后去头、爪，除去内脏，洗净；葱、姜洗净，拍松。

②将锅内放清水烧开，把鸡放入锅内，加入葱、姜，转小火慢煮约1小时（煮时水不能滚开，以免鸡皮破裂），接近熟时可用筷子扎一下鸡腿，如没血水即可捞起，原汤倒盆内。

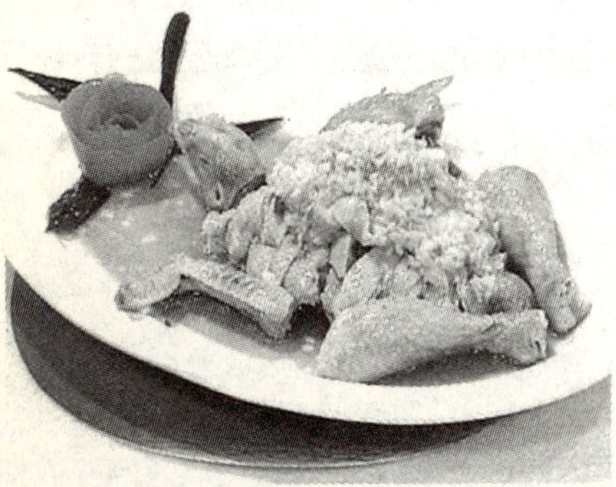

③将鸡腿、鸡翅拆下，放入盆内，鸡脯肉拆骨后装盆内，加入精盐、味精、料酒、花椒，浸泡3~4小时。

④食用时，改刀装盘，鸡翅垫底，鸡腿剁成块装盘，把鸡脯肉顺长切1厘米宽的条，摆在上面，即可食用。

【功效】

有较强的滋补和食疗作用，是高血压、心血管病患者较理想的菜肴。

27

竹笋烧海参

【原料】

鲜嫩竹笋300克，海参150克，猪瘦肉汤500毫升，花生油60毫升、黄酒、精盐、酱油、味精、水淀粉各适量。

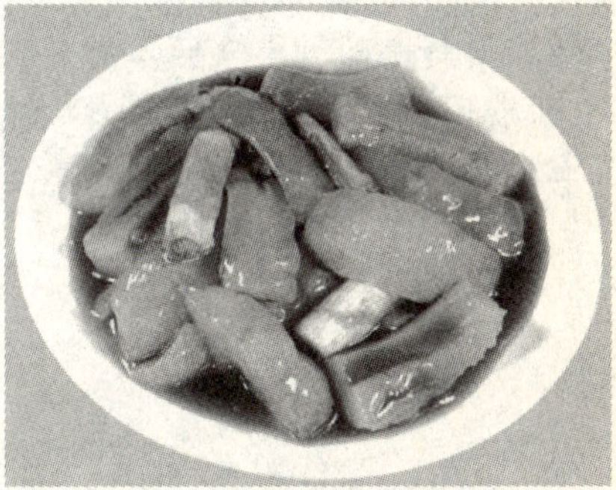

【做法】

①鲜嫩竹笋切成长条片，置于清水内浸泡待用。

②海参泡发后，切成长条薄片。

③将炒锅置武火上，待油烧热后先入笋略炒即入海参，再炒几遍，加入猪瘦肉汤煨炖至熟透汁收后，先入黄酒抖几下，继入精盐、酱油、味精、搅炒加入水淀粉，至汤汁透明即可。

【功效】

对肝肾阴虚，痰火盛者适宜。竹笋，味甘、性寒，所含营养成分有蛋白质、钙、磷和糖类物质；海参为海洋参科动物，每100克海参内含蛋白质14.9克，脂肪0.9克，碳水化合物0.4克。钙357毫克，磷12毫克，铁2.4毫克，硫氨素0.01毫克，核黄素0.02毫克，尼克酸0.1毫克，碘600微克。适用于高血压患者。

28

第三章 第3月食谱

一、基础知识

1. 高血压的危害性

一旦患了高血压病（原发性高血压），就应马上看医生，得到及时治疗。临床实践表明，轻型高血压如果不及时治疗，在 9~10 年之后，约计 10%的患者会死亡，50%左右的病人并发左室肥大、视网膜病变、脑血管病、心脏及肾功能障碍。重型高血压，即舒张压在 14.0 千帕（105 毫米汞柱）以上者，5 年之后发生心血管并发症者占 50%以上。

通常轻型高血压并发心血管病者居多，其次为脑血管病变；而重型高血压发生肾脑并发症居多，其次为心血管并发症。这说明高血压的严重程度也会涉及到并发症的发生。

血压高低也会影响病程进展速度。当舒张压低于 17.3 千帕（130 毫米汞柱）时，如果治疗及时，血压控制比较理想，就可能会延缓心血管并发症的发生；如果舒张压超过 17.3 千帕 （130 毫米汞柱），又得不到合理的医治，特别是合并心、脑、肾等脏器功能障碍时，病情将会很快恶化，出现心、脑、肾等脏器功能衰竭。衰竭的脏器往往又会使血压上升，恶性循环，若再不及时医治，病人往往在 6 个月左右时间内死亡。

血压高低也会影响寿命，血压程度越高，相对病死率也越高增。有资料表明，以男性 30~39 岁组为例，当血压为 17.3/12.00 千帕 (130/90 毫米汞柱) 时，死亡的危险性比正常人增加 1.4 倍；如果血压增至 18.7/12.7 千帕（140/95 毫米汞柱）时，增加 2.5 倍；当血压为 20.0/13.3 千帕（150/100 毫米汞柱）死亡的危险性增加 5 倍之多。

由此说明，若及时正确地降压治症会延长患者的生命。

2. 关于心血管系统

高血压是一种心血管系统疾病，心血管系统也就是我们常说的循环系统，它是由心脏和全身的血管（包括动脉和静脉）构成的。心脏、动脉、静脉形成了一个密闭的管道，在这个特殊密闭的管道里，血液总是按照一定的方向有规律地流动着，如同一江春水向东流，这是由心脏特殊的内部结构以及心脏和动脉、静脉的巧妙连接决定的，下面我们将对心脏、动脉和静脉作逐一的介绍。

(1) 心脏的大小与结构

心脏是循环系统的中枢，它像水泵一样，通过有节奏的收缩和舒张，将血液泵出，使血液流至全身各个器官，然后又接受各个器官回流的血液，周而复始，不断循环，维持人体的生命活动。

心脏从外观上看，像一个棕红色的歪梨，大小与每个人自己的拳头差不多。有的人（比如运动员）的心脏会略大一些，这与长期锻炼有一定的关系，从一定的意义上说是健康的标志。但是如果超出正常范围过多，就很可能是病态了，需要仔细检查找出引起心脏增大的原因。

心脏的外观简单，内部结构却比较复杂，分为左心和右心两大部分，它们之间是不直接相通的。左心和右心都是由心房和心室构成的，都是心房在上，心室在下。左心房和左心室中间有个门称二尖瓣；右心房和右心室中间也有个门相隔称为三尖瓣。

左心室通过主动脉瓣与主动脉相接，当左心室收缩时，推开主动脉瓣将血液射入主动脉，再流至全身各个器官。右心房与上腔静脉、下腔静脉相通，接受全身其他器官回流的血液。右心室通过肺动脉瓣与肺动脉相接，当右心室收缩时，推开肺动脉瓣将血液射入肺动脉，再流至肺循环。左心房与肺静脉相连，接受肺循环回流的血液。

(2) 动脉、静脉和毛细血管

血管是引导血液流向身体各部分的弹性管道，有了血管系统才能使血液在其中按一定的方向不停地流动，就好比自来水厂要把水输送到全市每个地方，仅有水泵是不行的，还要有自来水管道系统。心脏要将血液输送到全身各组织器官，而各个组织器官也要将血液回流至心脏，都必须有传送运输血液的管道——血管系统。

血管系统包括动脉血管和静脉血管，使血液离开心脏将其输送到全身各个器官加以利用的血管为动脉血管，动脉血是富含氧气和营养物质的新鲜血，颜色是鲜红色的；静脉血管是使血液返回心脏的血管，静脉血含有较多的二氧化碳和组织代谢废物，颜色是暗红色的。

动脉和静脉之间还有一种极细的毛细血管，它成网状分布于各个组织器官，它的数量非常多，一个成人的毛细血管总数可达 300 亿根。毛细血管的管壁很薄，这使得血液中的氧气、养料可以从容不迫的透过血管壁，方便地到达组织细胞；同时，组织细胞在新陈代谢的过程中产生的废物、废气也容易被毛细血管带走。

(3) 体循环、肺循环

血液在体内的循环过程可以概括为：

左心室——主动脉——全身大、中、小型动脉——全身毛细血管网——全身小、中、大型静脉——上、下腔静脉——右心房——右心室——肺——左心房——左心室

这一循环过程可分为两部分：体循环和肺循环。

随着左心室强有力的收缩，主动脉瓣开放，左心室内氧含量丰富的新鲜动脉血被急速泵入主动脉，再通过大动脉和小动脉流遍全身各部分组织和器官的毛细血管。在毛细血管中，血液中的氧气和营养物质透过毛细血管壁进入组织器官，而组织器官代谢所产生的二氧化碳和废物则进入血管被血液带走，这时鲜红色的动脉血变成暗红色的静脉血，再从全身汇集到上、下腔静脉返回到右心房，此过程称为体循环。

右心房内的血液在心室舒张、收缩时经过开放的三尖瓣进入右心室，在左心室收缩的同时，右心室也收缩，把富含二氧化碳和废料的静脉血泵入肺动脉，再通过肺动脉的左右分支分别进入左肺和右肺，通过肺毛细血管网，血液中的二氧化碳被释放并进入肺泡，随之被呼出；吸入肺泡中的氧气则进入血液中，使血液再次变为含氧丰富的新鲜血，经肺静脉流到左心房，这个过程称为肺循环。

血液循环的同时伴随着气体的交换过程，吸入氧气，排出二氧化碳，以满足组织器官新陈代谢的需要。所以我们在日常生活中一定要注意经常打开房间的窗户，保持室内空气的流通，使自己尽量呼吸新鲜的空气，因为新鲜空气中含氧量高；而久不通风的房间中二氧化碳就会逐渐蓄积，而氧含量会下降。

(4) 心血管系统具有内分泌功能

心血管系统除了具备上述功能外，还具有内分泌功能。可以分泌与血管收缩或舒张有关的一些物质如内皮素、心钠素等参与和调节血压。

二、诊断方法

1. 动脉血压的测定

动脉血压是指主动脉、肱动脉、股动脉等较大动脉血管中的血压而言。测量血压的方法，可分为直接法与间接法两种。在人体通常多选用间接法，但为了更准确并获得连续记录，在特殊心血管功能检查或动物实验中也常采用直接法。

(1) 直接测量法：在人体或动物实验中，用一种特殊的小型血压传感器，它是将传感器部分直接装在动脉导管的顶端，称为导管顶端压力传感器。使用时可随导管直接插入动脉血管内，记录出各段血管的血压，也可插入心室记录室内压。从肘静脉或颈静脉还可以插入右心房、右心室和肺动脉处，分别记录各该部位的血压。目前临床上最常用的直接测量法为心导管检查法。所用的心导管，其特点为开口在顶端，尾端装有金属或塑料接头可与注射器衔接。使用时从周围血管腔送入，在 X 线透视下送到心腔和大血管腔，可抽取血液标本，可与压力传感器相接，测量腔内压力。

直接测量法虽然很准确，但它是侵入性的并且须向动脉内插入导管，需要无菌操作，不便于日常多次反复检查。

(2) 间接测量法：临床上广泛使用的血压计是一种利用压脉带压迫血管的测压方法，沿用已久。当压脉带内压力高于收缩压时，血液完全被阻断，远端听不到任何声音。当带内压降低到刚刚低于收缩压时，在每一心动周期中可有少量血液冲过压迫区并在远端形成涡流而产生血管音，此时带内压力即代表收缩压。此后随着带内压力逐渐降低，冲过压迫区的血液量越来越多，产生的血管音也随着增大。但当带内压降至舒张压以下时，已不再能阻断血流，血流由断续流动变为持续流动，血管音突然变小，最后消失。通常由变音到声音消失的压力差别虽然不大，但究竟应以哪一种情况代表舒张压的问题，尚有异议。1939 年美国心脏病协会开始采用突然变音作为舒张压的标志，但 1951 年美国心脏病协会高血压标准委员会又建议用声音消失点作为舒张压的标志。目前认为，儿童期以变音标志较为准确，成人则以声音消失为标志较为准确。

听音法测量血压的注意事项：因为血压是可变的，又受到许多外部因素的影响，所以，测得的血压应相当于病人的平时水平。我们推荐以下测量方法：①病人应采取坐位，前臂赤裸，伸直，位于心脏同一水平。测量前 30 分钟内不应吸烟或服用咖啡因。②安静休息 5 分钟后测量血压。③袖带大小应合适，若宽度过窄时，量取的压力值偏高，过宽时则偏低。通常其宽度应比上臂直径宽 20%左右为宜。以保证测量的准确性。应备有不同尺寸（如儿童、青年和成人）的袖带。④充气压迫时间不能过长，否则易引起全身血管反射性收缩，使血压升高。在减压过程中，有时出现血管音暂时消失随后又重新出现的情况，称为无音间隙，常见于某些高血压病人。⑤应用近期经过校准的水银血压计或有效的电子血压计测量血压。⑥两个或两个以上的读数应平均，如果首次的两个数据相差 0.667 千帕（5 毫米汞柱）以上，应再次测量。⑦左右臂血压值可略有差别，但不应超过 1.33 千帕（10 毫米汞柱），有人认为双上肢血压平均只差 0.133 千帕（1 毫米汞柱）。通常选用高值作为测量结果。若左右臂血压相差超过 2.6 千帕（20 毫米汞柱），则提示可能有肱动脉闭塞症。⑧病人要清楚自己的血压值，并且要定期测量血压。

2. 动脉血压的正常值

人体动脉血压受年龄、性别、生理状态等因素的影响。在年龄方面，新生儿收缩压仅为 5.3 千帕（40 毫米汞柱）左右，出生后 1 个月为 9.3~10.7 千帕（70~80 毫米汞柱），至青年时期可达 16.0/10.7 千帕（120/80 毫米汞柱）的水平。此后随着年龄的增长，收缩压与舒张压均有逐渐增高的趋势，但以收缩压增高更为显著。一般 50 岁以前，正常值在 18.7/12.0 千帕（140/90 毫米汞柱）以下，50 岁以上时应在 21.3/12.7 千帕（160/95 毫米汞柱）以下。性别方面，50 岁以前男性略高于女性，50 岁以后由于更年期的影响，女性略高于男性。如表所示：

我国正常人动脉血压平均值

单位：千帕（毫米汞柱）（上海 112419 人调查统计）

年龄（岁）	男性		女性	
	收缩压	舒张压	收缩压	舒张压
11~15	15.2 (114)	9.6 (72)	14.5 (109)	9.3 (70)
16~20	15.3 (115)	9.7 (73)	14.7 (110)	9.3 (70)
21~25	15.3 (115)	9.7 (73)	14.7 (110)	9.4 (71)
26~30	15.2 (115)	10.0 (75)	14.9 (112)	9.7 (73)
31~35	15.6 (117)	10.1 (76)	15.2 (114)	9.9 (74)
36~40	16.0 (120)	10.7 (80)	15.5 (116)	10.3 (77)
41~45	16.5 (124)	10.8 (81)	16.3 (122)	10.4 (78)
46~50	17.1 (128)	10.9 (82)	17.1 (128)	10.5 (79)
51~55	17.9 (134)	11.2 (84)	17.9 (134)	10.7 (80)
56~60	18.3 (137)	11.2 (84)	18.5 (139)	10.9 (82)

三、保健常识

1. 运动对你的重要性

对于高血压患者来说，运动和您的膳食、睡眠一样同等重要。早在200年前，古希腊名医希波克拉底就讲过："阳光、空气、水和运动，这是生命和健康的源泉。"他这句话相传了2500年之久。这句话精彩的地方在于把运动放在和阳光、空气、水一样重要的地位，每天都不能少。

为什么说运动这样重要呢?因为运动可以预防血压升高，增加心肺功能，降低导致动脉粥样硬化的危险因素，如过高的胆固醇、甘油三酯、血糖和体重等；而且经常运动会使人心情愉快，思维敏捷，改善心理平衡能力，使体内各种功能得到充分发挥。

2. 步行与太极拳有益健康

运动是健康之本，适量的运动可以控制体重，加速全身的血液循环，增强心肌的代谢，增加心输出量，减少心脏病的危险。但要注意的是，应该避免剧烈的运动，根据自己的年龄、身体状况和体质来选择适合的锻炼项目。应该说所有的运动都有好处，但是以有氧运动方式最好。如步行、慢跑、游泳、爬山、跳舞和打太极拳等。

其中步行是很好的运动，美国科学家专门研究步行运动后，发现它可以使血脂下降、血压下降，动脉硬化斑块部分消退，可以预防冠心病。而且步行运动不受各种条件如气候、温度、场地、经济条件等因素的制约，而且每天走路或爬楼是最简单自然的，不论时间、场地，一年四季都可以，最容易做到。

还有一项很好的运动是太极拳。

四、饮食疗法

食疗知识

高血压病人要少吃动物类食品

因为动物类食品内含有大量脂肪，其中的饱和脂肪酸含量很高。近年来研究发现，膳食中饱和脂肪酸不仅影响血脂，而且也严重地影响血压，尤其是明显地影响高血压病人的血压，其机制可能与饱和脂肪酸增加血液黏滞度引起或者加重动脉粥样硬化有关。已经证明在饮食中饱和脂肪酸摄入量很高的国家，如美国、挪威和芬兰等国，降低饱和脂肪酸的摄入量，增加不饱和脂肪酸食品的摄入量，可使人群中血压平均下降约 1.1 千帕 (8 毫米汞柱)，轻型高血压患者血压均显著下降，中度高血压患者血压下降更为明显。

众所周知，动物脂肪含有较多的饱和脂肪酸，而植物脂肪中不饱和脂肪酸含量较高。我国汉族居住的广大地区在膳食中动物性食物相对较少，食用油基本以植物油为主，因而膳食中饱和脂肪酸含量较低，不饱和脂肪酸相对较高，这可能是我国高血压发病率低于西方的原因之一。我国浙江舟山地区渔民血压水平较低，渔民膳食中以鱼类为主，鱼肉中富含长链不饱和脂肪酸，这可能是当地渔民高血压病（原发性高血压）发病率较低的原因之一。但是近年来随着我国人民生活水平的不断提高，饮食中脂肪含量及动物性脂肪含量不断上升，特别是西方高热能饮食方式的“引进”，使我国人民特别是城市居民膳食中饱和脂肪酸含量逐渐增加，这可能是我国高血压患病率有所上升的原因之一。

因此，国人特别是高血压病患者，应食用富含不饱和脂肪酸的植物性食品，少用或不吃富含饱和脂肪酸的动物性食品。

食疗食谱

三鲜芹菜

【原料】

嫩芹菜500克，鲜蘑菇50克，卷心菜50克，豆腐干2块，芝麻油15克，精盐4克，味精1克，姜末1克。

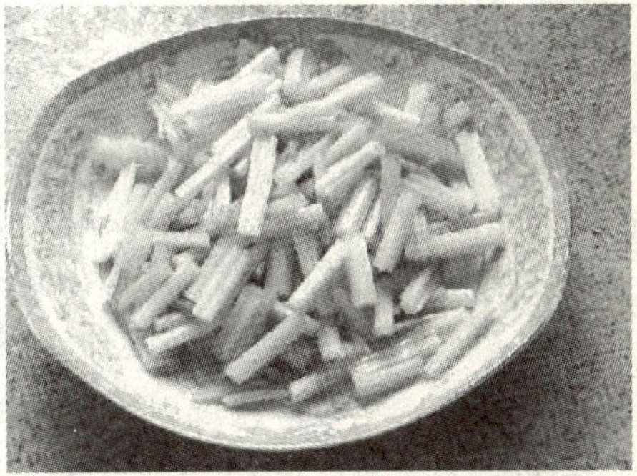

【做法】

①将芹菜去根、叶，洗净，放入沸水锅内焯一下，捞出沥去水分，切成3厘米长的段，用少许盐拌匀后装盘内。

②将蘑菇洗净，切成丝；卷心菜去老叶，切成丝；豆腐干洗净，切丝。分别将蘑菇丝、卷心菜丝、豆腐丝放入沸水锅内焯一下捞出，沥去水分后撒在芹菜段上，再放入姜末、精盐、味精，淋上芝麻油拌匀即成。

【功效】

可降低胆固醇，对动脉粥样硬化、高血压患者有一定疗效。

1

白菜香菇

【原料】

白菜200克，香菇20克，精盐适量。

【做法】

白菜洗净切段，香菇去柄切片。炒锅置旺火上，下油，烧至八成热，倒大白菜和香菇，翻炒几下，加盐，炒至熟。单食或佐餐。

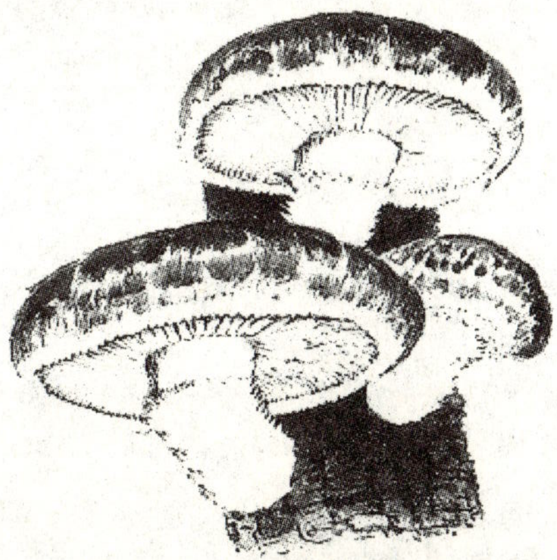

【功效】

适用于脑血管病、高血压、慢性肾炎、咽干口渴、大小便不畅等症。

2

金针翡翠

【原料】

芹菜300克，罐装金针菇200克，精盐4克，味精1克，水淀粉适量，花生油50克，芝麻油少许。

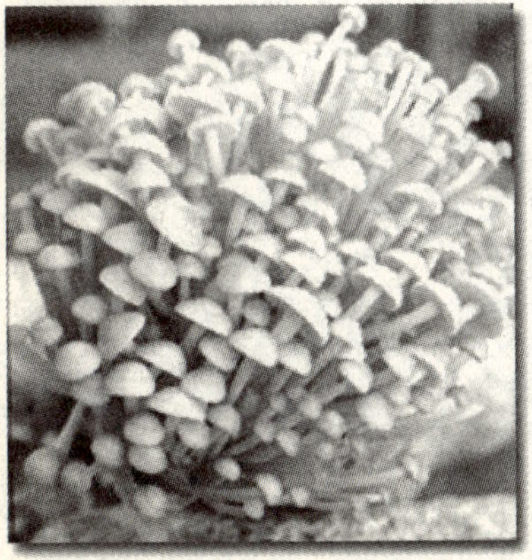

【做法】

①将金针菇放入清水中漂洗一下，捞出，切成两段；芹菜去叶、根，用清水洗净后切成段。

②炒勺置旺火上烧热，放入花生油（25克），烧至四成热，下入芹菜段滑油，待色泽变深时捞出。

③原勺置火上，放花生油（25克），烧热后放入金针菇煸炒片刻，放入精盐、味精、适量水烧沸，再倒入芹菜段，用水淀粉勾芡，淋入芝麻油，拌匀后盛入盘内即成。

3

【功效】

对动脉粥样硬化、高血压患者有一定疗效，也是心血管疾病患者的理想保健食品。

双钩灵芝焖乌鸡

【原料】

双钩藤30克，灵芝30克，仔乌鸡一只，猪骨汤300毫升，菜籽油60毫升，精盐、黄酒，食醋、酱油、鲜红椒、味精、生姜、葱白各适量。

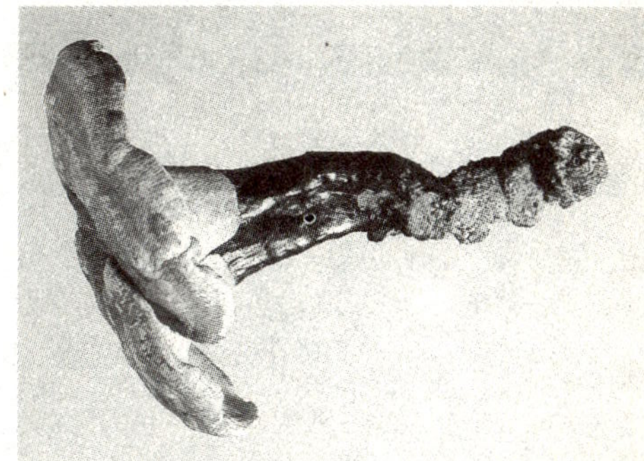

【做法】

①双钩藤、灵芝洗净，分两次水煮，浓缩汁100毫升。

②仔乌鸡用水焖死，去毛和内杂，切成块状，在油锅内爆炒数遍，渗入黄酒、食醋，放入猪骨汤，武火煨沸，待汤汁浓香时，从锅边倒入药物浓缩汁，再加入红椒丝、生姜、葱白、味精焖至鸡肉烂熟即可。

【功效】

具有滋肾养肝、宁心降压作用，适宜于标实本虚的高血压病。双钩藤，味甘、性微寒，是一味传统的常用中药。研究表明：本品降低收缩压的效果尤为明显。

4

芹菜炒香菇

【原料】

芹菜200克，水发香菇50克，花生油50克，精盐、酱油、醋、味精、淀粉各适量。

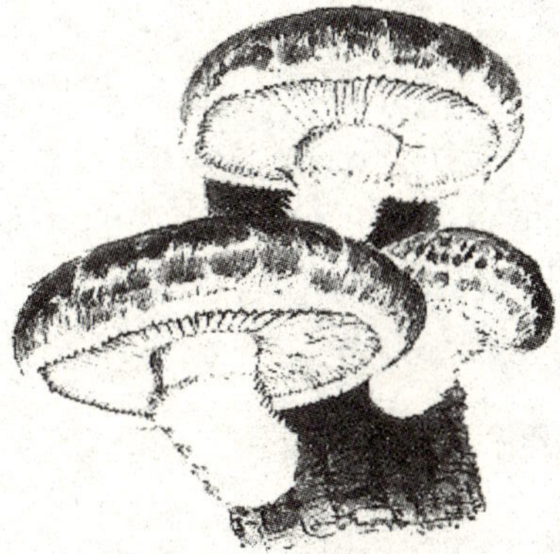

【功效】

有平肝清热、益气和血的作用，适用于高血压并发高脂血症、阴虚阳亢症患者食用。

【做法】

①芹菜去根、叶，洗净，剖开，切成2厘米长的段，用盐腌渍10分钟，用清水漂洗后沥干，待用。

②将醋、淀粉、味精放碗中，加少量水兑成芡汁，待用水发香菇洗净，切片。

③炒勺上火，放入花生油，烧热后下芹菜段，煸炒片刻，

④放香菇片迅速炒匀，再放酱油煸炒片刻，淋上芡汁速炒后起勺装盘即成。

5

肉丝炒茼蒿

【原料】

茼蒿（蒿子杆）400克，猪肉60克，高汤适量，植物油15克，盐2克，酱油15克，料酒5克，葱5克，姜5克、淀粉5克。

【做法】

①葱去根及干皮，切成葱片。姜洗净，切成末，淀粉用水化开成水淀粉。

②茼蒿洗净，切成3厘米长的段，入沸水焯一下，沥净水分。

③猪肉洗净，切成丝，用少许酱油、料酒、水淀粉抓一下。

④锅内放植物油，油热后，下葱、姜煸出香味。下肉丝炒至变色。下酱油、盐料酒及少许高汤（或清水）翻炒几下。下茼蒿炒匀，下水淀粉勾薄芡即可出锅。

【功效】

茼蒿所含的挥发油，以及胆碱等物质，具有降血压、补脑等作用。高血压患者应经常食用。

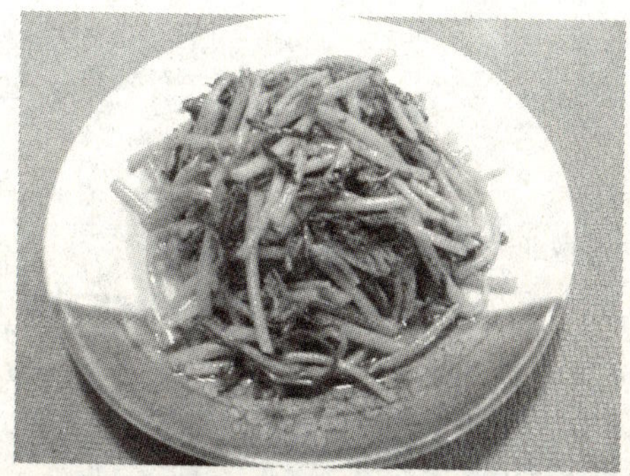

6

麻油拌菠菜

【原料】

菠菜250克，嫩芹菜250克，芝麻油10克，精盐、味精、醋各适量。

【做法】

将芹菜、菠菜分别择洗干净，芹菜切段，放入沸水锅内焯至断生。

菠菜改刀，放入沸水锅内焯一下，分别捞出，沥净水分，一同放入盆内，加入精盐、味精、醋、芝麻油拌匀即成。

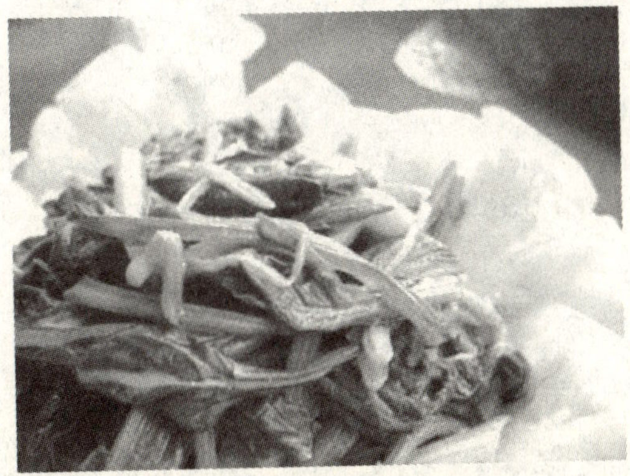

【功效】

有平肝降压、润肠通便的作用，可用于头晕头痛、面赤便秘、心烦易怒的高血压患者的调治。

7

山楂红柿蛋

【原料】

山楂30克，西红柿200克，鸡蛋4个，混合油60毫升，猪骨汤、鲜红椒、生姜丝、精盐、酱油、味精各适量。

【做法】

①山楂洗净，煎取浓汁30毫升。

②西红柿洗净，切成丝状。

③鸡蛋取蛋清，置碗内反复搅匀，放入适量精盐，用武火油锅爆炒八成熟出锅。

④将西红柿和辣椒、生姜丝同时置于油锅内炒至断生时把蛋清片拌和，倒入山楂汁和猪骨汤稍焖，放入精盐、酱油、味精调味即可。

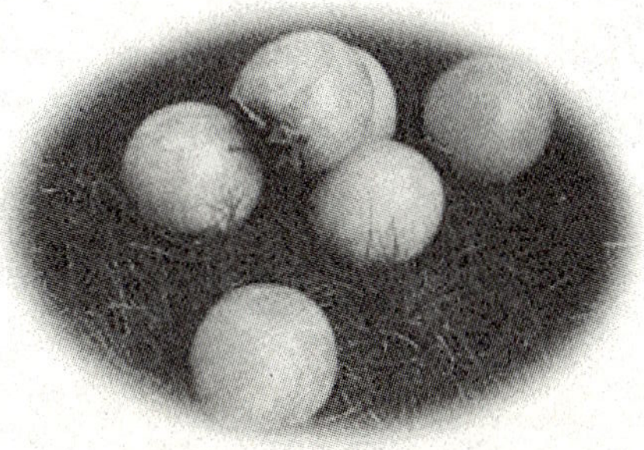

【功效】

具有养胃消积，降脂降压的效果，适宜于高血压并发高脂血症。西红柿，味甘且酸、性微寒，属高钾低钠食物，主要成分含有苹果酸、柠檬酸、葫芦巴碱、胆碱、维生素B、维生素C、钾、磷、铁等。具有改善末梢血管循环的功能。山楂，味酸甘、性微温，主消内积，钙质的含量非常丰富，还含有齐墩果酸，山楂酸，黄酮类、三萜类化合物，解酯酶等物质，有降低血 清胆固醇，舒张血管、加强和调节心肌的功能。蛋清能增加营养成分。

8

炒卷心菜丝

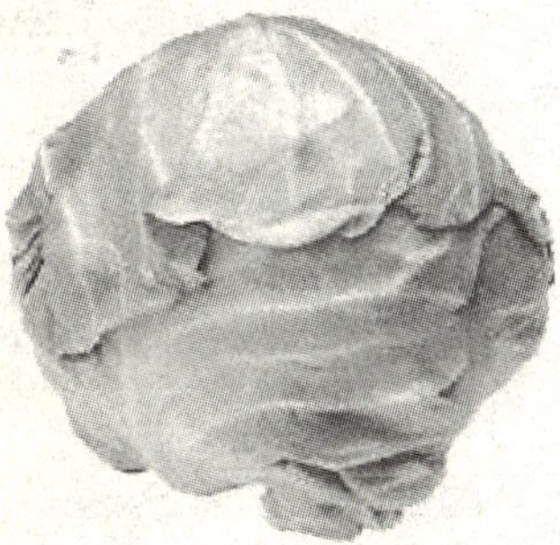

【原料】

卷心菜300克，青椒100克，花生油20克，酱油5克，精盐4克，味精2克，葱末、姜末各3克。

【做法】

①将卷心菜去老叶，洗净；青椒去蒂洗净，均切成细丝。

②炒勺置火上，放入花生油，烧热后下入葱末、姜末炝勺，放入卷心菜丝、青椒丝煸炒至断生，放酱油、精盐、味精翻炒均匀，盛入盘内即成。

【功效】

有保护心肌细胞和降压作用，动脉粥样硬化及肥胖症患者常食有益。

9

松黄菊花蛋

【原料】

松黄20克（为马尾松的花粉），菊花20克，鸡蛋4个，香油40毫升，精盐、酱油、味精各适量。

【做法】

①松黄、菊花洗净，煎取浓汁200毫升。

②鸡蛋取蛋清（蛋黄另作处理）置于碗内反复划搅后，以浓汁代水掺入蛋清中，再入精盐，酱油，味精，上笼蒸熟即可。

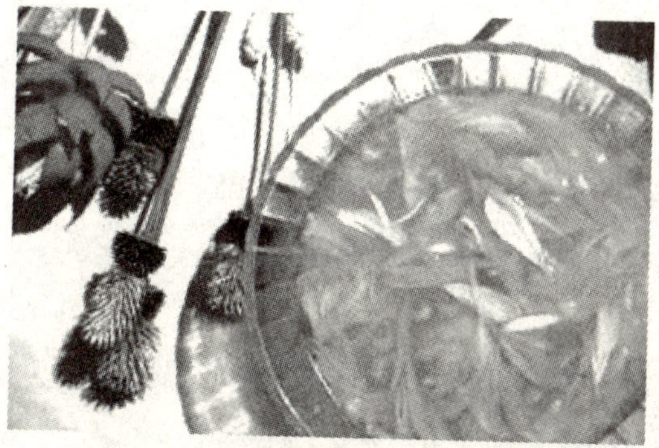

【功效】

具有软化血管、平肝潜阳的作用，防治高血压并心脑血管疾病效果好。松黄，味甘，性温，益气养血作用强，它的药用成分的主要功能是通过软化血管，达到防治高血压、中风心脑血管疾病的目的。

10

拌荠菜

【原料】

鲜荠菜650克，蒜泥20克，芝麻油15克，精盐4克，味精2克，醋10克。

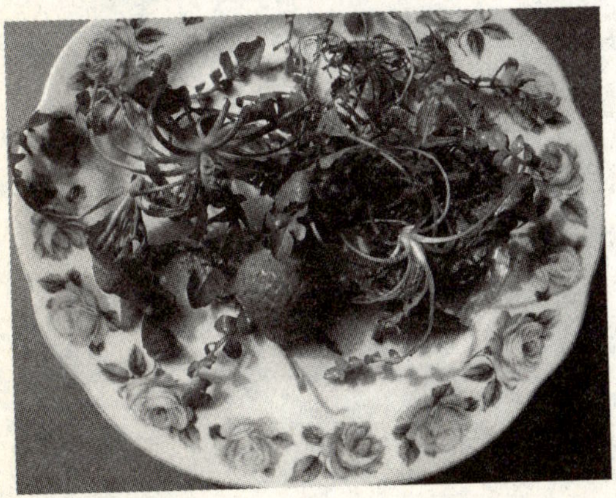

【做法】

将荠菜择洗干净，放入沸水锅内焯熟，捞出晾凉，放入盘内。加入精盐、味精、醋、蒜泥、芝麻油拌匀即成。

注：根据个人爱好，可变换调味品，如麻辣味、糖醋味、芥末味、麻酱味、红油味等，制成不同风味的拌荠菜。

11

【功效】

有明目、降压、利水之功效，适于高血压、冠心病患者食用。

山楂炖羊肉

【原料】

山楂30克，胡萝卜200克，羊肉200克，香油50毫升，清汤、黄酒、精盐、姜片、酱油、蒜瓣、味精各适量。

【做法】

①山楂洗净；胡萝卜洗净，切成方块状。

②羊肉洗净后切成小块，用开水烫一遍。

③武火油锅，羊肉炒几遍，放入黄酒，再入清汤，姜片，蒜瓣、山楂和胡萝卜，用文火慢炖至收汁，下精盐、酱油、味精即可。

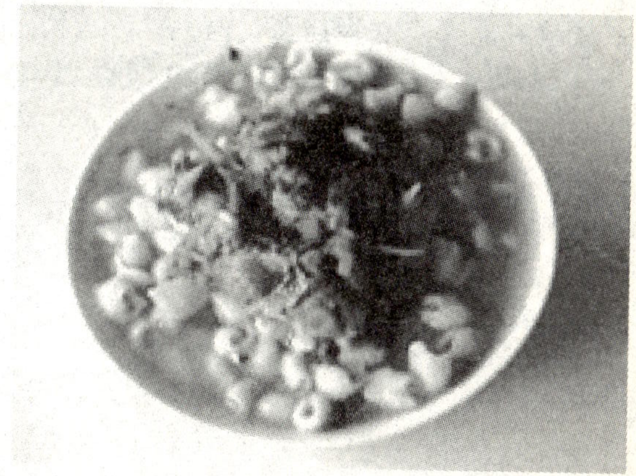

【功效】

具有补消结合的双向作用，适于肾阳不足且血脂偏高者。

12

核桃茼蒿

【原料】

茼蒿500克，核桃仁100克，姜1片，芝麻油10克，精盐4克，味精1克，花生油300克（约耗15克）。

【做法】

①将核桃仁洗净，沥干水分。

②炒勺置火上，放花生油烧至四成热，入核桃仁，炸至金黄捞出。

③茼蒿择洗干净，切4厘米长的段待用。

④将炒勺置火上，加水，放入姜片煮沸，放入茼蒿段，稍烫即捞出沥水，放入盘内，用精盐、味精、芝麻油拌匀，将核桃仁撒在茼蒿上即成。

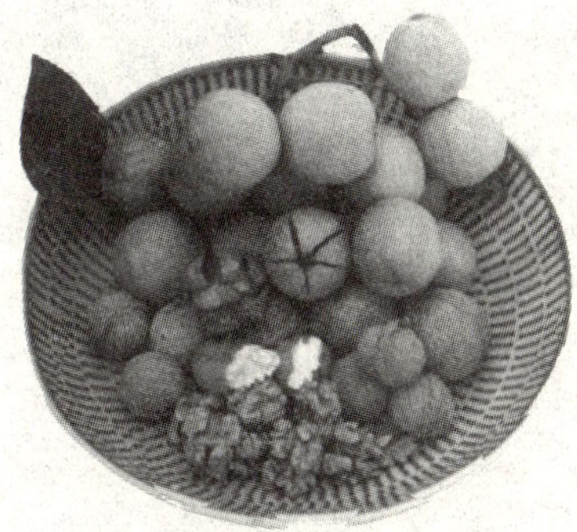

【功效】

有和脾胃、清痰、利二便、降压补脑之功效。

13

茺蔚煎猪肝

【原料】

茺蔚子10克，红枣10枚，猪肝200克，花生油50毫升，食醋、精盐、葱白、红曲、味精、酱油各适量。

【做法】

①茺蔚子，洗净，红枣（去核）洗净，分两次煮煎，取浓缩汁100毫升。

②猪肝，切成薄片状，放入少许食醋、精盐、酱油拌腌片刻，于油锅内快爆至变色时，放入浓缩药汁、葱白、红曲炒匀即可。

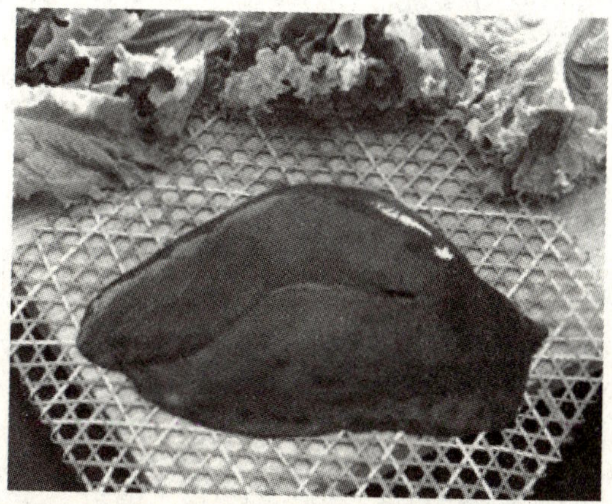

【功效】

具有清肝明目，调经降压的作用，适于高血压病。

14

酸辣萝卜丝

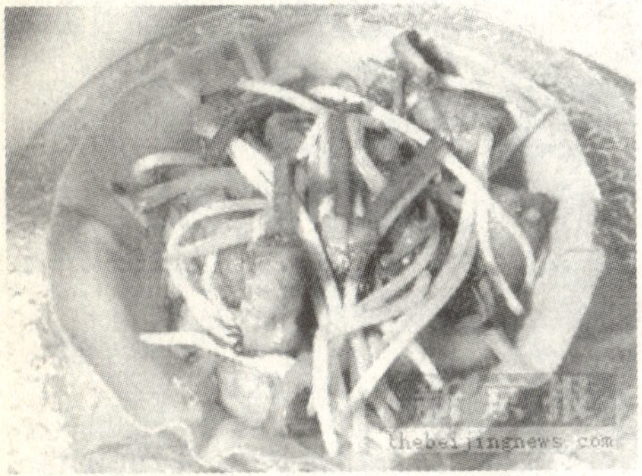

【原料】

胡萝卜丝300克，干辣椒10克，花生油60克，蒜瓣20克，芝麻油、精盐、味精各适量。

【做法】

①将胡萝卜丝洗净，晾干，放入装酸菜汤的缸内，盖上盖儿，腌渍2天；干辣椒切碎；蒜瓣洗净切片。

②炒勺置武火上。放油烧至七成热，放干辣椒炸香，再放蒜片煸出香味，倒入酸萝卜丝，加盐、味精炒匀，淋上芝麻油。装盘即成。

【功效】

适宜于各类型高血压，尤以肝肾阴虚者为佳，是高血压、糖尿病患者的首选菜品。

15

糖醋带鱼

【原料】

带鱼600克，花生油100克，酱油10克，料酒10克，醋40克，白糖80克，盐3克，淀粉30克，葱10克，姜5克，蒜10克。

【做法】

①将葱去根及干皮，切成丝。姜洗净切成末。蒜去皮切成小块。淀粉用水搅成较稠厚的水淀粉。

②将带鱼剪去头及鳍，去掉内脏，刮去鱼身上的银色细鳞，洗净沥干，切成5厘米长的段。

③炒锅内放入花生油，油热后，将带鱼段滚上稠水淀粉，入锅中炸成鱼身两面焦黄。捞出。

④炒锅内放入少许油，下葱丝、姜末及蒜块煸出香味，下醋、料酒、酱油、白糖、盐及少许水，汤汁沸后，下水淀粉勾成较浓的芡，下炸好的带鱼段及少许油，急火翻炒一下即可出锅。

【功效】

带鱼含丰富的蛋白质、无机盐、维生素A，高血压患者常食用，对身体有益。

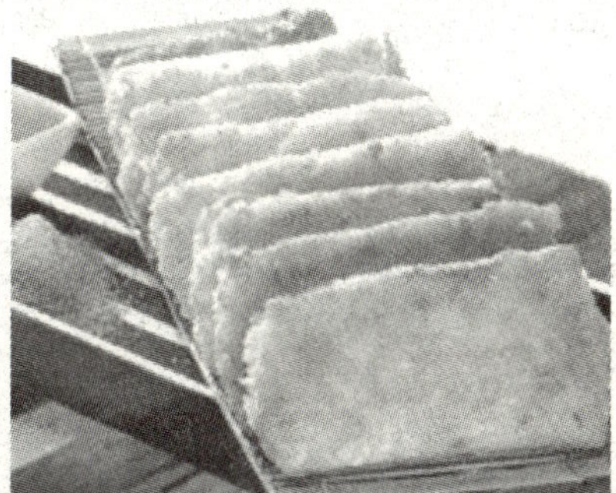

16

红烧土豆

【原料】

土豆500克，鸡蛋1个，酱油20克，精盐2克，味精1克，葱、姜末共15克，淀粉、面粉各适量，花生油500克（约耗60克）。

【做法】

①将土豆去皮洗净，切成手指粗细的条，放入清水内捞一下，用净布蘸干，放盆内，撒盐少许腌十几分钟，沥去水分，待用。

②将鸡蛋液磕入碗内，用水调匀，放入淀粉、面粉、酱油少许搅成糊。

③炒勺置火上，放入花生油烧至六成热，把土豆挂糊，逐条下勺炸呈金黄色、皮发焦时捞出，沥油。

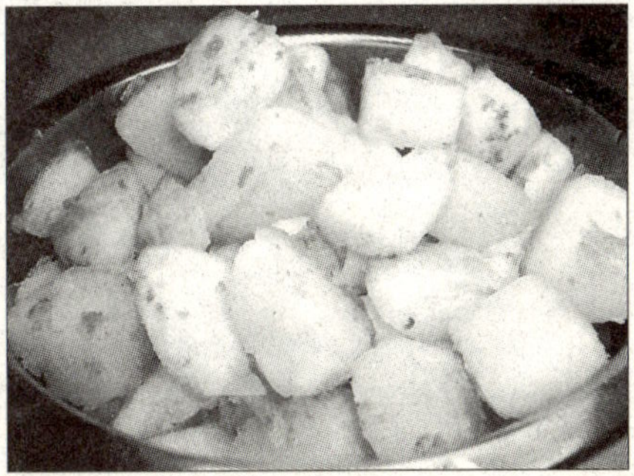

【功效】

有降低血压作用。

17

④原勺留油少许，下入葱、姜炝勺，放入适量鲜汤（或水），加入酱油；精盐、味精，汁沸时撇净浮沫，用水淀粉勾芡，下入炸好的土豆条，翻炒均匀后盛入盘内即成。

腐竹瘦肉丝

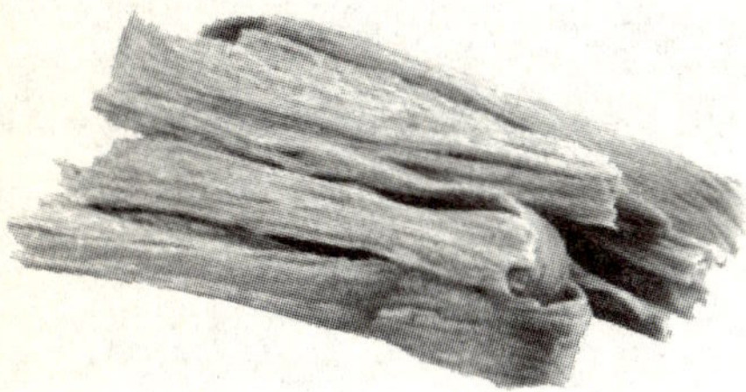

【原料】

腐竹100克，精瘦肉250克，葫芦壳50克，冬瓜皮30克，西瓜皮30克，植物油50毫升，黄酒、精盐、酱油、胡椒粉、葱花、味精适量。

【做法】

①腐竹洗净，切断，用清水浸发。

②精瘦肉洗净，切片状，用少许精盐、酱油、黄酒腌5分钟。

③将葫芦壳、冬瓜皮、西瓜皮武火煎取浓汁100毫升。

④植物油在锅内烧至七成热，将猪瘦肉爆炒几遍铲出，入腐竹，用文火慢炒半熟时，将葫芦汁倒入，待汁浓缩时，再入肉片和精盐、酱油、胡椒粉、葱花、黄酒，稍焖即可。

【功效】

腐竹是一种含高蛋白（≥40%）、高不饱和脂肪酸（≥20%），不含胆固醇，具有降低血脂、预防动脉硬化、冠心病和高血压等功效。

18

炸洋葱盒

【原料】

洋葱100克，牛肉末100克，鸡蛋1个，芝麻油15克，淀粉10克，面粉5克，精盐3克，味精1克，花生油400克（约耗50克）。

【做法】

①将洋葱剥去老皮，切成直径3厘米的圆弧块；牛肉末放入碗内，加入精盐、味精、芝麻油、鸡蛋（少半个）调成馅，分成15等份，放入15个葱头块上，再把另外15个葱头块扣在肉馅上按实即为“洋葱盒”生坯。

②将剩余鸡蛋加入淀粉、面粉调成蛋粉糊。

③炒勺置火上，放油，烧至七成热，把做好的洋葱盒坯蘸匀蛋粉糊，下入油勺内炸制，待呈金黄色时捞出，沥净油，放入盘内即成。

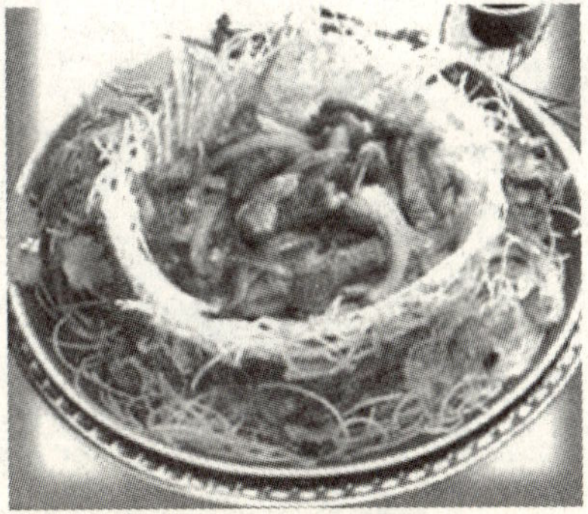

【功效】

有降低胆固醇作用，对高血压、高脂血症颇有益。常食还有食疗保健之功效。

19

野鸭蒸蒜杞

【原料】

野鸭1只，大蒜头100克，枸杞50克，香油50毫升，黄酒、精盐、酱油，红辣椒、大茴粉、味精、姜、葱各适量。

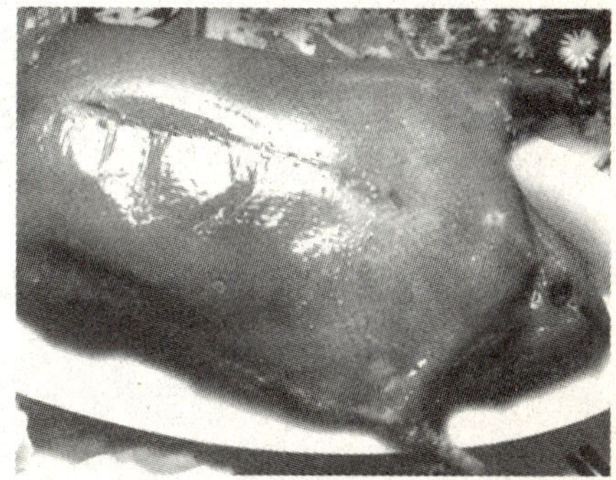

【做法】

①将野鸭开膛，取出内脏，洗净，用少量精盐和酱油，黄酒擦抹鸭全体。

②大蒜头分瓣，洗净和枸杞同置于鸭胸脯内，合好用牙签作联合，置于碗盆内，上笼，蒸熟烂。

③在油锅上将辣椒丝、姜、葱和盐、酱油、大茴粉搅炒成油汁，将出笼鸭肉（蒜、杞去掉）撕成条状拌匀即可。

【功效】

补益中气，适宜于肾性高血压。野鸭为鸭科动物野生鸭的肉，其所含蛋白、脂肪、热量，均比家养的丰富，同时还含有钙、磷、铁等，利水消肿功能强。

20

拌茄子

【原料】

嫩茄子500克，蒜泥10克，芝麻油10克，酱油5克，精盐3克，味精2克，白糖5克。

【做法】

①将茄子去蒂洗净，顺长切成两瓣，在茄皮上纵横剞十字刀纹，深度为原料的2/3。

②将酱油、精盐、味精、白糖、蒜泥、芝麻油放入碗内，兑成调味汁。

③将茄子装盘内（或盆内），放蒸笼（或饭锅内）蒸熟取出，滗出汤水，用手撕散放盘内，淋入兑好的调味汁拌匀即可食用。

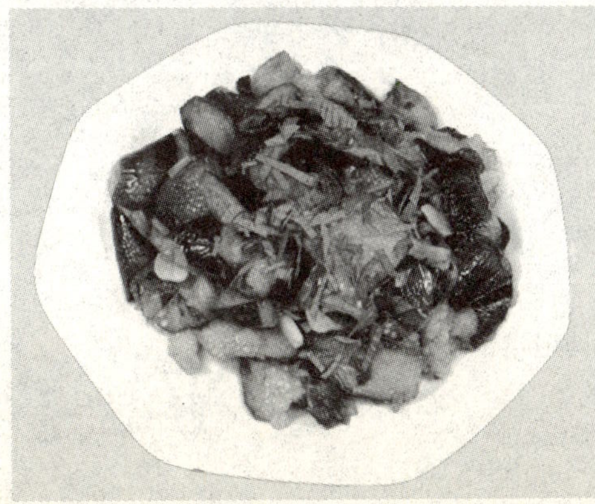

【功效】

具有清热、消肿、止血之功效，高血压及心脑血管病患者常食有益。

21

首乌焖水鱼

【原料】

何首乌50克，山茱萸30克，活水鱼750克，香油60毫升，清汤、黄酒、食醋、胡椒粉、姜片、蒜瓣、精盐、酱油、葱白、味精各适量。

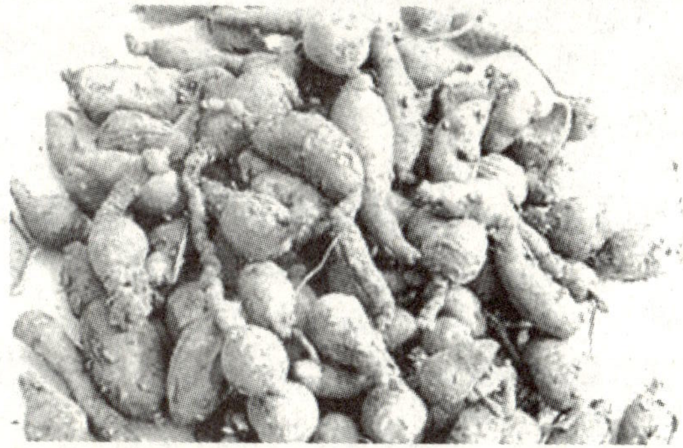

【功效】

具有滋养肝肾、降压降脂双重作用，适宜于阴、阳俱虚型高血压和高脂血症。

【做法】

①何首乌、山茱萸洗净，煎熬30分钟，保留药汁100毫升。

②取活水鱼宰杀后，开水烫泡，清除鱼背杂物，除内杂，剁成块状。

③砂锅内放入适量清汤和水鱼，武火煮至半熟，将药汁、黄酒、食醋、姜片、蒜瓣一并放入砂锅，文火慢焖至水鱼香熟时，再入精盐、胡椒粉、酱油、葱白、味精，煮至收汁即可。

22

西红柿炒鸡蛋

【原料】

西红柿2个，鸡蛋3个，花生油80克，精盐、味精各适量。

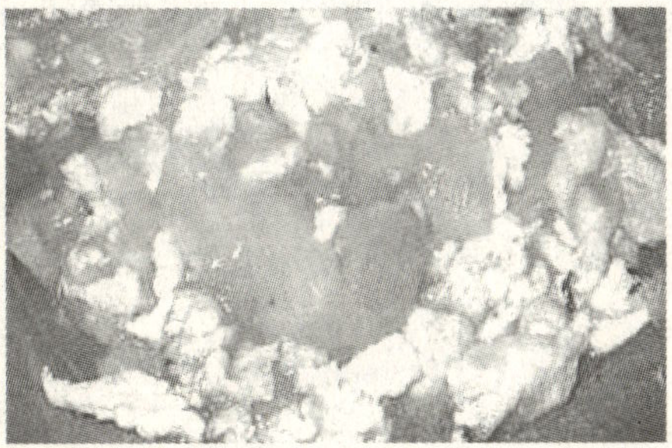

【做法】

①西红柿去蒂，洗净，切小片放盆内。

②将鸡蛋液磕入碗内，放少许精盐调匀。

③炒勺上火，放花生油（50克），烧至七成热时将鸡蛋液倒入，炒熟装盘。

④勺内放花生油（30克）烧热，煸炒西红柿，再放入炒熟的鸡蛋，用精盐、味精调味，炒匀装盘即可。

【功效】

对高血压病、高脂血症、肥胖症患者有一定的食疗作用。

23

天麻焖鸡块

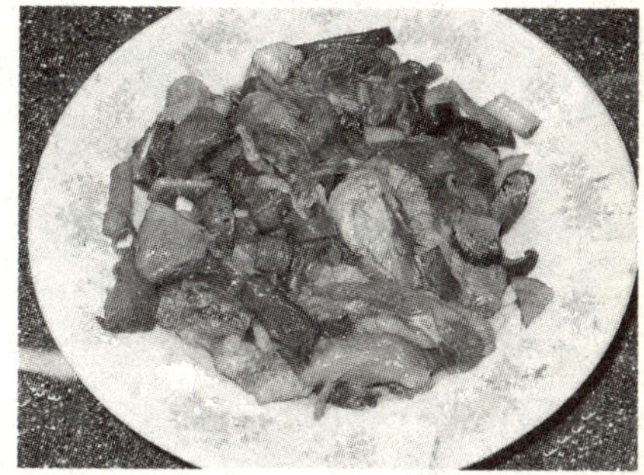

【原料】

母鸡1只，天麻15克，水发冬菇50克，清汤500毫升，料酒、盐、味精、白糖、淀粉、葱、姜、鸡油、菜油适量。

【做法】

①将天麻洗净，切片，入碗上笼蒸熟。

②将鸡宰杀后，除毛去内脏，洗净，去骨，切成小方块，入油锅氽一下，再将葱、姜用油煸出香味，加入清汤和调料，再倒入鸡块，用文火焖40分钟，加入天麻片，再焖5分钟，用淀粉勾汁，淋上鸡油即成。本品可供佐餐食用，宜常吃。

【功效】

天麻中含有天麻素、香荚兰素等药理活性成分，还含有抗真菌蛋白、人体需要的多种氨基酸及微量元素，具有良好的医药保健功能，如天麻素对血管平滑肌有解痉作用，对降低脑血管阻力，治疗头晕、目眩、高血压病有显著疗效。

24

荷花西红柿

【原料】

西红柿5个（约500克），山药25克，白糖适量。

【做法】

①将西红柿去蒂，洗净，从上边往下分瓣切开，不要切透，然后用手掰成荷花形状，放在盘内，在盘中央摆1个，周围摆4个。

②将山药洗净，放开水锅内煮熟，捞出晾凉，揭去外皮，做成12个黄豆大小的颗粒，表示“莲子”，每个西红柿里放入4粒，要摆放均匀，摆好后将每个荷花西红柿均匀地撒上白糖即成。

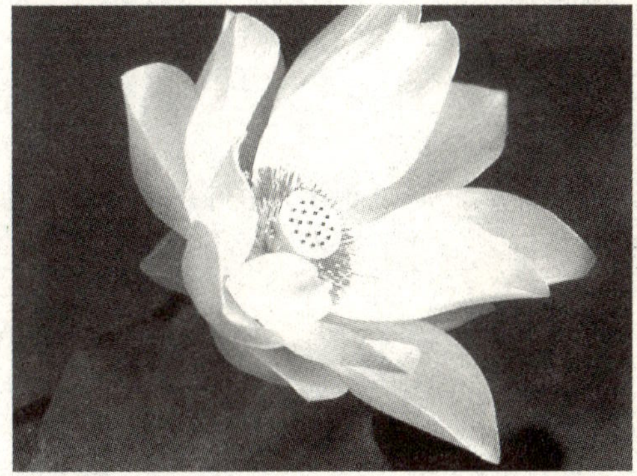

【功效】

具有生津止渴、凉血平肝、清热解毒之功效，是高血压病、高脂血症、肥胖症患者的食疗佳品。

25

焖豆角

【原料】

豆角400克，香菇50克，植物油15克，酱油10克，盐3克，料酒5克，葱5克，姜5克，味精2克，高汤适量。

【做法】

①将豆角洗净，掐去两端尖角；掐时顺便将两侧的筋撕去，掰成3厘米长的段（掰的比切断的更容易进味）。

②葱去根及干皮，切成薄片；姜洗净切成末。

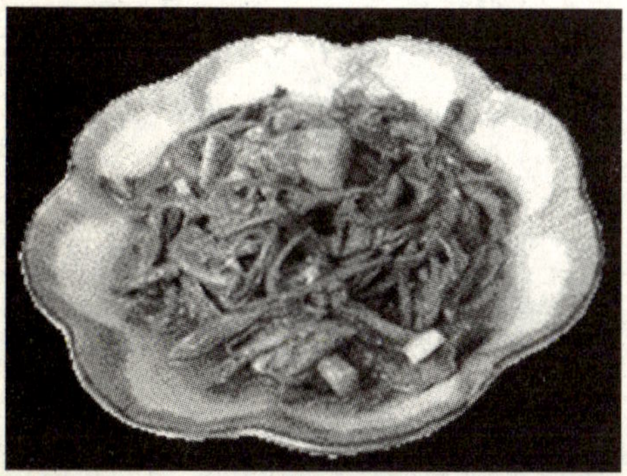

③香菇用温水发泡（约需两小时），泡开后洗净泥沙，切成1厘米宽的条。

④炒锅内放入植物油，油热后下葱、姜炝锅，入料酒、高汤（或清水）少许；入豆角段及香菇条，入酱油、盐翻炒均匀，盖上锅盖，用小火焖烧，至豆角绵软，即可入味精出锅装盘。

【功效】

豆角含钠量低，适于高血压患者食用。

26

酸辣黄瓜条

【原料】

黄瓜500克，芝麻油10克，白糖80克，白醋适量，精盐8克，干红辣椒2个，姜丝15克，花椒数粒。

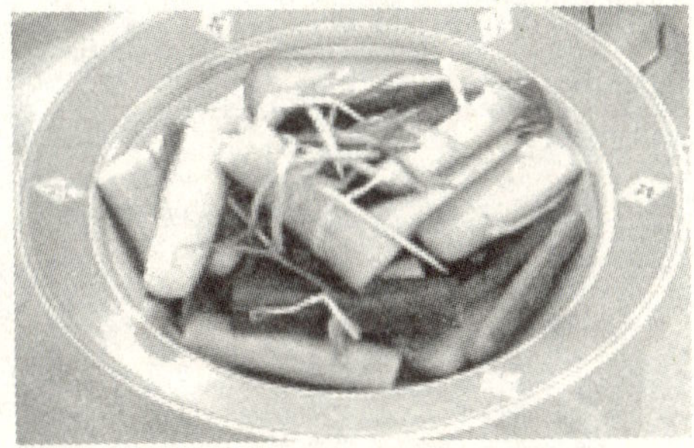

【功效】

有降血压、降血脂之疗效。

【做法】

①将黄瓜洗净，切去两头，改刀切成竹筷粗细的长条，放入盆内，加入精盐腌渍40分钟，待用。

②将白糖放入碗内，加入适量开水，待白糖化开凉透后再加入适量白醋（量的多少可根据个人口味而定），酸甜味要浓一点。

③将腌好的黄瓜略挤去水分，整齐地放入碗内，浇上糖醋汁。

④炒勺置火上，放入芝麻油，把干辣椒切成丝放入勺内，略煸出辣味，再放入姜丝略炒，捞出姜丝、辣椒丝放在黄瓜上；勺内再放入数粒花椒，炒出香味连同芝麻油一起浇在黄瓜上，食用时拌匀即可。

27

天麻墨豆腐

【原料】

天麻10克，豆腐250克，鲜汤适量。

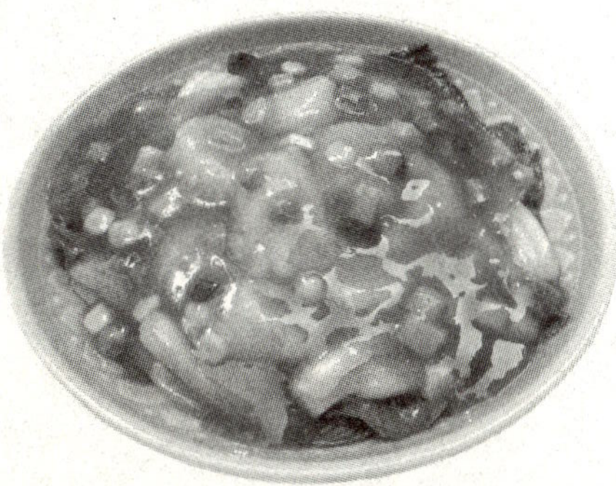

【做法】

天麻打碎，加水煮沸，放入豆腐及鲜汤即成。

【功效】

对降低脑血管阻力，治疗头晕、目眩、高血压病有显著疗效。

28

琥珀冬瓜

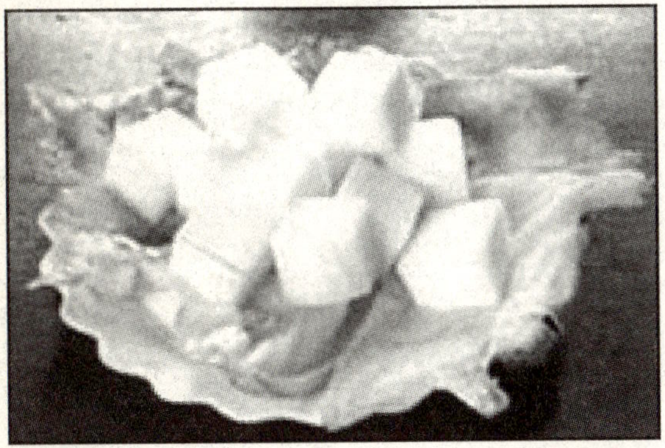

【原料】

冬瓜1000克，山楂糕50克，冰糖50克，白糖25克，糖5克，熟猪油10克。

【做法】

①将冬瓜削皮，去瓤后洗净，切成4厘米长、1厘米厚的菱形片；山楂糕切成薄片。

②炒勺置火上，放入熟猪油，烧至三成热，加入适量清水、冰糖、白糖、糖色烧沸，下入冬瓜片，用旺火烧约10分钟，撇净浮沫，转小火慢慢收稠汤汁，待冬瓜片呈琥珀色时，撒入山楂糕片，装入汤盘内即成。

【功效】

冬瓜，性味甘淡、凉。功能利水消痰，清热解毒。它能“益气耐老，除胸心满，去头面热”，“除烦，治胸膈热”，“清心火，泻脾火”。民间常用以治疗肝阳上亢之头痛眼花、高血压等疾患。

29

菊茉鸡片

【原料】

菊花3朵，茉莉花70朵，花茶叶15克，鸡脯肉300克，小白菜500克，清汤750毫升，蛋清两个。

【做法】

①将鸡脯肉去筋膜，片成大小合适的板薄片用凉水泡上；小白菜削去帮，抽去筋洗净，用水烫熟后，捞出放在凉水内透凉，再用凉水泡上，用鸡蛋清两个兑淀粉，调成稀糊（以能抹在鸡片上不流为度）；取茉莉花50朵，每5朵用细丝穿成一串。

②捞出鸡片沥去水，用食盐、味精拌匀，加入蛋糊浆好，另用锅加入清汤烧沸后离火，把鸡片逐片下入沸水内，置火上氽熟，捞出放入250毫升清汤内。另外泡上茉莉花，用碟装上，玻璃盖盖上，放在盘中央。

③食用时，把茶叶用沸水泡上，在锅内注入清汤，下入小白菜（挤净水分）、食盐、胡椒粉、味精，烧入味，捞出放在盘子周围，同时将茶水滗去，另冲沸水。

④在锅内注入清汤，加入食盐、味精、胡椒粉，把菊花和20朵茉莉花下入汤内烫一下，捞出不用，再下入鸡片（原汤不用），待汤沸后，下入少许茶水（汤约2/3，茶水约1/3），浇在小白菜上面（汤不要流入茉莉花内）即成。

⑤本品可供佐餐食用。

【功效】

菊花疏风清热；茉莉花疏肝理气；花茶叶生津，清热、利湿、解毒；鸡脯肉补中气，益肾精；小白菜清热除烦；本品具有祛风清热，补中益肾的特点。适用于高血压患者。

30

榨菜炒茭白

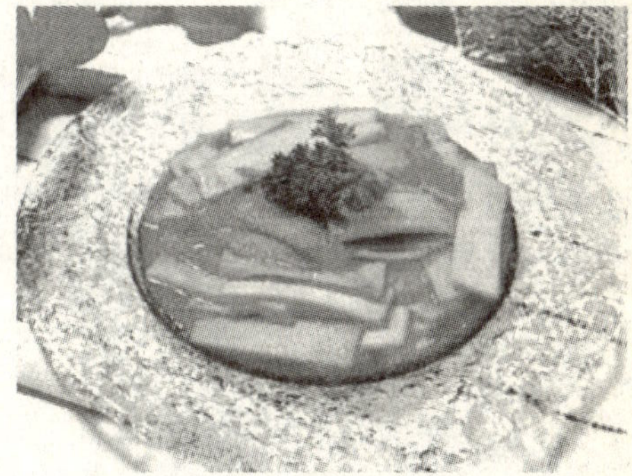

【原料】

茭白250克，榨菜100克，泡辣椒10克，酱油10克，料酒15克，花生油25克，芝麻油5克，葱丝10克，水淀粉5克。

【做法】

①将茭白剥皮、去根，洗净后切成长5厘米、宽0.5厘米的细丝；榨菜切成与茭白同样粗细的丝，用清水浸泡一会儿，沥干水分。

②将茭白放入沸水锅内焯一下，捞出沥水。

③炒勺置火上，放入花生油烧热，放入葱丝、泡辣椒（切碎）炝勺，再放入茭白丝，加入酱油、料酒翻炒几下，再放入榨菜丝翻炒几下，用水淀粉勾芡，淋入芝麻油，盛入盘内即成。

【功效】

有清热除烦、通利二便之功效，常食对高血压病、糖尿病有食疗作用。

31

第四章　第 4 月食谱

一、基础知识

1. 收缩压与舒张压

心脏通过不停地收缩和舒张来推动血液流动，这种由心脏收缩和舒张所产生的压力，通过血液作用到了血管壁上，就形成了血压。心脏跳动的时相分为收缩和舒张两个时相，其中心脏收缩时，动脉内的压力最大，其压力的顶峰称为收缩压，即我们通常所说的高压；心脏舒张时，动脉处于一种松弛状态，动脉内压力下降，称为舒张压，即我们通常所说的低压。虽然血压有一定的波动范围，但过高或过低都会使人感到不舒服，甚至造成严重的后果。

2. 高血压的“三高”与“三低”

高血压是当今世界上流行最广泛的疾病，已影响到全球 10 亿人，中国患者近 1.3 亿。我国高血压的流行具有“三高”、“三低”的特点。

“三高”是指患病率高、致残率高、死亡率高：

(1) 患病率高：新近的调查表明，在我国 35 ~ 74 岁的人群中，高血压患病率已经上升为 27.2%，也就是说此年龄段就有 1.3 亿高血压患者。

(2) 致残率高：目前我国由高血压所导致的脑中风患者有 600 万左右，其中有 75%的人有不同程度的劳动力丧失，40%的人重度致残。

(3) 死亡率高：我国城市人口死因的 41%是心脑血管病，其中北京已达 51%。

“三低”是指知晓率低、服药率低、控制率低：

(1) 知晓率低：由调查表明，我国人群中仅有 53%的人曾测过血压，44%的人知道自己的血压水平。1991 年，通过对全国 30 个省市 95 万人的调查发现，高血压的知晓率在城市为 36.3%，而农村仅为 13.7%。

(2) 服药率低：城市为 17.4%，农村为 5.4%。但最近的一项调查发现高血压患者的服药率已上升至 28.2%。

(3) 控制率低：血压控制到 18.7/12.kPa (140/90 毫米汞柱) 以下者，城市为 4.2%，农村 0.9%，全国 2.9%。

二、诊断方法

1. 何谓临界性高血压

世界卫生组织规定，随测血压>21.3/12.7 千帕（160/95 毫米汞柱）为高血压；随测血压<18.7/12.0 千帕 (140/90 毫米汞柱) 为正常血压；髓测血压处在上下两界限之间，为临界性高血压。即临界性高血压是指血压超过正常范围，但又未明显地达到高血压范围。如果某人在 1 年内 3 次偶尔测坐位血压值有 2 次为高血压而 1 次为正常血压，就可称为临界性高血压。

临界性高血压是一种常见的情况。格拉克曾发现，接受 3 周以上检测的人群中，23%有临界性高血压。通常认为，在所有 20 岁以上的人群中，临界性收缩期高血压占 10%或更多。临界性舒张期高血压比收缩期高血压少见。临界性高血压的发生似乎随年龄增长而增加，但在 50 岁以下的妇女比同龄男性少见。

临界性高血压在临床上有其重要性，因为它比较常见而且是高血压的重要预报因子。大量研究表明，有临界性高血压者，以后成为确定性高血压的人数至少是正常血压者以后成为确定性高血压人数的 2 倍。大量研究表明，临界性高血压者的病死率大大超过所报道的正常血压者的病死率。在所有年龄组中，临界性高血压者的死亡危险性是正常血压者的 2 倍或 2 倍以上。临界性高血压者心血管疾病的发病率是正常血压者的 1.5~4 倍。然而，大多数临界性高血压者将不形成确定性高血压。因此，一般不主张对临界性高血压作药物治疗，而应着重于适当降低体重，盐的摄入量宜减少到约每日 4 克，有规律地参加体育锻炼，并定期请医生检查血压。

2. 何谓体位性低血压

直立位时收缩压下降超过 1.33 千帕（10 毫米汞柱），伴有头晕或晕厥即为体位性低血压。常见于老年人收缩期高血压、合并糖尿病，以及服用利尿剂、静脉扩张剂、抗精神病药物时，这些患者应监测直立位血压，并注意避免血容量不足和快速点滴降压药物。

三、保健常识

1. 运动原则和注意事项

运动中应坚持 3 个原则：第一是有恒，是指运动应该是经常的、规律的、持久的，而不能“三天打鱼，两天晒网”；第二是有序，有序是指循序渐进。第三是有度，有度是适度。

另外运动中还要注意以下几点：

运动前不宜饱餐。因为进食后，机体为了充分消化和吸收各种营养物质，血液大量的流向胃肠道，从而使心脏的供血减少，容易诱发心绞痛。

运动前后要避免情绪激动。因为精神紧张、情绪激动都可以增加血液中儿茶酚胺的浓度，增加心室颤动的危险。

运动后避免马上洗热水澡。因为全身浸泡在热水中，会造成全身血管的广泛扩张而导致心脏供血相对减少。

2. 运动强度的简单衡量方法

任何事情都是有度的，运动也不例外，尤其是中老年人，运动更要适度，以免发生意外。那么什么样的运动强度最合适呢?一般主张中等量的运动，也就是说维持运动时每分钟的心跳次数在 170 减去年龄的数字左右。例如，您的年龄是 50 岁，那么您的心率在运动时达到每分钟 120 次左右比较合适。

有些人有每天运动的好习惯，但也要注意适度，如果你一天工作紧张了，你应先休息；歇一歇，避免过于疲劳。例如某知名企业家就是一个很好的例子：2004 年 4 月的一天，在繁忙的工作之后，在外地出席商务会议后，于傍晚回到北京，还没有调整好出差的劳顿就到健身房做跑步运动，结果猝死在跑步机上，年仅 53 岁。这就是由于连日的超负荷工作，疲劳过度，心脏不能承受如此剧烈的运动，再加之对防病知识的缺乏，忽略了早已存在的疾病隐患，经常超负荷运转，影响了健康，导致了英年早逝。

正如英国科学家贝弗里奇所说：“疲劳过度的人是在追逐死亡。”因此要劳逸结合，有张有弛，学习是无止境的，工作是永远也干不完的，但生命是有限的。珍惜自己，追逐健康。

四、饮食疗法

食疗知识

马兰、豌豆有益于降血压

(1) 马兰：马兰，南方民间俗称鸡儿肠，四川叫泥鳅半，为菊科植物。茎直立，有时略带红色，叶脉通常离茎长出，表面粗糙；两面均生有短毛，春天摘其嫩茎作菜吃，称为马兰头。味甘、性平、微寒，无毒。全草含蛋白质、维生素 C、有机酸等。具有清凉、去火、止血、抗菌、消炎的功效。高血压、眼底出血、眼球涨痛，用马兰头 30 克，生地 15 克，煎水服，每日 2 次，10 日为 1 个疗程，如无不适等副作用出现，可持续服用一个时期，以观后效。

(2) 豌豆：属豆科植物。嫩苗色青，摘其梢头，可作蔬菜，种籽可食，磨成粉可作面。我国许多地区均有栽培，农家房前屋后均可栽培。其味甘，性平，无毒。豌豆含蛋白质、脂肪、糖类以及钙、磷、铁等。豌豆素有食药同源之说，它的主要药效在于利尿、益中、解毒、消肿、止痢等。心脏病、高血压病患者，取豌豆苗一把，洗净捣烂，用卫生纱布包好榨汁饮，每次一茶杯，略加温服，每日 2 次，10 日为 1 个疗程，可持续服用一个时期。

食疗食谱

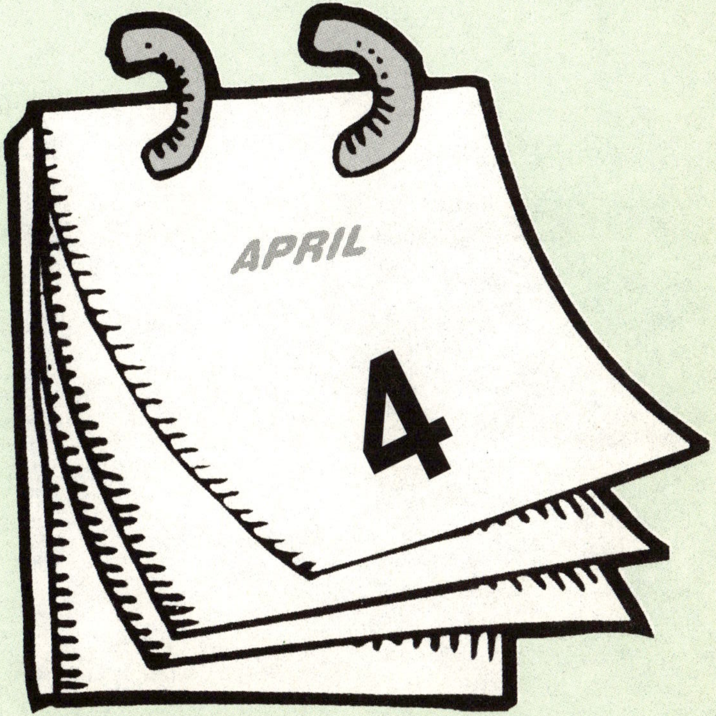

煮炸豆腐

【原料】

豆腐500克，香菜75克，辣椒油25克，芝麻酱100克，酱豆腐25克，精盐12克，桂皮5克，花生油500克（约耗65克）。

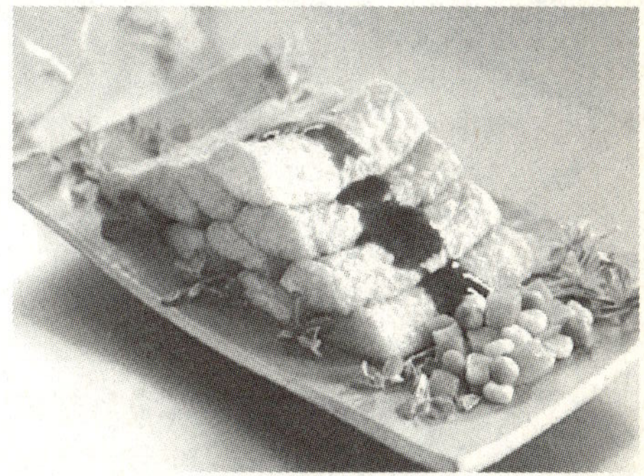

【做法】

①将豆腐切成2.5厘米见方的块，用花生油炸呈浅黄色时捞出沥油，待用。

②将芝麻酱放碗内，用少许精盐，陆续加入适量开水调匀；酱豆腐用凉开水调稀；香菜择洗干净，切成小段。

③将炸豆腐、桂皮和精盐放入锅内，加入清水用旺火烧沸，再改用文火煮约20分钟，待豆腐入味即可。

④食用时将炸豆腐连汤盛在碗内，浇上芝麻酱、酱豆腐汁、辣椒油，再撒上香菜段即成。

【功效】

有益气和中、生津润燥、祛热解毒的作用，对高血压、高血脂、动脉粥样硬化、冠心病患者有较理想的食疗功效。

1

夏枯草煲猪肉

【原料】

夏枯草20克，瘦猪肉50克。

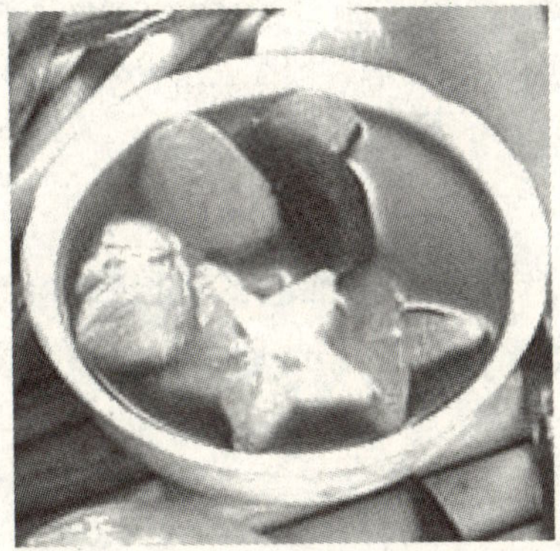

【做法】

将夏枯草、瘦猪肉（切薄片），文火共煲汤。

【功效】

清肝热，散郁结，降血压。适用于高血压症，肺结核低热者久服也有效。

2

砂锅豆腐

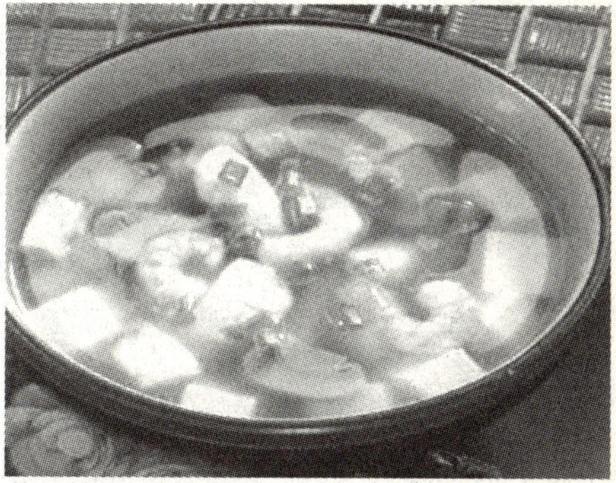

【原料】

豆腐500克，水发香菇、冬笋、火腿、熟白鸡肉各50克，菜花100克。口蘑、豌豆苗、葱段、姜片各25克，熟鸡油5克，花生油50克，精盐3克，味精、料酒、鲜汤各适量。

【做法】

①将豆腐上屉蒸15分钟，取出晾凉后切成3厘米长、1厘米宽的条；菜花洗净，入沸水锅中焯一下，捞出过凉，改切成小块；豌豆苗择洗干净；冬笋、火腿切成骨牌片；口蘑切成薄片；水发香菇洗干净；熟白鸡肉切成斜刀片。将以上各料分别放入开水锅中焯一下，捞出。

②炒勺上火，放花生油烧热，下葱段、姜片炝勺，煸炒出香味后加入鲜汤，开锅后捞出葱段、姜片不要，再放入香菇、冬笋片、火腿片、口蘑片、熟白鸡肉片、菜花、料酒、精盐，烧开后下入豆腐条略煮一下，起勺倒入砂锅内，加盖炖至入味，转文火炖15分钟后放入味精，撒上豌豆苗，淋入熟鸡油即成。

3

【功效】

有补中益气、和胃等作用，是高血压、冠心病患者的食疗佳品。

绿豆灌藕

【原料】

绿豆300克，鲜藕4节，白糖适量。

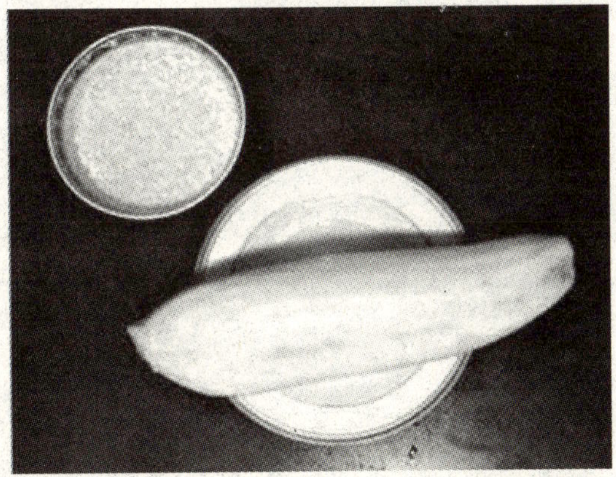

【做法】

①将绿豆去杂洗净，用清水浸泡半小时，捞出沥水。

②将鲜藕洗净。去表皮，在每节藕的1/5处切断，将绿豆灌入藕孔内，灌满后用竹扦穿牢切断处。

③将藕平放于锅内，加入冷水浸没，用中火煮至藕、豆酥熟，出锅晾凉蘸糖吃即可。

【功效】

有消热利水的作用，具有健脾开胃、清热利水的功效，对高血压等症有辅助食疗作用。

4

蕨菜烩五丝

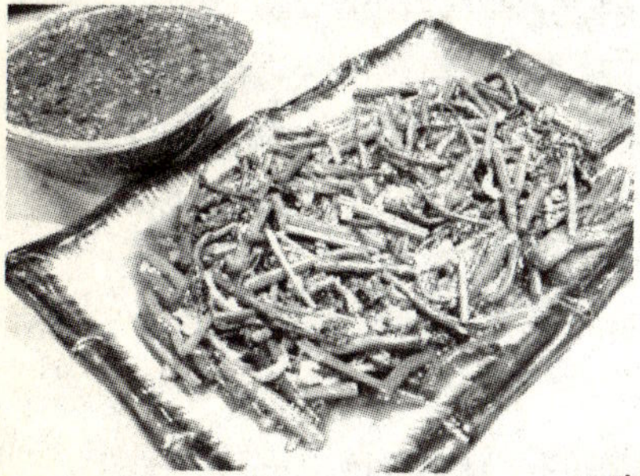

【原料】

鲜蕨菜150克，火腿肉、香菇、柿子椒、冬笋各50克，姜、黄酒、精盐、味精、胡椒粉、麻油各适量。

【做法】

鲜蕨菜洗净，切小段，入沸水锅汆一下，再放冷水中过凉，沥干。火腿肉，香菇、柿子椒、冬笋均切成丝。炒锅置旺火上，下猪油，烧至七成热，先投入冬笋，炒匀后加盖焖片刻，然后加入蕨菜、香菇、火腿肉、柿子椒，混炒均匀后，下姜丝、黄酒和少量清水，烩炒至熟。调入精盐、味精、胡椒粉，淋麻油，勾薄芡。单食或佐餐。

【功效】

蕨菜味甘性寒，入药有解毒、清热、润肠、降气、化痰等功效，经常食用可治疗高血压，头晕失眠，子宫出血，慢性关节炎等症，对流感也有预防作用。

5

焖豆腐盒

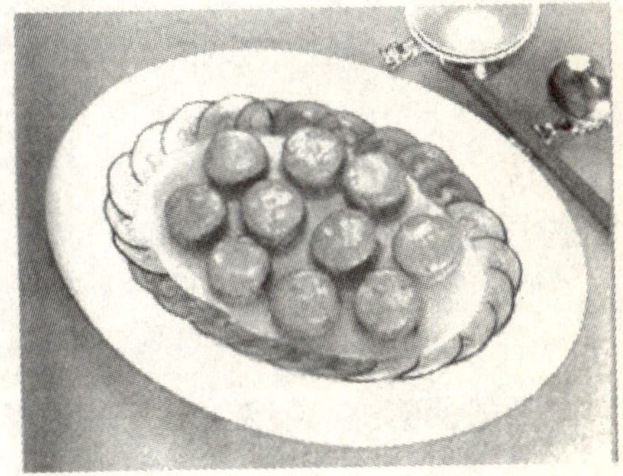

原料】

豆腐250克，虾肉150克，鸡蛋1个，豆腐皮、冬笋、水发香菇、海米各30克，葱花、姜末、芝麻油、酱油、精盐、味精、白糖、水淀粉、料酒、鲜汤各适量，花生油500克（约耗100克）。

【做法】

①将豆腐切成长3厘米、宽2厘米、厚1.5厘米的长方块。再从中间切一刀（不要切断）；虾肉剁成茸，放碗内，用鸡蛋清、精盐、味精搅拌上劲，夹入豆腐中，用豆腐皮包住封口处用水淀粉粘好。

②炒勺烧热放入花生油，烧至六成热，将包好的豆腐放入，炸透捞出。

③另起勺放适量花生油，上火烧热，下入葱花、姜末、海米煸炒几下，再放入料酒、冬笋片、香菇和鲜汤，烧开后下入炸好的豆腐盒和精盐、酱油、白糖、料酒，烧至豆腐入味，用水淀粉勾薄芡，淋入芝麻油即成。

【功效】

有健脾益气、润燥消水等作用，可减少人体内胆固醇的含量，对防治高血压、动脉粥样硬化有理想的食疗功效。

6

豌豆茭白

【原料】

豌豆250克，茭白300克，花生油500克（约耗35克），精盐5克，味精2克，料酒5克，水淀粉、鸡汤各适量。

【做法】

①将豌豆洗净沥水；茭白去皮壳，削去老根及皮衣，洗净切滚刀块。

②炒勺置火上，放入花生油，烧至五成热，下入豌豆、茭白滑油，待豌豆熟时捞出沥油。

③原勺留底油，舀入鸡汤，倒入豌豆、茭白块，加入精盐、味精、料酒烧沸，撇净浮沫，用水淀粉勾薄芡，盛入盘内即成。

【功效】

有利于防止动脉硬化，对高血压、冠心病、高血脂、高胆固醇病患者有较好的食疗作用。

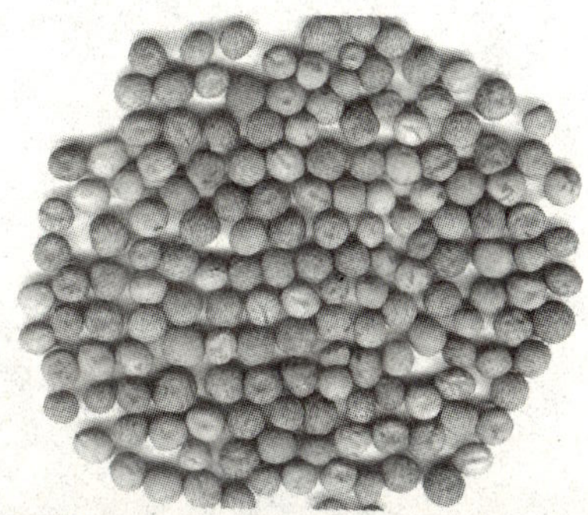

7

萝卜拌香菜

【原料】

萝卜300克（红、白均可），香菜25克，红辣椒、青辣椒各20克，麻油20毫升，精盐、陈醋、胡椒粉各适量。

【做法】

①香菜除杂质，连根洗净沥干。

②萝卜洗净（不去皮），切成细丝，加入精盐腌浸约10分钟，用手挤干水分，放入盆中。

③辣椒去蒂、去籽切丝，加入少量精盐腌3分钟后与萝卜丝混匀，再放入沥干的香菜和精盐、醋、胡椒粉、麻油拌搅数遍即可。

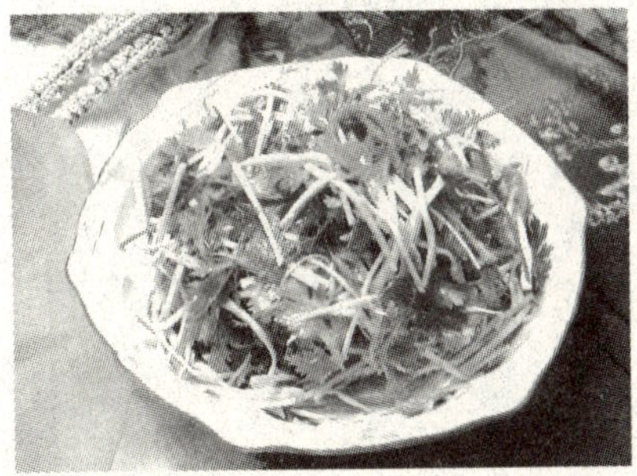

【功效】

酸辣相兼，醒脾开胃，对高血压患者和食滞不消、腹胀者很适宜。本菜除萝卜所具有的多种营养外，尤以辣椒所含丰富维生素C而有利于动脉粥样硬化、冠心病、脑溢血的防治，控制血压的上升趋势。

8

炸荸荠豆腐

【原料】

大荸荠10个，豆腐750克，鸡蛋清2个，花生油500克（约耗100克），葱花、姜末、精盐、味精、料酒、花椒盐、面粉、水淀粉、芝麻油各适量。

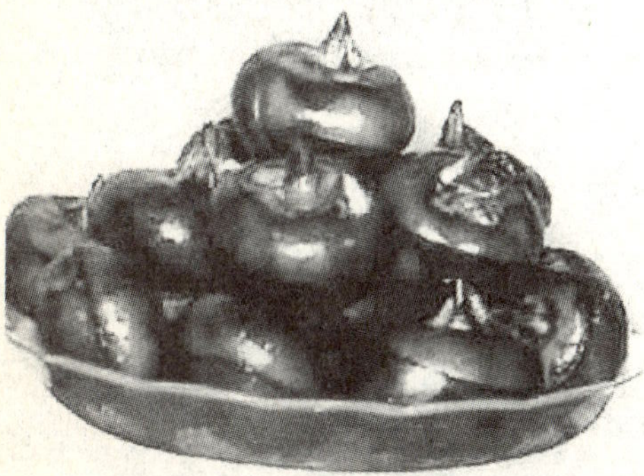

【做法】

①将荸荠去皮洗净，切成片；豆腐洗净后放入碗中碾压成泥，加入1个鸡蛋清，放葱花、姜末、精盐、味精、料酒，用筷子搅成馅料。把剩余鸡蛋清中加面粉、水淀粉、芝麻油搅成糊，将淀粉撒在荸荠片上，放上豆腐馅，制成荸荠豆腐生坯。

②炒勺上火，放花生油烧热，将豆腐生坯抹匀蛋糊，下入油勺中炸至表面呈金黄色时捞出，沥油后装盘，撒上花椒盐即成。

9

【功效】

有清肺润燥、养胃生津等作用，是高血压、高胆固醇、冠心病患者的食疗佳品。

翡翠豆腐

【原料】

绿豆500克，青蒜50克，胡萝卜50克，芝麻酱100克，酱油150克，醋150克，精盐10克，芥末面5克，辣椒油10克，蒜25克，碱面1克，

【做法】

①将绿豆拣去杂质，磨成碎豆瓣，簸去皮，放在清水中浸泡24小时，泡透后加水磨成稀糊（以500克绿豆出2000克为宜）；把稀糊舀入锅内，加入碱面，用旺火烧沸，转微火熬，约熬30分钟，糊已熟透，舀入大瓷方盘内晾凉，待凝固后即成翡翠豆腐，再切成5厘米见方的块，放在凉开水内浸凉。

②将芝麻酱放入碗内，加入精盐，陆续加入适量凉开水调匀；酱油、醋各加入适量凉开水调稀；芥末面用少许开水搅成糊晾凉；胡萝卜去皮，洗净后切成细丝；青蒜洗净，切成1厘米长的段；蒜去皮，洗净砸烂，用凉开水调匀。

③将翡翠豆腐切成细条，放入盘内，用芝麻酱、酱油、醋、芥末糊、辣椒油、蒜汁拌匀，再撒上青蒜段、胡萝卜丝即成。

【功效】

有健脾消食、清热解毒、利水消肿、养肝明目的作用，对肥胖症、高血压、冠心病、高脂血症等病患者有较好的食疗功效。

10

灵芝牛肉干

【原料】

灵芝150克，牛肉1000克，八角茴香、桂皮、花椒、豆蔻、砂仁、精盐、酱油、葱花、姜末、红糖、味精等少量。

【做法】

①选纯正灵芝洗净，晒干或烘干，研成细末待用。（如家中无研磨灵芝的工具，也可以直接购买灵芝粉代替灵芝。）

②将鲜嫩牛肉切成条状，放入灵芝末与上述佐料，加入适量净水煨煮牛肉至九成熟，待汤汁浓稠时，将牛肉捞出，晾干片刻，上炉烤干（最好用烤箱烤），即成灵芝牛肉干。

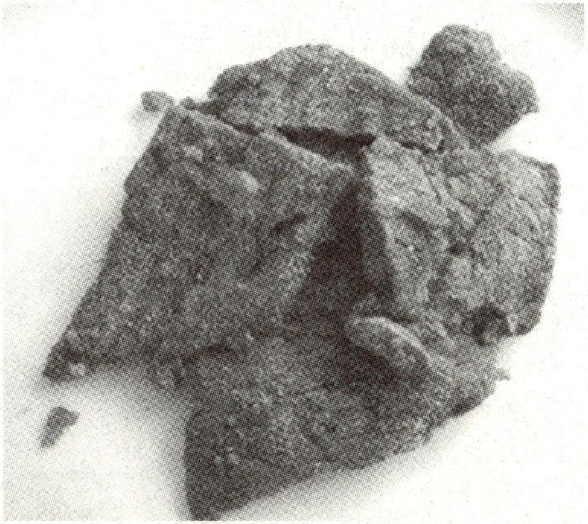

【功效】

每日两次，每次30克，嚼食。对高血压伴心脏病患者尤为适宜。

11

肉末炒蚕豆

【原料】

猪肉50克，鲜嫩蚕豆150克，豆油、酱油、精盐、葱末、姜末、鲜汤各适量。

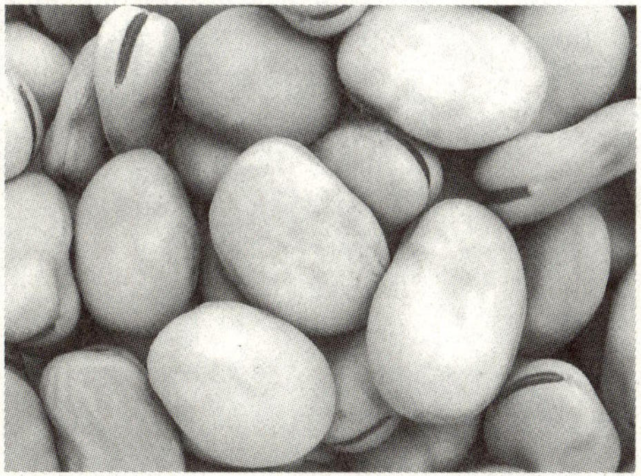

【做法】

①将猪肉洗净后剁成肉末；蚕豆剥皮，洗净。

②炒勺上火，放花生油烧热，先煸葱末、姜末和肉末，炒至断生时放入精盐和酱油，炒匀后再将蚕豆放入一同煸炒，加鲜汤适量，待蚕豆炒熟出勺装盘即成。

【功效】

有健脾利湿，补益气血等作用，适宜于防治高血压疾病。

12

香炸豆腐卷

【原料】

豆腐250克，牛肉100克，鸡蛋1个，酱油10克，精盐2克，味精1克，料酒5克，芝麻油10克，面粉15克，水淀粉20克，葱末5克，姜末5克，椒盐1小碟，花生油500克（约耗70克）。

【做法】

①将豆腐用沸水焯透后，捞出，沥净水，从侧面片成两片，然后再将每片片成相连的两片，平放在菜板上；鸡蛋液磕入碗内，打匀。

②将牛肉去筋膜，洗净，切碎剁成泥，放入碗内，用葱末、姜末、酱油、精盐、味精、料酒、芝麻油和一半蛋液搅匀成馅。

③将另一半蛋液放碗内，用水淀粉调成浆；把肉馅逐个摊在豆腐片上，然后从一侧卷起，卷成卷。

④炒勺置火上，放入花生油，烧至六成热，把豆腐卷两头粘上面粉，再挂好浆下入油勺内，炸呈浅黄色时捞出，待油温升至八成热时再把豆腐卷放油勺内，炸呈金黄色时，捞出沥油，码入平盘即成。上桌时随带1小碟椒盐。

【功效】

含有丰富的人体必需的氨基酸，有较高的营养价值，是高血压、动脉粥样硬化、冠心病患者的理想食疗佳品。

13

兰头拌海带

【原料】

马兰头250克，海带50克，麻油25毫升，红糖（或白糖）15克，精盐、醋、味精各适量。

【做法】

①将马兰头拣杂洗净，入沸水锅内焯烫至色泽泛青，质软柔嫩，取出沥水。

②海带先用温水浸泡两小时，洗净泥沙杂质，入沸水锅内焯烫10分钟后，切成小块片状或丝状。

③海带与马兰头同置于碗盘内，先将精盐和醋放入搅匀，2~3分钟后，再入麻油、味精和红糖搅几遍即可供食。

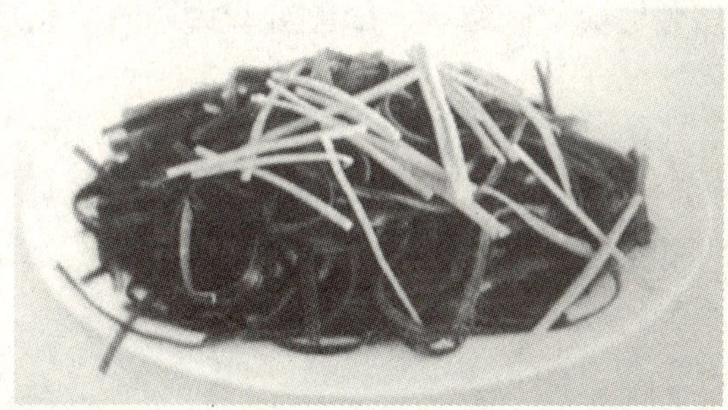

【功效】

马兰头性凉，能凉血、清热、利湿。对高血压之人头痛眩晕者，食之颇宜,有平肝凉血的效果。

14

鸡片烩蚕豆

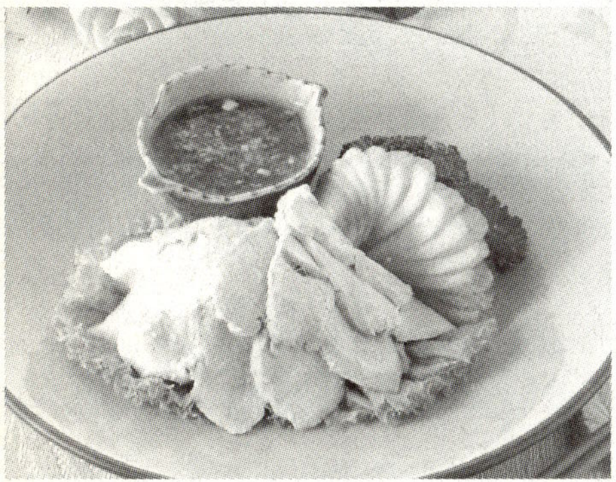

【原料】

鸡脯肉、鲜蚕豆各100克，鸡蛋1个，味精、芝麻油、精盐、水淀粉、葱末、姜末、鲜汤各适量。

【做法】

①将鸡脯肉洗净，切成薄片装碗内，用料酒、精盐拌好，再将鸡蛋清打好，倒入鸡片里；鲜蚕豆剥皮，洗净。

②炒勺上火。加鲜汤煮开，放入鸡片、蚕豆、姜末、精盐、味精，用文火煮熟，然后再放芝麻油，用水淀粉勾薄芡，翻匀出勺装盘即成。

【功效】

有健脾利湿、补精填髓、补益气血等作用，对防治高血压有疗效。

15

蚕豆炒腰花

【原料】

猪腰250克，蚕豆500克，鸡蛋1个，料酒10克，芝麻油40克，花生油180克，葱、姜、蒜、胡椒面、酱油、精盐、淀粉、水淀粉、姜汁各适量。

【做法】

①将猪腰剖开，片去腰臊，洗净后切成剞花刀，放碗内，放姜汁和料酒，然后蘸淀粉入沸水锅焯一下捞出；蚕豆剥去豆荚取其豆，再剥去豆衣，放入锅中，加水煮熟，捞出晾凉；鸡蛋液磕入碗内打匀。

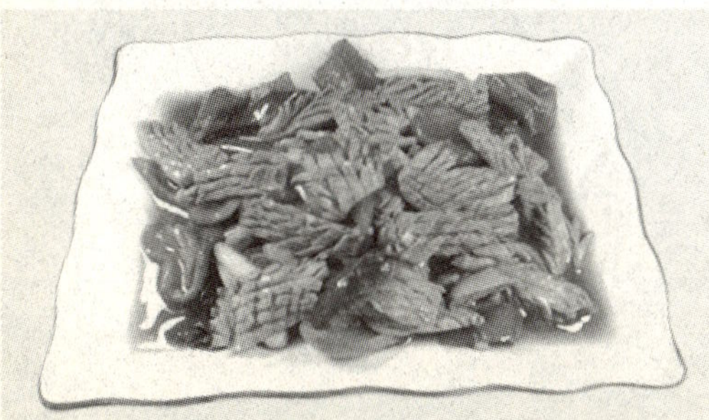

②炒勺上火放油（90克），烧热后倒入鸡蛋液，边搅边炒，取出。

③勺内再放油，烧热后放入少量的葱、姜、蒜炝勺，放入腰花和蚕豆瓣，与鸡蛋一起翻炒，加入胡椒面、酱油、料酒、精盐，用水淀粉勾芡，淋上芝麻油即成。

【功效】

有补肾、健脾利湿、补益气血等作用，适宜于防治高血压疾病。

16

木耳烩面筋

【原料】

面筋（油炸后）200克，木耳15克，香油5克，酱油10克，盐2克，料酒10克，味精2克，淀粉10克。

【做法】

①木耳预先用温水泡两小时，洗净泥沙，太大的撕开；淀粉用约5克水化开。

②面筋撕成不大的块，入沸水中多焯一会儿，捞上沥干水。

③锅内加入高汤（或水）约200克，下酱油、盐、料酒、味精、木耳及面筋块。汤开后转小火炖，待汤快吸干时，下水淀粉勾芡，淋上香油即可出锅装盘。

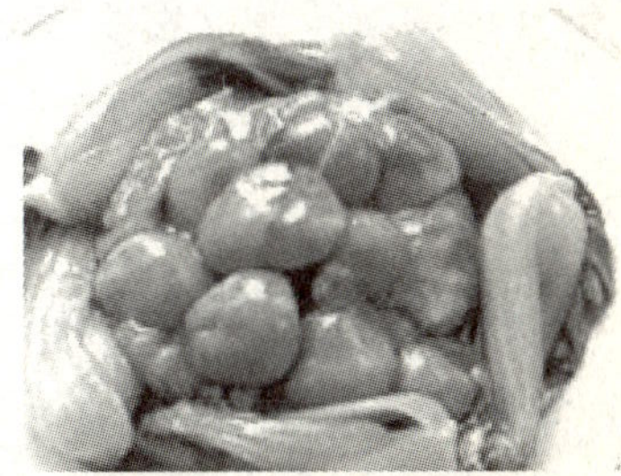

【功效】

木耳是上好的保健食品，它含有抗凝血的物质，能防止血栓形成，对高血压和动脉硬化也有一定疗效。

17

核桃仁豆腐

18

【原料】

核桃仁50克，豆腐400克，虾仁10克，鸡脯肉50克，鸡蛋清4个，淀粉、料酒、精盐、味精各适量，花生油500克（约耗100克）。

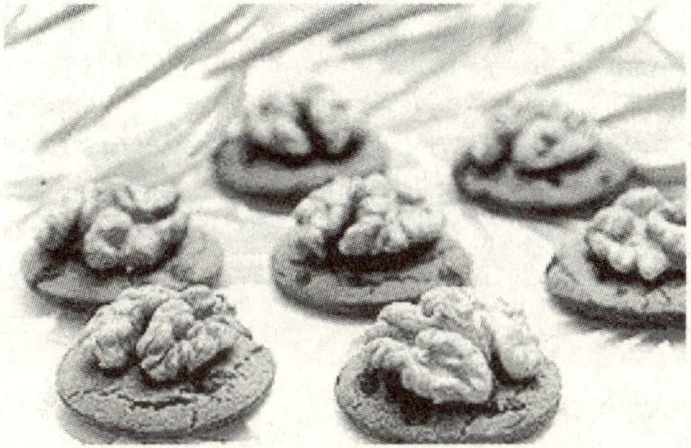

【功效】

有补肾固精、温肺润肠、润燥消水等作用，是高血压、动脉粥样硬化、冠心病患者的食疗佳品。

【做法】

①将核桃仁用温开水浸泡，捞出剥去外衣，然后放入五成热的油勺中炸呈淡黄色，捞出剁成末放入碗内；将豆腐洗净，切去老皮，碾压成泥，用洁布包起，挤去水分，然后放入盛核桃仁的碗内；虾仁、鸡肉分别剁成茸，也放入核桃仁碗中，再加入味精、料酒、精盐和鸡蛋清（1个）调匀成糊状。将核桃仁糊放入抹上油的盘中，上屉蒸熟后取出，切成长方块，即为核桃仁豆腐生坯。将鸡蛋清放入碗中，加入淀粉，搅成蛋清糊。

②炒勺上火，加入油烧热，将生坯逐块裹上蛋清糊，入油勺中，炸至轻浮油面时捞起，待油温升至七成热时，再下勺炸呈淡黄色时捞出，装入盘内。

豌豆熘鱼片

【原料】

鲜豌豆200克，净鱼肉200克，火腿10克，鸡蛋清2个，料酒、花椒油、葱、姜、蒜、精盐、水淀粉、鲜汤各适量，花生油500克（约耗50克）。

【做法】

①将净鱼肉洗净切成片，装碗内，用鸡蛋清抓拌均匀；火腿切片；葱切段；姜切末；蒜切片。

②炒勺上火，放油。烧至五成热时将鱼片逐片投入油勺中，轻轻翻动，待鱼片浮起时捞出，控净油，待用。

③勺内留余油烧热，用葱、姜、蒜炝勺，下入豌豆和火腿片，加入精盐、料酒、鲜汤翻炒，待汤沸时用水淀粉勾芡，再将鱼片下勺，轻轻晃勺，放入味精，淋入花椒油翻勺即成。

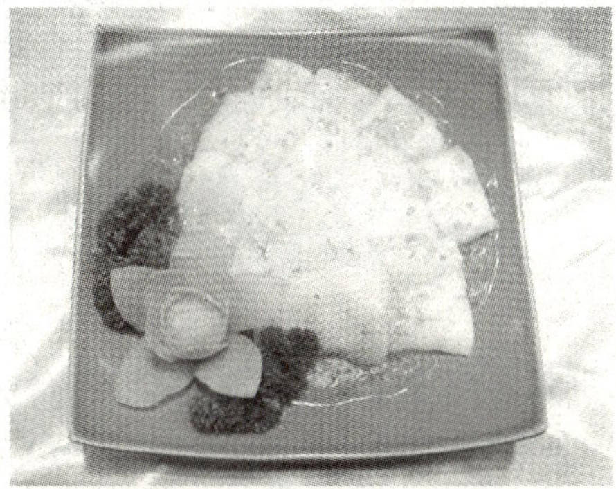

【功效】

有健脾利湿、利水消肿、清热解毒、止咳平喘等作用，对防治高血压、冠心病、糖尿病有一定的疗效。

19

醋蕴大蒜头

【原料】

新鲜大蒜头50个，食醋适量，精盐适量。

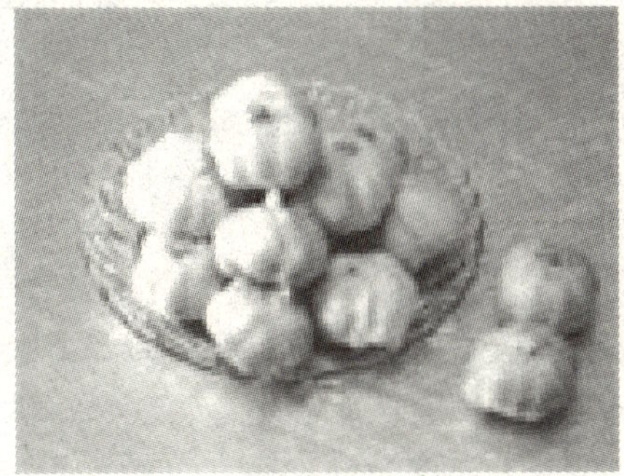

【做法】

①取新鲜大蒜头（南方土蒜），剥去外表粗皮。

②根据大蒜的多少取用食醋和适量精盐存放于砂罐内，外封加盖。

③存蕴时间7天以上。

【功效】

经济简便，每日三餐应坚持食用，适宜于高血压并高脂血症和动脉硬化者。

20

酿馅豆腐

21

【原料】

嫩豆腐500克，猪肥瘦肉100克，虾仁25克，鸡蛋清4个，精盐、白糖、醋、淀粉、水淀粉各适量，葱10克，姜10克，味精少许，熟猪油500克（约耗75克）。

【做法】

①将豆腐切成0.2厘米厚的片；猪肉、虾仁均洗净，分别剁成泥；葱、姜切末，均放入碗内，用精盐、味精、适量清水，搅上劲成馅，待用。

②取两片豆腐加一份馅心，即成酿馅豆腐生坯；鸡蛋清放盘内，抽打成蛋泡糊，加淀粉调匀，待用。

③炒勺上火，放油，烧至六成热，将酸馅豆腐生坯挂蛋泡糊下勺内，炸至发泡浮起且呈浅黄色时捞出，全部炸完后，使油温升至七成热再下勺重炸，呈金黄色，倒入漏勺内沥油装盘。

④原勺留底油烧热，葱、姜末炝勺后倒入适量清水，放血糖，水淀粉勾芡，淋入少许醋，浇在豆腐上即成。

【功效】

豆腐有益气宽中、润燥利水，清热解毒等作用；黄豆中含胆固醇较少，经过黄豆加工制作的豆制品对高血压、动脉粥样硬化、心脏病有辅助食疗作用。

烩豌豆三丁

【原料】

鲜豌豆、冬瓜各150克，黄瓜100克，猪里脊肉200克，花生油20克，鲜汤、水淀粉、精盐、味精各适量。

【做法】

①将猪肉、冬瓜、黄瓜洗净均切成方丁。

②炒勺上火，加入油，烧热后倒入肉丁煸炒，然后倒入豌豆和冬瓜丁，稍炒后加入鲜汤，至快熟时放精盐和黄瓜丁，用水淀粉勾芡，加味精，起勺装盘。

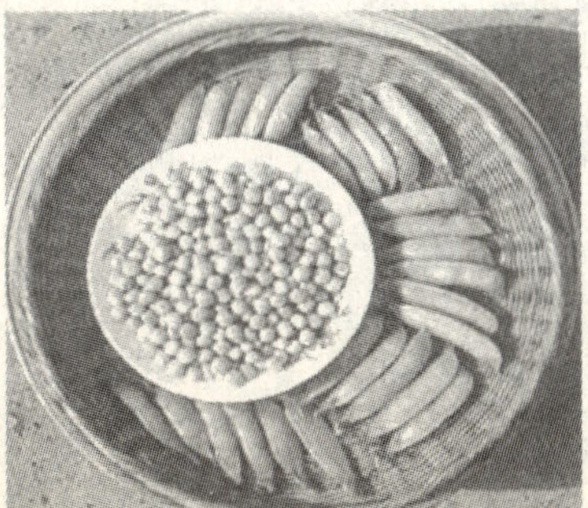

【功效】

有健脾和胃、滋阴润燥、清热利水等作用，可防治高血压、冠心病。

22

山楂洋葱肉

【原料】

山楂片100克，洋葱200克，猪瘦肉250克，花生油60毫升，清汤、黄酒、食醋、精盐、酱油、味精各适量。

【做法】

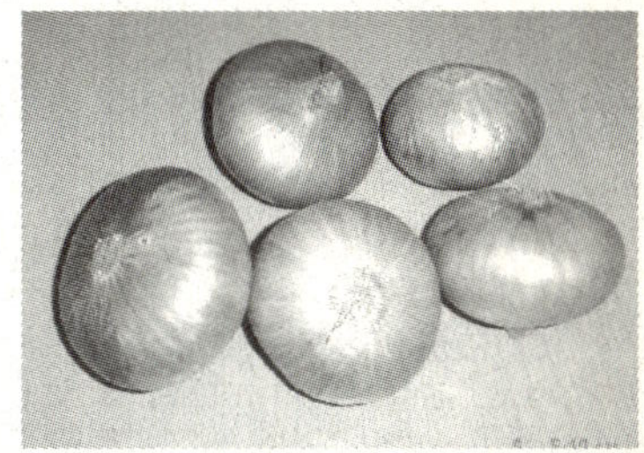

①山楂片洗净，分两次煮煎，取浓缩液100毫升。

②洋葱洗净，切丝，码上少许精盐稍腌。

③猪瘦肉洗净、切丝，码上黄酒、食醋、酱油拌匀。

④热锅下油，烧至七成热时放入肉丝炒散；下洋葱炒至断生，将山楂汁从锅边四周淋入，再放少许清汤及精盐、酱油、食醋、味精，稍焖收汁即可。

【功效】

具有清化痰湿，健胃醒脾等作用，对痰湿内阻的高血压效果明显。山楂，味酸甘、性微温、钙质丰富，含山楂酸、齐墩果酸，能舒张血管，调节心肌功能，解酯酶可降低血清胆固醇。洋葱，味甘、微中、性微温，含有前列腺素和能激活血溶纤维蛋白活性的成分，有较强的舒张血管的作用。可减少外围血管的冠状动脉阻力，同时还有一定的利尿作用，促进钠盐的排泄，从而达到降压的目的。

23

银芽拌鸡丝

【原料】

绿豆芽200克，鸡脯肉250克，白醋、水淀粉、鸡蛋清、精盐、味精、芝麻油各适量。

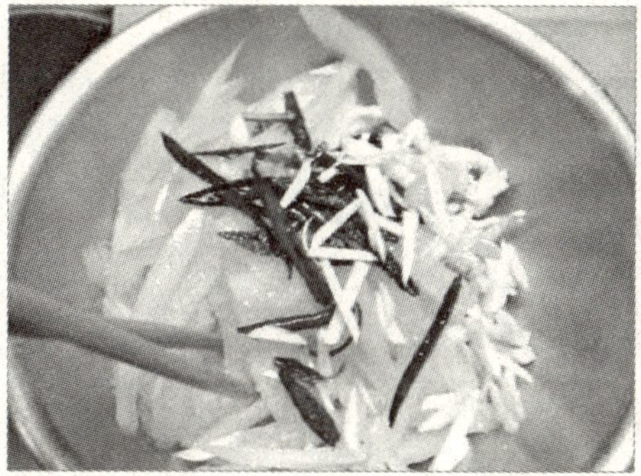

【功效】

有温中益气、补精填髓等作用，常食可减肥。

【做法】

①将鸡脯肉洗净后改刀切成丝，放碗内，用少许水淀粉、鸡蛋清拌匀浆好，放入沸水锅内汆熟，捞出；将绿豆芽去根须，也放沸水锅中焯至断生，捞出沥干水分。

②将鸡丝、豆芽同放入盆内，加适量精盐、味精、芝麻油、白醋，拌匀装盘即成。

24

鲜蘑扁豆

【原料】

扁豆250克，鲜蘑菇200克，鸡汤、料酒、白糖各适量，味精少许，花生油50克，芝麻油少许。

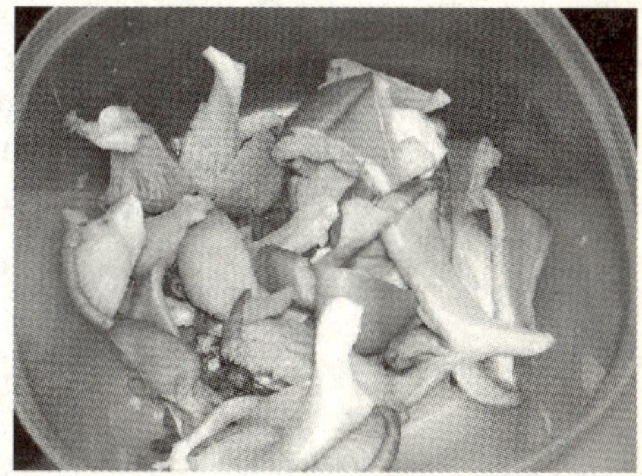

【做法】

①扁豆掐去两头，去筋，洗净后切1厘米宽的条；鲜蘑去蒂把、洗净后挤净水分，切丝，待用。

②炒勺上火，放油烧热，下扁豆煸熟后出勺；炒勺复上火，烧热后放香菇、扁豆、鸡汤、料酒、白糖、精盐，烧至汤汁不多时用味精调味，水淀粉勾芡，淋入芝麻油，抖匀出勺装盘。

【功效】

常食香菇可提高人体免疫功能、延缓衰老、抗病毒、防癌抗瘤、降血压、降血脂、降胆固醇、防治高血压、冠心病等疾病。扁豆有健脾和胃，消暑化湿之功效。

25

天麻鸭掌

【原料】

天麻30克，鸭掌10只，植物油60毫升，黄酒、食醋、蒜泥、酱油、胡椒粉、清汤、葱花、味精各适量。

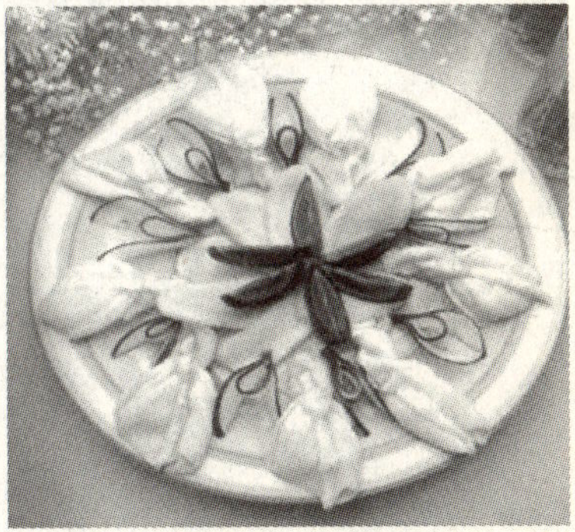

【做法】

①天麻（选择大个）洗净，干蒸，切成大小相等薄片。

②鸭掌洗净，上锅蒸至半熟，取出，置油锅走油后放入黄酒、食醋、精盐、蒜泥、天麻片、清汤文火慢焖至收汁时，放入胡椒粉、葱花、味精即可，食用时鸭掌与天麻可同服。

【功效】

具有消肝潜阳，利水滋阴的作用。适宜于阴虚阳亢型高血压。天麻，主要成分为天麻素和赤箭甙。鸭掌为鸭科动物家鸭的脚板，性偏凉，胆固醇含量极低，每100克中只有75毫克，与天麻为膳，清上祛头风，利下退水肿。

26

炸西瓜

【原料】

西瓜1个（约2000克），鸡蛋2个，淀粉、面粉各适量，白糖100克，花生油500克（约耗100克）。

【做法】

①将西瓜洗净切开，去皮、去籽，取西瓜瓤，切成菱角块，放入面粉中滚匀面粉，待用。

②将鸡蛋清放入碗内，加入淀粉及适量清水调成蛋清糊，待用。

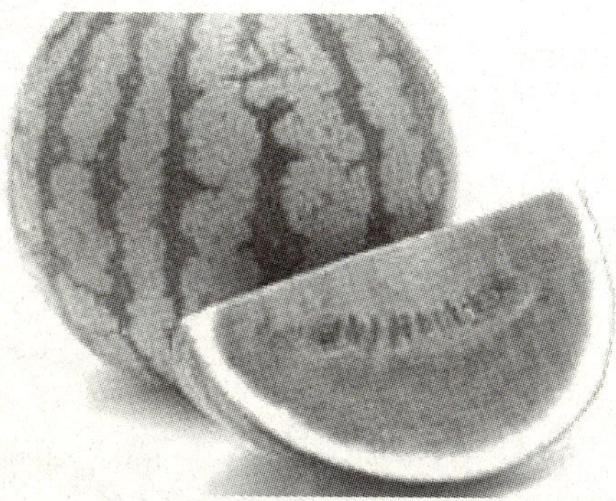

③炒勺置火上，放入花生油，烧至五成热，把沾匀面粉的西瓜挂匀蛋清糊，逐块下勺炸制，视外皮略硬时撤火，进行浸炸，待呈淡黄色时捞出沥油，装入盘内，撒入白糖即成。

【功效】

具有润肠通便，减肥美容等功效，适宜于高血压患者。

27

玉环虾仁豆腐

【原料】

豆腐250克，虾仁50克，冬瓜100克，鸡蛋1个，花生油、精盐、味精、淀粉、水淀粉、鲜汤各适量。

【做法】

①将豆腐碾压成泥，放碗内，加入精盐、味精及鸡蛋清，拌匀成馅；冬瓜去皮，用刀修成直径5厘米、厚2厘米的圆块，将中间挖空，放入开水中烫一下，捞出沥水；将虾仁洗净沥干水分，装碗内，用精盐、鸡蛋清、味精、淀粉上浆。将烫过的冬瓜蘸上适量淀粉，里面装满豆腐馅并抹平，上面放两粒浆好的虾仁，然后上屉蒸15分钟取出。

②炒勺上火放油烧热，加入鲜汤、精盐、味精，烧开后用水淀粉勾芡，浇在蒸好的豆腐上即成。

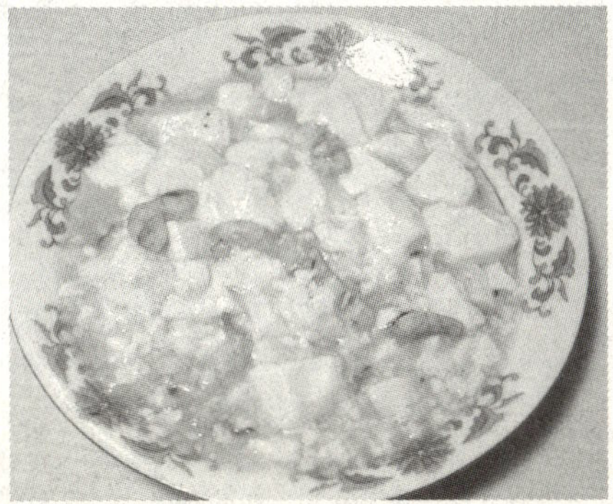

【功效】

有健脾益气、润燥消水、减肥美容等作用，适宜于高血压、高血脂、肥胖症患者食用。

28

苦瓜炒豆芽

【原料】

苦瓜200克，绿豆芽200克，植物油10克，盐3克，白醋5~10克。

【做法】

①将苦瓜洗净，用刷子冲水刷洗，以除去瓜皮凹处的污物，纵向一剖为二，挖去瓜瓤及籽，横向切成3毫米厚的片，再改刀成丝，用少许盐洒在瓜丝上略腌一下。

②绿豆芽用清水泡两遍，因许多商家在发制豆芽时常会加入一些催芽的农药，务必洗净，沥干水分。

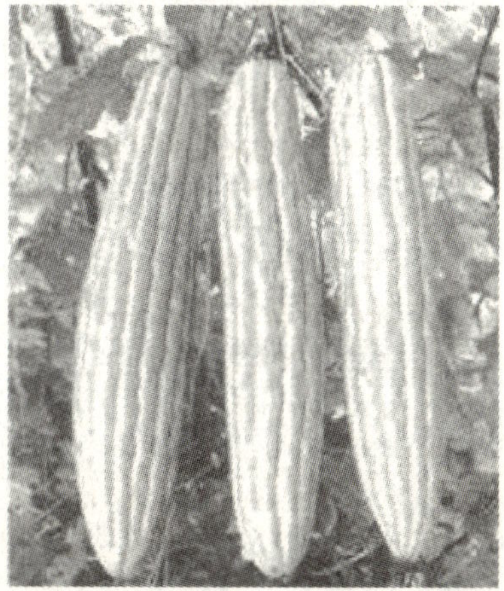

【功效】

此菜味清爽、微苦，去火开胃。肝火亢盛型高血压患者，常吃此菜甚为有益。苦瓜所含的纤维素和果胶可加速胆固醇在肠道内的代谢，以排泄、降低血中的胆固醇。

29

③炒锅内放入植物油，油热后先倒入苦瓜略加翻炒后，再倒绿豆芽，炒至豆芽稍变软，即可倒入白醋，炒匀即可出锅装盘。

④还可酌情加些白糖，成糖醋味，对喜食甜的人较适合。

水晶梨

【原料】

大鸭梨3个，白糖100克，鸡蛋清1个，京糕50克，清水适量。

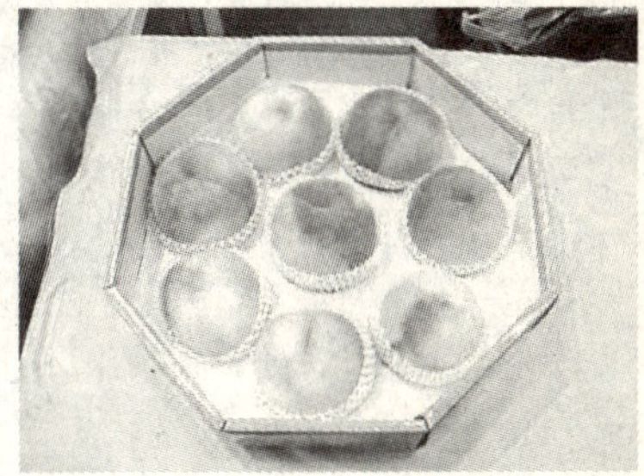

【做法】

①将梨切去两头、去掉核，面朝上放在盘内，上笼蒸熟去掉皮，倒去汁晾凉；京糕切成小丁。

②炒勺洗净，置火上，放入适量清水，下入鸡蛋清、白糖用勺搅匀，汤沸时撇去浮沫，倒在海碗内晾凉，把梨放入糖汁内，撒上京糕丁即成。

【功效】

能促进胃酸分泌，帮助消化，增进食欲，有降低血压、镇静之作用。

30

第五章　第 5 月食谱

一、基础知识

1. 动脉血压的生理变异

在不同生理情况下，血压可发生一些变动。在兴奋、恐惧、忧虑等情绪因素影响下，血压特别是收缩压可明显增高，主要与交感神经活动增强有关。睡眠时，血压急剧下降，以后随着不同睡眠时相时有波动，一般在第Ⅲ和第Ⅳ相时最低；在异相睡眠时，血压可发生短暂升高。运动时，动脉血压特别是收缩压可明显增高；从事激烈运动时，收缩压可高达 24.0~26.7 千帕（180~200 毫米汞柱），舒张压也可达到 13.3 千帕（100 毫米汞柱）的程度。运动停止时血压急剧下降，这是由于腹肌、内脏血管舒张所致，以后又出现血压的二次上升。环境温度降低时，末梢血管收缩常使血压升高；环境温度升高时，则皮肤血管扩张等散热机制而使血压降低，在温浴时也有同样变化，但以舒张压降低更为明显。

在动脉系统内，不同动脉段的血压数值也不一样，并不是动脉血管愈大，血压愈高。若用带有顶端压力传感器的导管入各段血管测量其血压值，则可发现与主动脉内的血压相比外周动脉的收缩压较高，舒张压较低，因而脉压差较大。这是由于：①血压压力波从远端阻力较大的血管床返折回来，造成叠加，故血压反而升高。②射出的血液团作用于弹性血管壁起共振现象。

2. 心脏搏出量与血压的关系

在循环系统内有适量血液充盈前提下，动脉血压是由心脏射血和外周阻力两个主要因素的相互作用而形成的。这个因素既是形成血压的因素，又是影响血压变化的主要因素。当心室收缩加强而搏出量增加时，射入主动脉的血量增加，脉血压升高，血流速度加快。在心率和外周阻力不变的情况下，血液向外周流走的量增多，因而动脉系统舒张末期总量虽有所增加，但增加程度不大。因此，收缩压的升高要大于舒张压的升高，从而使脉压加大。总之，当心脏搏出量增加时，要是使收缩压增高，舒张压增高不多，故脉压增大；反之，当出量减少时，则主要使收缩压降低，脉压减小。

二、诊断方法

1. 什么是高血压危象

高血压危象是指在高血压的病程中，由于周围血管阻力的突然升高，导致血压明显上升，收缩压可达 26.7 千帕 （200 毫米汞柱）。患者常会出现头痛、烦躁、心悸、气急、恶心、呕吐、视力模糊等症状。这种发作一般历时短暂，血压控制后病情可迅速好转，但如果救治不及时将会导致严重的后果，甚至死亡。

高血压危象的发生往往与精神创伤、情绪变化、寒冷刺激和过度疲劳等因素有关。

2. 什么是高血压脑病

高血压脑病是指在血压显著升高的情况下，由于脑小动脉发生持久而严重的痉挛，导致脑血液循环障碍，引起脑水肿和颅内压增高的临床征象。患者会出现严重的头痛、呕吐，有时还会出现意识丧失和抽搐。如果尽快采取紧急降压措施降低血压，情况可望好转，否则，可因颅内压升高造成不可逆转的脑损害而死亡。

三、保健常识

1. 早上不宜剧烈运动

清晨是心血管危险事件（如冠心病）的高发时间，这是因为早晨人体的交感神经兴奋性比较高，而交感神经兴奋时会引起小血管的收缩，导致血压升高，严重时就会引起心肌缺血；此外，上午人体内的血液黏稠度也比较高，容易导致血栓形成。如果此时运动过于剧烈的话，会加速上述事件的进程，从而促进冠心病等心脑血管并发症的发生。

2. 中年人如何利用有限的时间健身

青少年朋友的时间大部分是在学校里度过的，每周的体育课可以保证基本的体育活动；老年人退休在家，也有充分的时间进行锻炼；而那些正在工作的中的青年人就不同了，他们每天忙于工作，几乎没有时间进行锻炼。其实，进行健身也是可以见缝插针的，既不需要花费很多的时间，也能达到基本的健身目的。

(1) 早晨醒来，先揉一揉眼睛，撮一撮脸，随意屈伸上肢各关节，伸几次懒腰，双足离床做模拟骑车动作。然后，做几次仰卧起坐，这些动作只需要 5 分钟，就能促进头、面及全身的血液循环，锻炼了全身的肌肉和关节。

(2) 上班步行 1 公里左右，时间为 10~15 分钟，心率在每分钟 110~120 次。在住宅和办公地有意识地上下楼梯，这些运动既锻炼了下肢肌肉，又增强了心肺功能，还能消耗身体多余的热量，减轻体重。

(3) 上班时，见缝插针地做些举手之劳的活动，如扩胸运动，深呼吸，原地踏步，屈伸颈部和四肢关节，旋转腰部，压腿踢腿，下蹲起立，脚尖站立等。

(4) 饭后不要马上坐下来或卧床，应做 10~15 分钟的散步，既有助于消化，又锻炼了下肢肌肉。

(5) 晚上入睡前，用温热毛巾擦拭全身，能活跃皮肤的血液循环，消除疲劳，助于睡眠。

这些活动简便易行，有很好的健身作用，坚持不懈地做下去必定有明显的好处。

四、饮食疗法

食疗知识

高血压患者为什么要多喝牛奶?

牛奶含钙丰富，又易于为机体吸收。据国外研究，高血压病的原因之一是饮食中缺钙、钾。缺钙是世界性问题。我国居民以植物性食物为主，植物中的钙难以被人体吸收，所以缺钙的人相当多，加上吃盐过多，造成机体内钠钙交换受抑制，致使钠在血管中积聚、血管外周阻力增高而得病。

牛奶中富含钙和钾，可直接为机体吸收，对防治高血压病可以起到重要作用；牛奶中的蛋白质富含蛋氨酸，可抑制交感神经，而血压增高往往由于交感神经兴奋；牛奶中的蛋白质能清除血中的钙，防止血管硬化，有助于保持血管的弹性。

食疗食谱

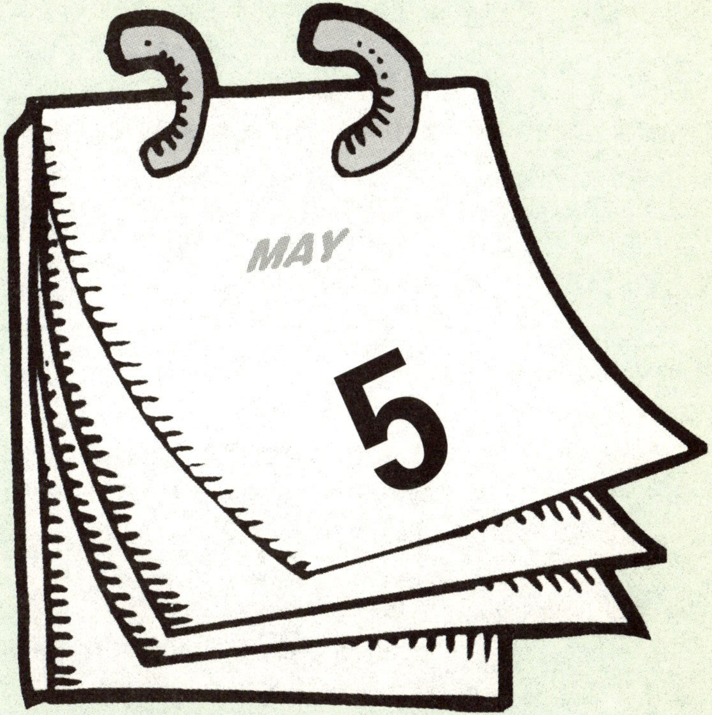

酸辣海参

【原料】

水发海参250克，水发玉兰片50克，鸡汤适量，熟鸡油10克，精盐5克，味精3克，醋15克，胡椒粉2克，料酒5克，葱丝5克，姜汁10克，芝麻油10克。

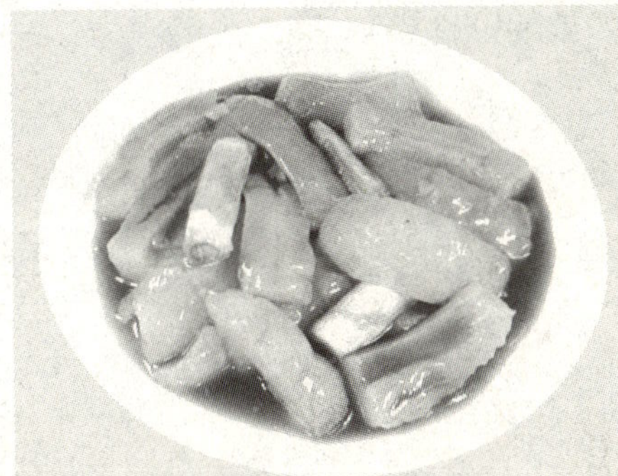

【做法】

①将水发海参放入清水中，抠掉肚内黑膜，洗净；水发玉兰片冲洗干净，分别切成1厘米见方的块。

②汤锅置火上，倒入适量鸡汤，分别将海参和玉兰片焯一下，把汤倒出，待用。

③将原汤锅再置火上，倒入鸡汤，加入精盐、味精、料酒，投入焯过的海参、玉兰片，开锅后撇去浮物，起锅倒入装有葱丝、醋、胡椒粉、芝麻油的汤碗内即成。

【功效】

有滋补、健身、强体作用，对高血压、肥胖病有一定的食疗效果。

1

葱油双脆

【原料】

海蜇200克，白萝卜150克，芝麻油15克，精盐4克，味精2克，葱末20克。

【做法】

①将海蜇漂洗去咸味，洗净泥沙，切成细丝，用清水浸泡4小时，挤去水分；白萝卜洗净，切成细丝，用少许精盐拌匀腌一会儿，挤去水分，待用。

②将海蜇丝、萝卜丝用精盐、味精拌匀，放入盘内，把葱末放在海蜇丝、萝卜丝上，将芝麻油上勺烧热，浇在葱末上，食用时拌匀即成。

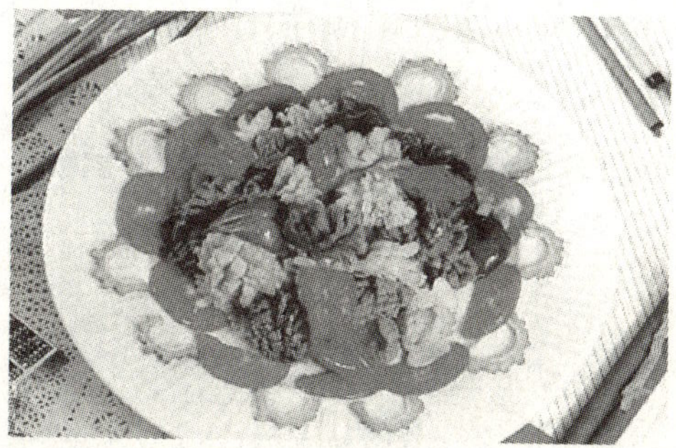

【功效】

有清热解毒、除湿祛痰、止咳润肠之功效，对高血压病患者非常适用。

2

陈皮炒兔肉

【原料】

净兔肉500克，陈皮20~25克，酱油、精盐、料酒、淀粉、葱丝、姜丝各适量。

【做法】

①将陈皮剪成粗颗粒。加适量水文火煎煮约半小时，纱布滤取药液，再加水煎煮约20分钟，滤取药液，两次煎液合并，浓缩至约30毫升备用。

②兔肉洗净，切大块投入沸水中烫一下，切成小长条，置锅中加适量水及葱段、姜片、精盐煮熟备用。

③将陈皮浓缩液和酱油、淀粉兑成汁；锅内加花生油少许，烹入葱丝、料酒，加入兔肉翻炒，倒入已兑好的汁液拌炒均匀即成。

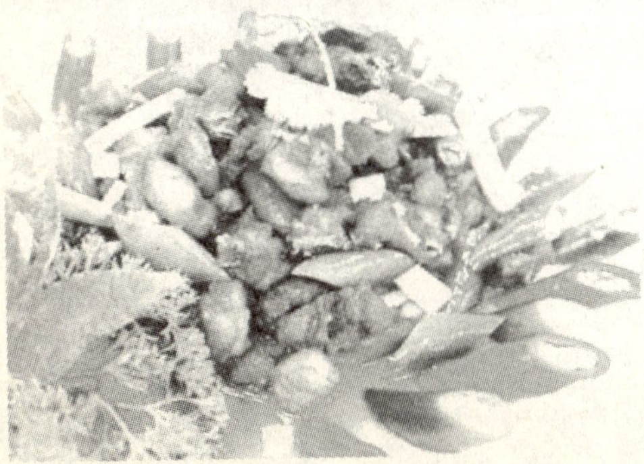

【功效】

有利于防治脑血栓。适宜高血压和动脉硬化患者经常服用。

3

烧淡菜

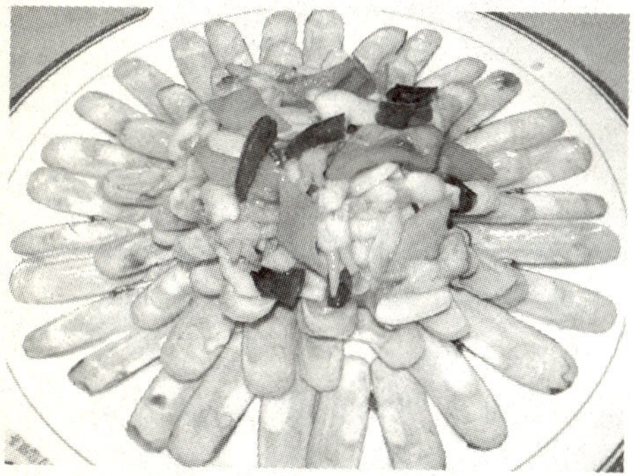

【原料】

水发淡菜400克，水发香菇片50克，水发玉兰片50克，熟猪油75克，精盐5克，味精3克，料酒25克，酱油10克，水淀粉20克，鸡汤适量。

【做法】

①将水发淡菜用温水洗净，放入碗内，加入鸡汤，上屉蒸透取出，用清水过凉。

②炒勺置火上，放入熟猪油，烧至八成热，下入香菇片、玉兰片煸炒几下，加入鸡汤、酱油、精盐、味精、料酒，下入蒸熟的淡菜烧制，水淀粉勾薄芡，收浓汤汁，盛入盘内即成。

【功效】

有滋补强身、降低血压之功效。

4

烧酿淡菜

【原料】

水发淡菜250克，鸡茸100克，火腿末15克，水发香菇片、水发玉兰片各25克，花生油100克，精盐7克，味精3克，水淀粉少许，料酒15克，鸡汤适量。

【做法】

①将水发淡菜择洗净，擦干，将鸡茸填入淡菜的肚中，撒上火腿末，放入盘内，上屉蒸透。

②炒勺置火上，放入花生油，烧热后放香菇片、玉兰片煸炒几下。加入精盐、味精、料酒、鸡汤，烧沸后放入蒸好的淡菜。烧制一会儿，用水淀粉勾薄芡，溜入盘内即成。

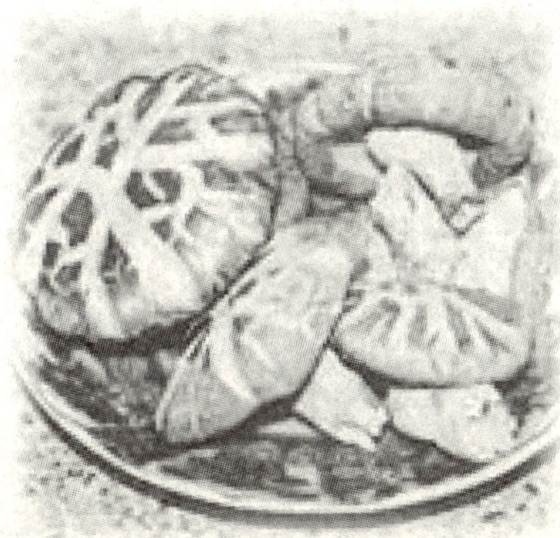

【功效】

有滋补健身、降低血压的作用。

5

芹菜香菇丝

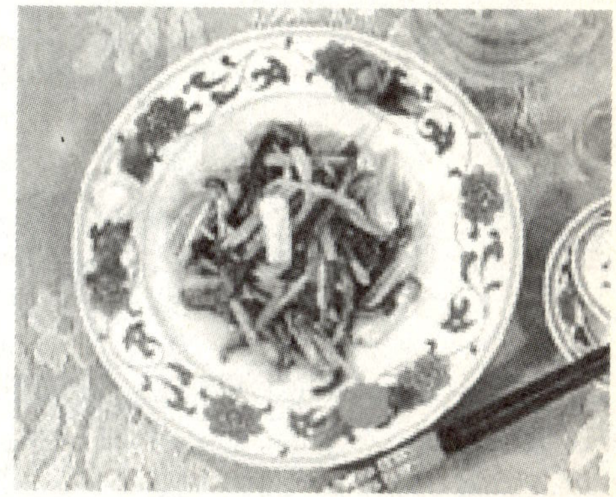

【原料】

芹菜200克，水发香菇100克，精盐、味精、麻油、水淀粉各适量。

【做法】

芹菜切段，水发香菇切丝，置旺火上下油起锅。放入芹菜，煸炒几下，再放香菇丝，加盐，炒匀，注入清汤，转用小火焖片刻，下味精，淋麻油，用水淀粉勾芡。单食或佐餐。

【功效】

适用于高血压、高血脂症、神经衰弱患者。

6

油爆淡菜

【原料】

鲜淡菜肉500克，蘑菇片30克，熟青豆20克，熟火腿20克，芝麻油2克，精盐3克，味精2克，料酒5克，胡椒粉1克，葱末、姜末、蒜末15克，水淀粉适量，鸡汤适量，花生油500克（约耗75克）。

【做法】

①将淡菜肉去毛边，洗净；火腿切成菱形小片。

②将精盐、味精、料酒、胡椒粉、鸡汤、水淀粉放入碗内，兑成调味芡汁。

③先将淡菜入沸水锅中焯至五成熟捞出，沥干水，然后转入七成热油勺内炸至八成熟捞出，沥去油。

④炒勺内留底油置火上，放入葱末、姜末、蒜末炝勺，放蘑菇片、青豆、火腿片稍炒，放入淡菜，倒入调味汁，翻炒抖匀，淋上芝麻油即成。

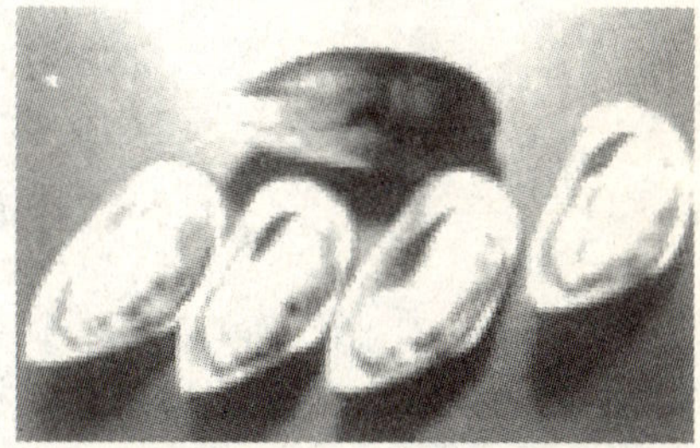

7

【功效】

有滋补强身、降低血压之功效。

马兰头拌海带

【原料】

马兰头250克，海带50克，芝麻油25克，白糖15克，精盐、醋、味精各适量。

【做法】

①将马兰头择洗干净，入沸水锅内焯至色泽泛青，质软柔嫩，取出沥水。

②海带先用温水浸泡2小时，洗净泥沙杂质后，入沸水锅内焯熟，切成小块（或丝）。

③将海带块与马兰头同放碗内，先将精盐和醋放入拌匀，再淋入芝麻油，放味精和糖拌匀后即可食用。

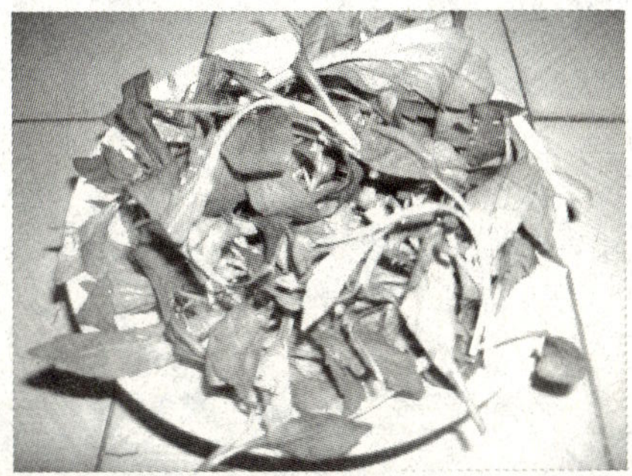

【功效】

有滋补肝肾、清热解毒、凉血止血、消肿利湿之功效，对高血压及眼底出血患者有较好的食疗效果。

8

茼蒿炒笋丝

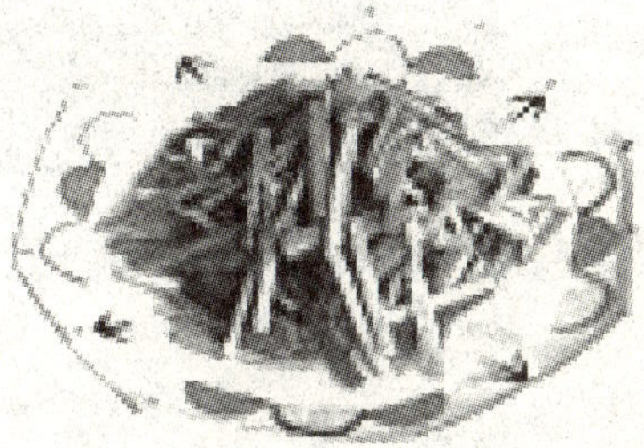

【原料】

茼蒿150克，冬笋100克，精盐、味精少许。

【做法】

茼蒿去须根，切段。冬笋切丝，将炒锅置旺火上，下油，烧至八成热，倒入笋丝，翻炒片刻，加水稍焖至熟，再入茼蒿同炒，下盐炒匀，起锅时调入味精。单食或用于佐餐。

【功效】

适用于高血压患者。

9

淡菜炒韭菜

【原料】

韭菜350克，淡菜25克，花生油25克，芝麻油5克，精盐3克，料酒5克，姜丝5克，肉汤适量。

【做法】

①将淡菜择洗净后切碎放碗内，加肉汤用文火焖煮10分钟左右；韭菜洗净，切成3厘米长的段。

②炒勺置火上，放入花生油，烧至五成热，下入姜丝炝勺，把煮过的淡菜倒入勺内，随即放韭菜段，翻炒几下，烹入料酒，加入精盐翻炒一会儿，淋上芝麻油即成。

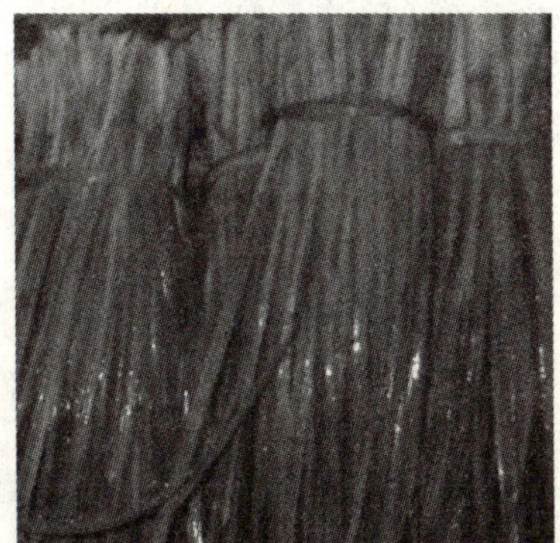

【功效】

有滋补强身、降低血压的作用。

10

炸平菇

【原料】

平菇400克，鸡蛋两个，面粉适量，精盐5克，味精2克，胡椒粉1克，花生油500克（约耗75克）。

【做法】

①将平菇去根洗净，切成菱形块；面粉盛入碗内，用清水搅成面糊，再用精盐、味精、鸡蛋搅匀。

②将平菇与搅好的面糊拌匀。

③炒勺置火上，放入花生油，烧至七成热，分几次把平菇放入油勺中，炸呈杏黄色时捞出，沥油，装入盘内，撒上胡椒粉，拌匀后即可食用。

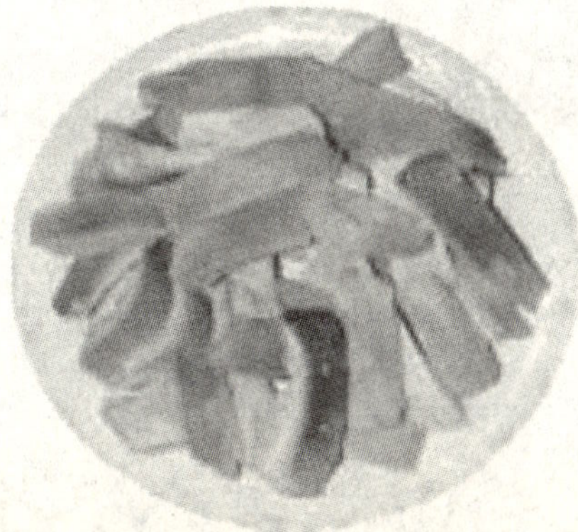

【功效】

有舒筋活血作用，对降低血压和血液中胆固醇有一定的疗效。

11

蚌肉炒丝瓜

【原料】

蚌肉180克，鲜嫩丝瓜300克，花生油60毫升，酱油、味精、陈醋、精盐、生姜、葱白各适量，猪骨汤100毫升。

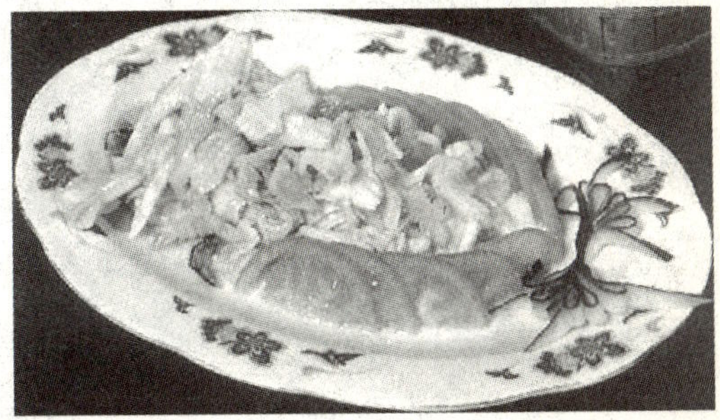

【做法】

①蚌肉用清水揉搓净白，以无浊液为度，沥干水分待炒。

②丝瓜去皮用水冲净，切成薄片。

③用武火将蚌肉爆炒至半熟时，放入陈醋再加丝瓜，文火炒至丝瓜变青绿色添上拌料，即可出锅。

【功效】

本菜色、香、味俱全。清淡而不腻，滋养而不燥，适宜各种类型高血压患者。

12

酿香菇

【原料】

水发香菇（直径约4厘米）24个，鸡脯肉100克，瘦火腿肉25克，时令菜心100克，葱10克，肉汤（或鸡汤）适量，花生油75克，芝麻油5克，精盐4克，味精1克，淀粉、水淀粉各适量。

【做法】

①将水发香菇去蒂洗净；鸡脯肉剁成茸放碗内，用少许精盐、味精、淀粉和清水调成鸡茸糊；锅内放入肉汤，加入少许精盐烧开，再放入香菇煮两分钟，捞出，挤去水；把瘦火腿肉和葱洗净，分别切成边长1厘米的菱形薄片；菜心择洗干净。

②将香菇正面朝下，铺放在案板上，用刀背逐个拍一拍，使香菇平展，再用汤匙舀鸡茸糊放在每个香菇上，抹平后按对角摆放两片火腿片和葱片，逐个儿平放在大瓷盘内，上笼蒸15分钟取出，正反两面交错码入碗中，入笼保温，待用。

③炒勺置火上，放入花生油（25克），烧至六成热时下入菜心煸炒，加入少许精盐煸熟；把香菇翻扣在盘中，菜心拼在冬菇的两侧。

④原勺上火，放入花生油，烧至六成热，倒入适量肉汤，下精盐、味精烧开，用水淀粉勾薄芡，浇在香菇上，淋入芝麻油即成。

【功效】

对动脉粥样硬化、高血压患者有较好疗效，是高血压、冠心病患者理想的菜肴。

13

牡丹银耳

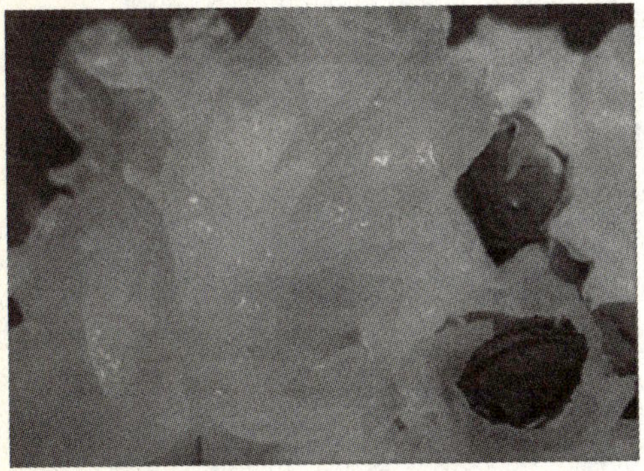

【原料】

银耳15克，嫩豆腐250克，香菜叶10克，素火腿适量，精盐6克，味精3克，水淀粉适量，黄豆芽汤适量。

【做法】

①将银耳用温水泡发，除去根、杂质，洗干净，均匀地摆在盘子里；豆腐捣碎碾压成泥，放碗内，用精盐、味精调拌均匀，加入适量水淀粉搅成糊，上边再撒上火腿末、香菜叶，上屉蒸5分钟取出，均匀地摆在装银耳的盘子里，即为“牡丹银耳”。

②炒勺置火上，倒入黄豆芽汤，放精盐烧开，加入味精调味，再用水淀粉勾薄芡，淋浇在牡丹银耳上即可食用。

【功效】

有健脾益气、润燥、消水之功效，是高血压、动脉粥样硬化、冠心病、肥胖病患者的理想佳肴。

14

天麻蒸鱼头

【原料】

鳊鱼头500克，天麻20克，花生油35毫升，盐、黄酒、葱、姜、胡椒粉、味精各适量。

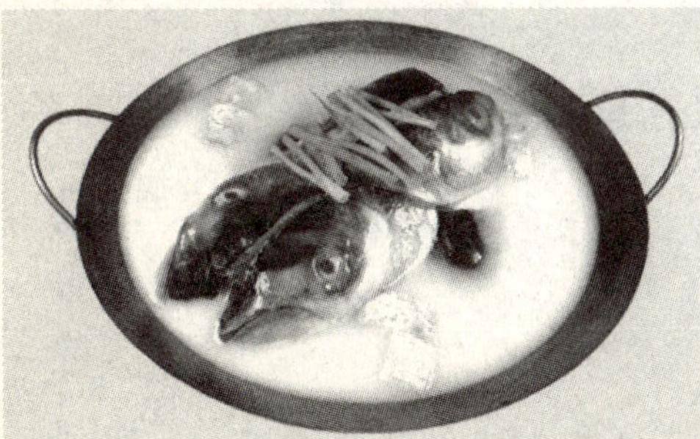

【做法】

①取鲜活鳊鱼一条，从头部斜向鱼肚部斜切，去鱼鳃洗净、削开，均匀撒上适量食盐微擦，洒上黄酒约腌20分钟左右。

②天麻（切成薄片）用清水先蒸至半熟，再与鱼头共置于砂锅内加盖蒸至上气10分钟（见鱼眼暴出为度），出锅时放入胡椒粉、姜葱、味精。

【功效】

本菜肴味醇鲜淡、清香可口。常服能起到调养肝脾，息风镇痛的作用。鳊鱼每100克，含优质蛋白18克，脂肪3.8克，同时还含有钙、磷、铁等人体必需物质。

15

鲜果银耳

【原料】

银耳10克，苹果（或鸭梨等鲜果）200克，白糖150克，糖桂花少许。

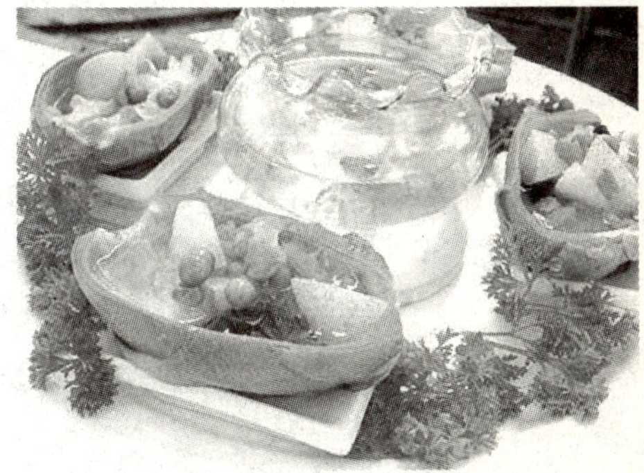

【做法】

①将银耳放入碗内，加入温水泡发好，择去根蒂，洗净。

②将苹果去皮，切成滚刀块，待用。

③将锅置火上，加入适量清水，下入银耳，烧沸后转用小火炖20分钟，加入白糖、苹果片，再沸时起锅装碗，用糖桂花搅匀即成。

【功效】

有较好的滋补作用，对病后体虚者以及高血压、心血管等病患者有较好的疗效。

16

炸素丸子

【原料】

水发口蘑100克，荸荠20克，水发金针菜20克，水发玉兰片25克，面粉15克，淀粉50克，花生油75克，芝麻油25克，精盐3克，味精2克，料酒15克，花椒盐适量。

【做法】

①将水发口蘑、水发金针菜、水发玉兰片均择洗净，切成末；荸荠洗净，去皮，拍成泥；把以上原料放入碗内，加入面粉、淀粉、精盐、味精、料酒、芝麻油调匀。

②炒勺置火上，放入花生油，烧至五成热，把碗内的原料挤成丸子，放入油勺内炸呈金黄色、丸子至熟透时捞出放入漏勺内，沥油后放盘内，撒上花椒盐即成。

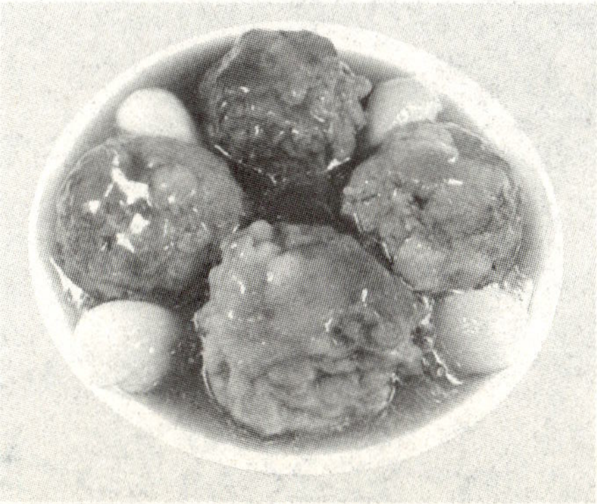

【功效】

有滋补、强身、健体之作用，常食可减肥、降血脂，对高血压症、血液中胆固醇含量较高有一定的食疗效果。

17

芹菜炒香干

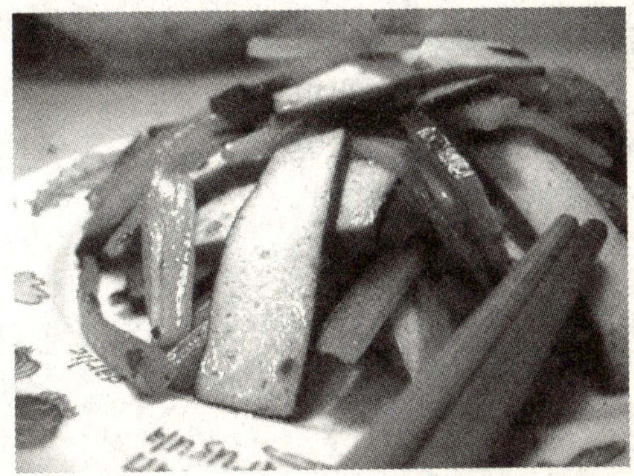

【原料】

芹菜250克，香干3块，菜油50毫升，精盐、味精、各适量。

【做法】

①择除芹菜的枯老叶片及根须，洗净，剖开茎部切成约3厘米长的段。

②香干切片状，与芹菜等长。

③武火上锅内待油七分热时，放入香干，稍炒片刻，即下芹菜，至芹菜溢出清香味时，加入食盐和味精即可。

【功效】

具有很强的降脂、降糖作用。对易致高血压并发症的动脉硬化、高脂血症、糖尿病以及高血压的肝阳上亢型，均有食疗功效。

18

木耳炒虾仁

【原料】

水发木耳100克，虾仁50克，青豆50克，胡萝卜25克，青椒25克，花生油30克，精盐4克，味精2克，葱末10克，姜丝3克，鸡汤适量。

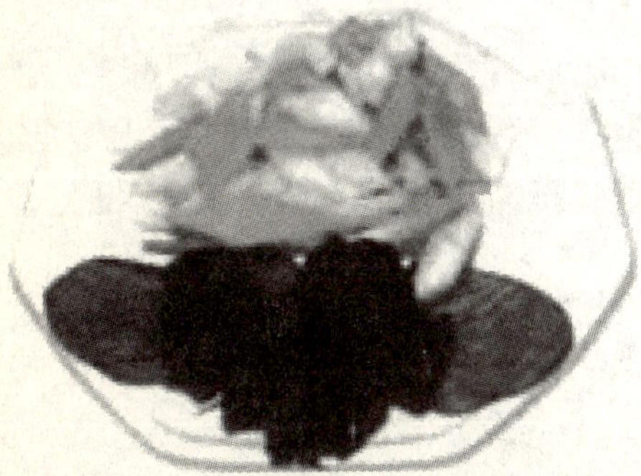

【做法】

①将水发木耳择洗干净；虾仁用水泡发好（余水留用）；青豆用清水泡发；青椒去蒂、籽，切成丝；胡萝卜洗净，切成丝。

②炒勺置火上，放入花生油烧至六成热，下入葱末、姜丝炝勺，煸出香味，放入木耳、青豆、胡萝卜丝、青椒丝、虾仁，翻炒后倒入鸡汤，放精盐翻炒至虾仁熟，放入味精调味；翻炒均匀，盛入盘内即成。

【功效】

有补肾壮阳、祛风痰、凉血止血之作用，还可减轻或延缓动脉粥样硬化的形成，高血压、冠心病、高脂血症患者常食有较好的食疗效果。

19

冬菇扒茼蒿

【原料】

茼蒿500克，水发冬菇20克，花生油30克，熟鸡油10克，精盐5克，料酒5克，水淀粉适量，葱片、蒜片各10克，鸡汤适量。

【做法】

①将茼蒿洗净，切成长4厘米的段，放入沸水锅内焯一下，捞出沥水。

②炒勺置中火上，放入花生油，烧至七成热，下入葱片、蒜片炝勺，放入冬菇，烹入料酒、鸡汤，放入焯过的茼蒿段，加入精盐，开锅后转小火炖至茼蒿段软烂汤汁将尽时，用水淀粉勾薄芡，淋入鸡油，盛入盘内即成。

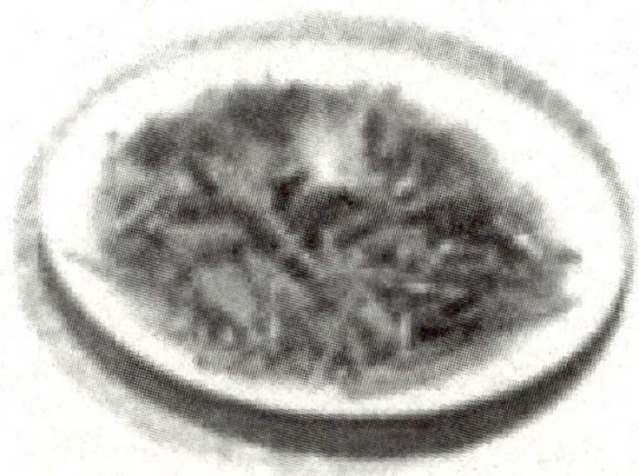

【功效】

有和脾胃、利二便之功效，对降低胆固醇、防治高血压、心血管病有较理想的食疗作用。

20

核桃拌芹菜

【原料】

核桃仁50克，芹菜300克，精盐2克，味精1克，香油5克。

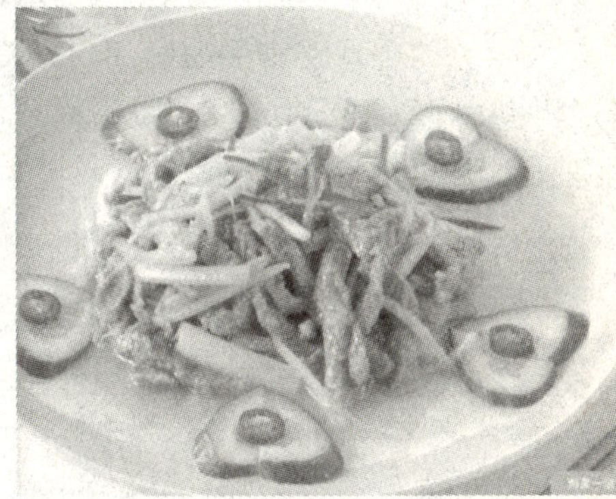

【做法】

①先将芹菜洗净切成丝，用沸水焯片刻，再用凉水冲一下，沥干后加精盐、味精、香油入盘备用。

②将核桃仁用开水泡后剥去外皮，用开水再泡5分钟后取出放在芹菜上，吃时拌匀。

【功效】

本品具有降低胆固醇及血压和润肠通便的功效，适宜于高血压、冠心病、便秘等症。

21

香菇烧白菜

【原料】

白菜心200克，水发香菇75克，火腿50克，花生油25克，精盐5克，味精2克，料酒3克。

【做法】

①将火腿切成片；香菇洗净去蒂；白菜心切成3厘米长的段。

②炒勺置火上。放入花生油，烧热，倒入白菜段，翻炒几下，加入精盐并略加些水（或鸡汤），烧至六成熟，下入火腿片及香菇同烧，烹入料酒，加入味精调味，翻炒均匀后装盘即成。

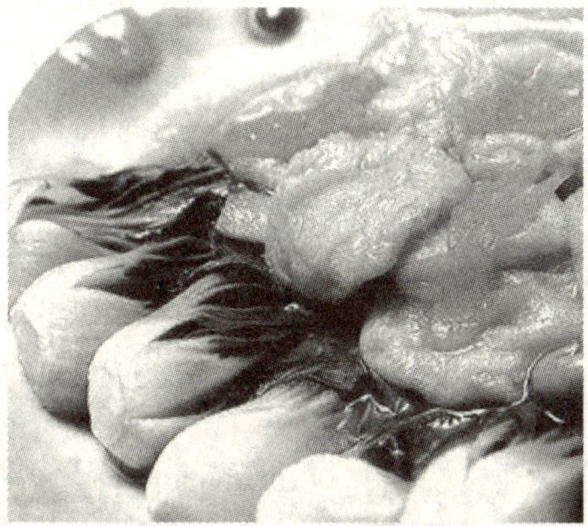

【功效】

有降血脂、降血液中胆固醇之功效，对防治动脉粥样硬化、高血压有较理想的疗效。

22

双菇银耳

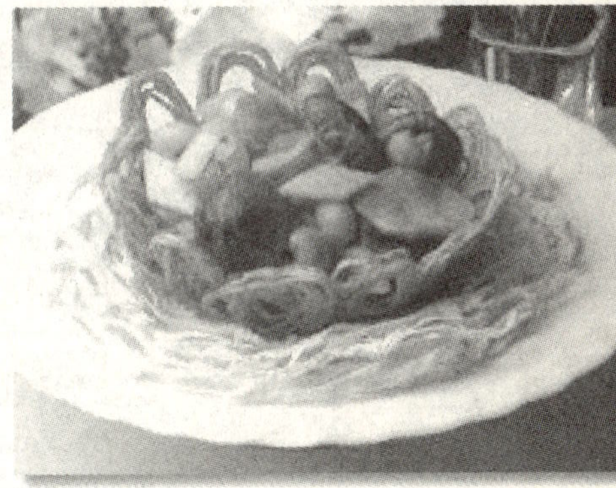

【原料】

鲜金针菇150克，鲜香菇150克，水发银耳100克，葱花、姜末各10克，精盐、鸡汤、花生油各适量，芝麻油、味精各少许。

【做法】

①金针菇去老根，洗净；香菇去蒂，洗净，挤净水分；水发银耳去蒂，撕成小朵，待用。

②炒勺上火，放花生油烧热，用葱花、姜末炝勺，放入银耳、金针菇、香菇翻炒片刻，点汤，放精盐、味精，炒至入味，淋入芝麻油，抖匀出勺装盘。

【功效】

金针菇可益气、补虚、抗癌，适宜高脂血症、高血压、动脉粥样硬化、肥胖症、糖尿病患者。香菇有益气补虚，健脾养胃之功效，与金针菇、银耳配菜，可降脂、降压、降胆固醇，预防和治疗高血压、冠心病等。

23

荸荠炒肉片

【原料】

荸荠150克，精瘦肉150克，花生油50毫升，洋葱30克，精盐、味精、豆豉各适量。

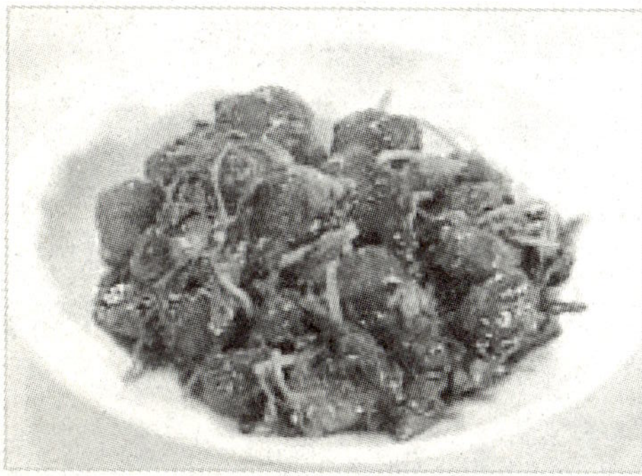

【做法】

①荸荠去皮洗净，切成薄片。

②猪瘦肉切成小薄片。

③洋葱洗净，切成丝。

④将油置锅烧至六成热，瘦肉与荸荠同时倒入，用武火翻炒数遍，放入洋葱，待洋葱放出香味后，即将盐、味精投入，豆豉先用少许清水磨几下后再放入锅内，待豆豉水沸透几遍即可。

【功效】

本菜甜脆爽口，滋生津液，具有清泄肝热，利导小便的功效，是高血压并糖尿病患者的佳肴。

24

鲜蘑里脊片

【原料】

鲜蘑300克，猪里脊肉250克，鸡蛋清1个，芝麻油20克，精盐5克，味精3克，料酒15克，葱末、姜末各3克，水淀粉适量，花生油500克（约耗50克），鸡汤适量。

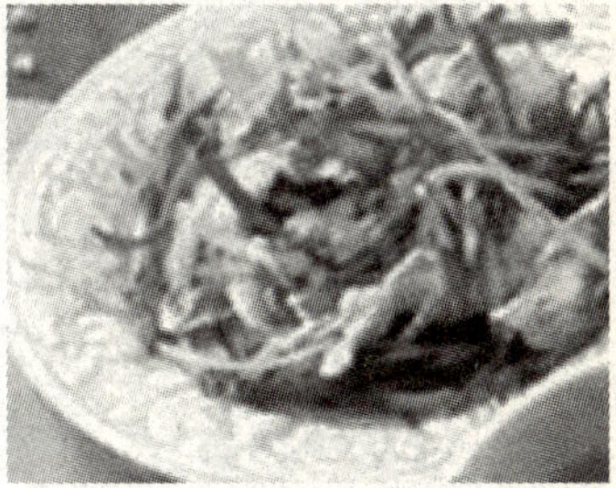

【做法】

①将猪里脊肉洗净后切成长5厘米、宽1厘米的薄片，放入碗内，用鸡蛋清、精盐、水淀粉拌匀上浆，鲜蘑洗净后切成0.5厘米厚的片。

②炒勺置火上烧热，放入花生油，烧至六成热，放鲜蘑滑透，用漏勺捞出沥油，再放入里脊片滑熟，倒入漏勺内沥油。

③原勺留油少许，下入葱末、姜末炝勺，烹入料酒，加入鸡汤、精盐、味精。放入里脊片、蘑菇片翻炒片刻，淋入芝麻油，盛入盘内即成。

【功效】

有溶解血液中的胆固醇和降血脂作用，对高血压、冠心病、高血脂、肥胖病患者有一定的食疗效果。

25

什锦豆腐

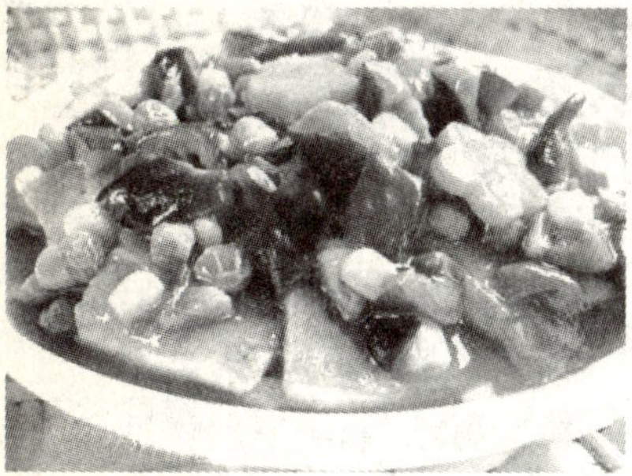

【原料】

豆腐200克，竹笋50克，猪瘦肉、火腿各20克，虾子5克，鸡肉50克，香菇5克，虾米10克，花生油5克，葱花、姜末、料酒各3克，酱油15克，肉汤、味精各适量。

【做法】

①将水发去蒂的香菇和虾米、火腿、竹笋、鸡肉、猪肉均切成片；豆腐蒸过之后切成方块。

②炒勺上火，放花生油烧热，先炝姜末、虾子，立即放入蒸好的豆腐和切好的肉片、鸡片、火腿片、笋片、虾米，略炒一会儿，倒入酱油、料酒略炒，放入肉汤，待烧开后倒入砂锅内，放在小火煮约15分钟，再放入味精调味即成。

【功效】

有健脾益气、润燥消水等作用，是高血压、动脉粥样硬化、冠心病患者的食疗佳品。

26

草鱼冬瓜汤

【原料】

草鱼250克，冬瓜500克，鸡汤200毫升，香油25毫升，精盐、姜片、葱白、味精各适量。

【做法】

①草鱼去鳞和内脏，洗净，切成方块状，置入锅中。

②冬瓜刨尽表层皮和瓜内籽瓤部分，切成方块，与盐、姜、葱一块置入鱼锅，加入鸡汤和适量清汤，用武火煮至鱼味渗香再入香油搅调即可。

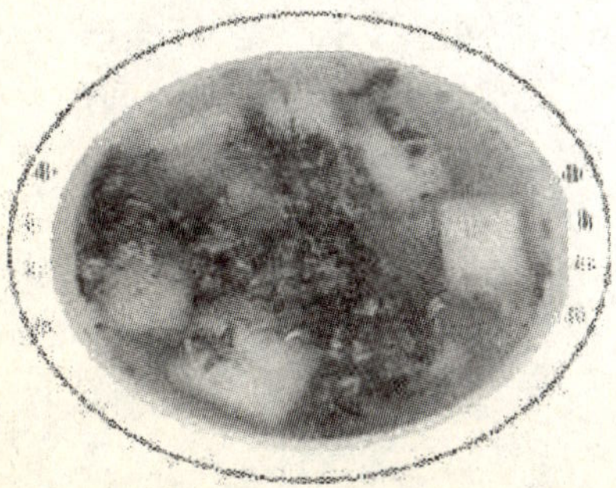

【功效】

本汤清香甜嫩，具有开胃健脾，利水消肿功能。对高血压患者兼食欲不振、下肢浮肿者为宜。

27

石榴豆腐

【原料】

豆腐250克，水发香菇、冬笋各20克，荸荠50克，鸡脯肉50克，鸡蛋3个（只用蛋清），咸鸭蛋1个，香菜梗、葱、姜、精盐、白糖、胡椒面、蚝油、水淀粉、料酒、芝麻油、味精、花生油、鲜汤各适量。

【做法】

①将豆腐、冬笋用开水焯过，同水发香菇、荸荠一起切成小丁；鸡脯肉切成丁，放碗内，用水淀粉、精盐、半个鸡蛋清拌匀上浆；葱、姜洗净后均切成片；香菜梗用开水焯一下，捞出沥水。

②炒勺放适量花生油烧热，下入葱片、姜片和鸡脯肉丁煸炒几下，然后放入香菇丁、冬笋丁、豆腐丁、荸荠丁和适量鲜汤，再加精盐、白糖、蚝油、味精、料酒、胡椒面煮开，用水淀粉勾芡，淋适量芝麻油，即成炒好的馅料。取半个鸡蛋清放碗内，加适量精盐及水淀粉搅匀。

③另起勺烧热，勺内涂适量花生油，将搅匀的鸡蛋清，摊成鸡蛋皮。将炒好的馅放在鸡蛋皮中间包起，用香菜梗系好成石榴状，将切碎的咸鸭蛋黄放在中间，上屉蒸5分钟取出。勺中放适量鲜汤，加精盐、味精、胡椒面调好味，用水淀粉勾薄芡，淋在蒸好的“石榴”上即成。

【功效】

有健脾益气、润燥消水等作用，对防治高血压、动脉粥样硬化和冠心病有理想的食疗效果。

28

烧豆腐

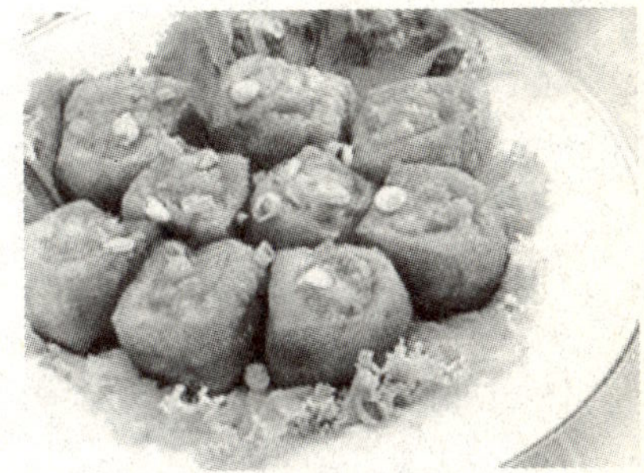

【原料】

嫩豆腐250克，金针菇20克，水发木耳35克，蘑菇15克，青蒜段10克，花生油40克，芝麻油3克，酱油10克，精盐3克，白糖5克，味精2克，料酒5克，水淀粉适量。

【做法】

①将豆腐切成3厘米长、1.5厘米宽的长方片；金针菇用温水泡发，摘去硬梗，洗净，切成1.5厘米长的段；蘑菇洗净后去蒂切成片；木耳洗净，待用。

②炒勺置火上，放入花生油，烧至六成热，下入豆腐片，待两面煎呈浅黄色时捞出，倒入漏勺内沥油。

③原勺置火上，放入少许花生油，放入煎好的豆腐片、木耳、蘑菇、金针菇、精盐、白糖、味精和少许清水，用文火烧至豆腐片入味，用水淀粉勾薄芡，撒入青蒜段，淋入芝麻油，装入汤盘内即成。

29

【功效】

有益气和中、生津润燥、清热解毒、凉血止血之作用，是高血压、冠心病、高脂血症患者的理想保健食品，且对高血压伴中风先兆病患者有一定的预防中风发生的作用。

冰糖炖海参

【原料】

水发海参50克，冰糖适量。

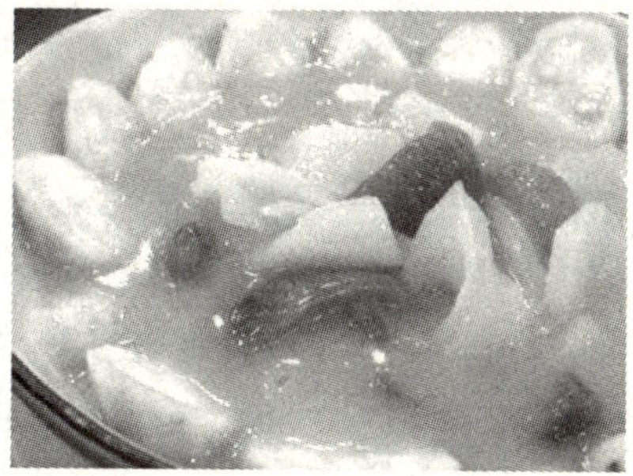

【做法】

将海参炖烂后，加入冰糖，再炖片刻即成。

【功效】

补肾益精，养血润燥，适用于高血压患者。

30

肉末豆腐

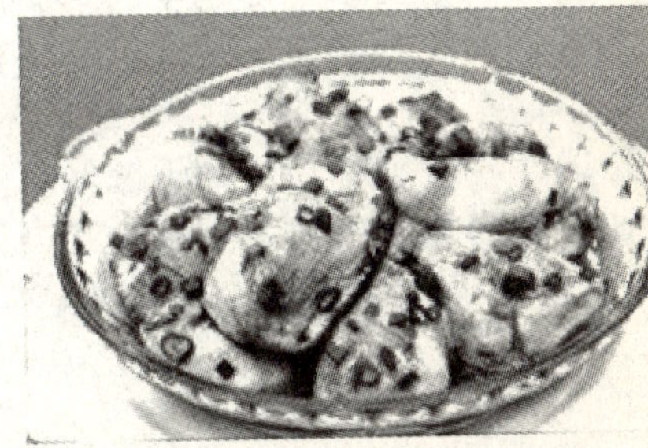

【原料】

嫩豆腐300克，猪瘦肉50克，水发香菇25克，蒜15克，豆瓣酱50克，花生油100克，料酒、酱油、精盐、水淀粉、葱花、鲜汤各适量，芝麻油少许。

【做法】

①将嫩豆腐切成1.5厘米见方的丁，放开水锅中焯一下，捞出沥水；猪瘦肉、水发香菇、蒜均洗净后切成小丁；豆瓣酱剁碎。

②炒勺置火上，放花生油烧热，放肉末滑熟，加入香菇末、蒜末、豆瓣炒出香味，放入豆腐丁，再将精盐、料酒、酱油放入，加鲜汤，盖上锅盖儿焖烧至豆腐丁入味，用水淀粉勾薄芡，撒上葱花，淋入芝麻油即成。

【功效】

可有效地降低血脂和血液中胆固醇的含量，有利水消肿、祛热解毒的作用，对高胆固醇、高血脂、高血压、冠心病患者有较理想的食疗效果。

31

第六章　第 6 月食谱

一、基础知识

1. 外周阻力与血压的关系

外周阻力增加而心输出量不变时，由于血液向外周流的速度减慢，致使舒张末期主动脉内存留的血量增多，舒张压增高。心缩期时，在此基础上加上搏出量，总血量也要增多，缩压也将相应地增高。但是动脉血压升高使血流速度加快，此收缩压升高不如舒张压升高明显，脉压变小。反之，外周阻力减小时，舒张压降低要比收缩压的降低更明显，故脉压加大。

外周阻力的改变主要是由于阻力血管口径的变化，而后者又是由血管平滑肌的活动所决定的。近年来关于血管平滑肌的研究进展较快，这对于分析血压的生理与病理变化，特别是高血压的发生机制有重要意义。目前研究较多的是 Ca2+、Mg2+、Na+、K+等离子对血管平滑肌活动的影响。

(1) Ca2+的作用：血管平滑肌细胞内 Ca2+浓度的增加，能促进肌动蛋白与肌球蛋白的叠合，引起平滑肌收缩，管径缩小，外周阻力增大，血压升高。细胞内的 Ca2+浓度是由细胞膜上的 Ca2+通道与细胞膜和肌浆网膜结合 Ca2+的功能所决定的。膜上的钠一钾通道（钠一钾泵）与钠一钙通道（钠一钙泵），也与细胞内 Ca2+浓度的调节有关。细胞外 Ca2+通过 Ca2+通道进入细胞内，以及细胞膜与肌浆网膜上的结合钙向细胞内的释出，均可使细胞内 Ca2+浓度增加，引起血管平滑肌收缩。Ca2+拮抗剂可阻止细胞外 Ca2+的流入和膜结合 Ca2+向细胞内的释放，使细胞内 Ca^{2+}浓度降低，抑制平滑肌的收缩。

(2) Mg^{2+}的作用：Mg^{2+}能直接作用于血管平滑肌的细胞膜，与 Ca^{2+}竞争 Ca^{2+}通道，减少 Ca^{2+}的流量，并能促进肌浆网膜与 Ca^{2+}的结合，从而减少肌细胞内的 Ca^{2+}浓度。因此，Mg^{2+}能抑制或减弱平滑肌的收缩。

(3) Na^{+}的作用：血管平滑肌的细胞膜上有 Na^{+}— K^{+}泵与 Na^{+}— Ca^{2+}泵，前者能泵出 3 个 Na^{+}，摄入 2 个 K^{+}，使细胞内维持低钠浓度，后者使 3 个 Na^{+}的流入与 1 个 Ca^{2+}的流出相耦联，可促进 Ca^{2+}的流出。当肌细胞内 Na^{+}增多时，一方面可通过 Na^{+}— K^{+}泵促进 Na^{+}的流出，另一方面抑制 Na^{+}— Ca^{2+}泵，减少 Na^{+}的流入，因而阻碍了 Ca^{2+}的流出，使细胞内 Ca^{2+}浓度增加，肌肉收缩加强。近年来的研究已证实，高 Na^{+}膳食与高血压的发生有重要关系。

(4) K^{+}的作用：细胞外 K^{+}浓度的增加能刺激 Na^{+}— K^{+}泵，促进细胞内 Na^{+}的流出，进而增强 Na^{+}— Ca^{2+}交换，使细胞内 Ca^{2+}减少，降低平滑肌的张力。

2. 血液黏滞度与血压的关系

除了血管口径外，血液黏滞度也是构成外周阻力的一个因素。由泊肃叶定律可知，血流阻力与血液黏滞度成正比。凡使血液黏滞度增加的因素，都有可能加大外周阻力，升高血压，而增加心脏负担。红细胞的数量和性质的变化是影响血液黏滞度的主要因素。红细胞比容的增大，例如在多血症和失水患者，均可使血液黏滞度增大，引起血压升高。在某些病理情况下，红细胞聚集性的增加，也是使血液黏滞度增高的重要因素。血浆中纤维蛋白原浓度的异常增加，可通过血黏滞度的增高，引起血液度增高，这些因素都能改变外周阻力而影响血压。因此，血液黏滞度的状况与血压有一定的关系。

二、诊断方法

1. 何谓收缩期高血压

一般认为，这种高血压表现为收缩压高于正常，但舒张压正常或低于正常，因而脉压增大。收缩期高血压常见于老年人，但同样也见于年轻人。当病人患主动脉硬化、甲状腺功能亢进、主动脉瓣关闭不全（以上主要由于心搏量增加，后者尚有主动脉血液返流）、体循环动静脉瘘、动脉导管未闭、主动脉的肺动脉间隔缺损（以上主要由于心搏量增加，且由左至右分流）、原因不明的高动力循环状态等，也属于常伴收缩期高血压范畴之内。收缩期高血压在发生心血管并发症及充血性心力衰竭中有其特殊的不利作用。抗高血压治疗措施能降低这类病人的血压。对于动脉粥样硬化的老年病人应注意其舒张压不能降得过低，否则易引起重要器官血液灌注量的不足。

2. 何谓波动性高血压

每个人的血压随时随地在变，在 24 小时监测下，即使血压正常者的收缩压和舒张压也有 6.6 千帕（50 毫米汞柱）以上的变化。病人血压波动于正常血压、临界高血压以及高血压值之间是常见的。由于这种波动，常常假设由正常血压通过“波动性”高血压发展成“固定性”高血压。血压波动程度（波动性）不限于临界性高血压。血压愈高，变异性愈大。成年人，“基础”血压或静息血压较随机血压与心血管患病率相关显著；测量儿童血压时，周围环境的影响可能具有重要意义。

另外，在身体的不同部位或身体处于不同体位时，因地心引力关系而血压互异。通过对机体功能及外来刺激的反应，血压在昼夜之间变异甚大。因血压的这种变异性，故难以凭一次随测的间接血压读数来确定个体的血压水平。即便如此，在舒适、休息、安静的环境和恰当的操作技术等条件下，病人就诊测得的血压值也会有波动性，因此重复检测血压是非常必要的。

三、保健常识

1. 宽容忍让是秘诀

在这竞争的年代里，生活节奏紧张，工作、精神压力倍增。特别是三四十岁的中年人，上有老下有小，房子车子票子妻子孩子，一个都不能少。怎样能笑迎挑战，宽容忍让，真是一门学问。美国某前职业棒球明星，40 岁时因体力不济而告别体坛另谋出路，他想凭借自己的知名度去保险公司应聘推销员不会有问题，可结果却出乎所料，人事经理拒绝了，理由是“吃保险这碗饭必须笑容可掬，但您做不到，无法录用”。面对冷遇，他没有打退堂鼓，决定首先学会“笑”。他天天在客厅里放声大笑，邻居分析：“失业受刺激太大，神经出了问题。”他不管别人怎么看，仍然练“笑”。一段时间过后，他到人事经理办公室应聘，露出笑容，经理说：“你的笑吸引力不大。”他没有悲观失望，也并不把它当成压力，回到家里仍苦练。一次，他在路上遇见一位朋友，非常自然的笑着打招呼，他的朋友说：“您的变化真大，和以前判若两人。”以前那种犟脾气没了，微笑可亲了。他不气馁，终于露出真正的发自内心的“笑”，得到保险公司人事经理的认可，得到了顾客的喜欢，他成为全美推销保险的高手。他感慨道：“人是可以自我完善的，关键在于你有没有热情，任何人都会有热情，所不同的是，有的人只有 30 分钟，有的人可以持续 30 天，而一个成功者却能让热情持续 3 年乃至终生。”热情激发我们的潜能，把压力变成动力。否则使人悲观失望，产生的压力皆可致病。这是因为紧张的心理和不良的心理刺激影响人体下丘脑的分泌功能，造成机体免疫功能的下降，应激能力差。历史上有周瑜受气而死，范进中举而疯。多一份幽默，多一份健康。列宁说：“幽默是一种优美的健康品质。”幽默的特点温和、含蓄和机智，是浪漫的滑稽，使人的精神充分放松，缓解矛盾。

长期精神压力过大和心情忧郁是引起高血压和其他慢性疾病的重要原因之一。我们常常听说：某某最近由于工作压力大，休息不好，血压升高了；某某单位分房了，或涨工资了，没有他的份儿，心情不好，不平衡，血压又高了；某某昨天和家里人吵架，突然摔倒，脑出血了，等等。

我们知道中年以后将逐渐发生动脉硬化，一般平均每年管腔狭窄 1~3%，几年、十几年甚至几十年才堵塞，可是，暴怒、着急、生气，可以因为冠状动脉痉挛而在 1 分钟内完全闭塞。平时需几十年才形成的，这 1 分钟就彻底痉挛堵塞了，由此可见心理因素的重要性。心理学家告诉我们：自觉保持永远快乐的心境既是一门健康的科学，又是一门生活的艺术。所以说人的心境非常重要，一个人心境好，他会感到阳光格外明媚，蓝天更蓝，空气都是清新的，看见谁都很高兴。有句古语形容说：“宠辱不惊，闲看庭前花开花落；去留无意，漫观天外云卷云舒。”就是说人要善于在不同场合保持心态平衡，去也好，留也好，都处在一种淡泊从容的心境中。这种情况不经过修养锻炼还真做不到，心理平衡最重要，但需要在实践中不断地自我完善。

人总是有苦有乐，人人都想从苦难中走出来，这就得学会休闲。英国著名的戏剧学家萧伯纳说得好：“真正的休闲并不是什么也不做，而是能够自由地做自己感兴趣的事情。”徐悲鸿在书房内观赏雨花石，老舍在庭院内养花…他们在休闲的乐趣中让心灵得到放松。一个人如果对自己的工作达到娴熟执迷的程度，也就产生了乐趣，如我们医务人员能把病人治好就是我们最大的乐趣。

2. 安静让你健康长寿

2004 年日本高龄社会白皮书报道：过去 5 年百岁老人数量翻了一番，现已突破 2 万，为 20561 人，居世界第一，其平均寿命达 81.98 岁，而中国医学最发达的城市北京平均寿命仅 75.85 岁，明显低于日本，而且老年健康状况也不如日本，我国仅高血压造成脑卒中而致残的人数就达 260 万。长寿并不等于健康，如果一个人很长寿，但由于罹患脑卒中生活不能自理，这样的长寿不但成为本人及家庭的痛苦，而且也为社会造成了经济负担。

日本人的长寿是如何做到的呢?其中一点就是我们现在最缺少的——安静。日本新闻报道，安静的生活居住环境是日本人长寿的秘诀，他们在商店、机场、饭店等这些人群集中的场所没有喧哗声，而在我国，稍有交通堵塞的现象驾驶员就拼命地按喇叭，大声谩骂，为自己和他人造成了浮躁喧哗的不利环境。

“安静使人多活 10 年”，那么我们也应该尽量克服急躁情绪，努力营造安静的环境，爱护自己，爱护他人，健康长寿。

四、饮食疗法

食疗知识

海菜、木耳对降血压有好处

(1) 海菜：原名浒菜，山东一带称为海青菜，浙江则叫苔条，为石莼科植物。盛产于我国沿海中湖的石沼中，四季可采，洗净，晒干，既供食用，也可入药。味咸，性寒。全草含藻胶及较多的糖类、维生素和氨基酸，无机盐含量高达 38.9%。据观察，具有降低胆固醇的作用。高血压病、冠心病患者，用海藻 15 克，夏枯草 20 克，煎水服，每日 2 次，持续服用一个时期，可有助益。

(2) 木耳：木耳，又称桑耳，寄生于桑、槐、榆、楮等树上。古称“五木耳”。淡褐色，质柔软，形似人耳，故名木耳。有的地方称为木蛾。另有白色者，多生丁栗树上，即通常所说的白木耳或白银耳。近些年来，不少地方逐渐以人工培植，产量显增。无论黑木耳或白木耳，均为公认的高级营养滋补品，既可入肴，也可药用。

其味甘，性平，无毒。黑木耳或白木耳，所含成分大致相同。据分析，二者均含有蛋白质、脂肪、糖、灰分；磷、铁、钙、胡萝卜素、硫胺素、核黄素、尼克酸等。糖中含甘露聚糖、甘露糖、葡萄糖、木糖、葡萄糖醛酸及少量戊糖和甲基甙糖。干木耳还含磷脂、甾醇等。木耳滋胃益气，和中凉血，降压利便，滋补强壮。高血压、血管硬化、眼底出血者，取黑木耳或白木耳 3 克，清水浸泡一夜，于饭锅上蒸 1~2 小时，加入适量冰糖，于睡前服用，每日 1 次，10 日为 1 个疗程，可持续服用，无任何副作用。

食疗食谱

炒南北

【原料】

水发玉兰片250克，水发口蘑100克，花生油50克，精盐5克，味精2克，料酒5克，白醋、白胡椒粉各少许，葱丝、姜丝各10克，水淀粉适量。

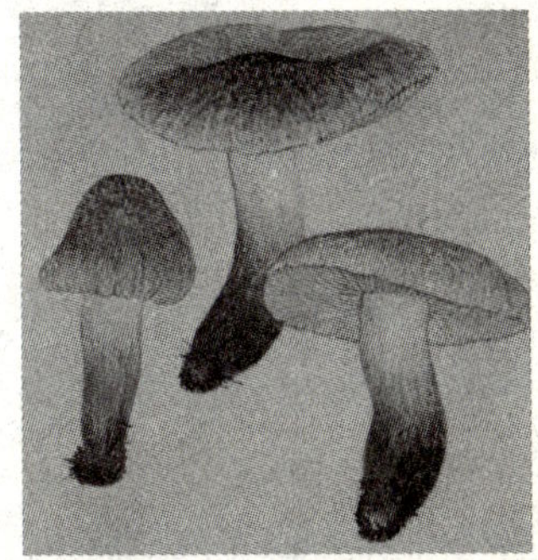

【做法】

①将玉兰片洗净后切成薄片；口蘑去根，片成薄片，分别放入沸水锅内焯一下，捞出，待用。

②炒勺置火上，放入花生油烧热，下入葱丝、姜丝炝勺，溢出香味后放入玉兰片、口蘑片，加入精盐、味精、料酒、白胡椒粉翻炒均匀，点汤，用水淀粉勾芡，淋入少许白醋，抖匀后盛入盘内即成。

【功效】

有降低胆固醇、降血脂作用，适宜于高血脂、高胆固醇、高血压、冠心病患者食用。

1

天麻焖海参

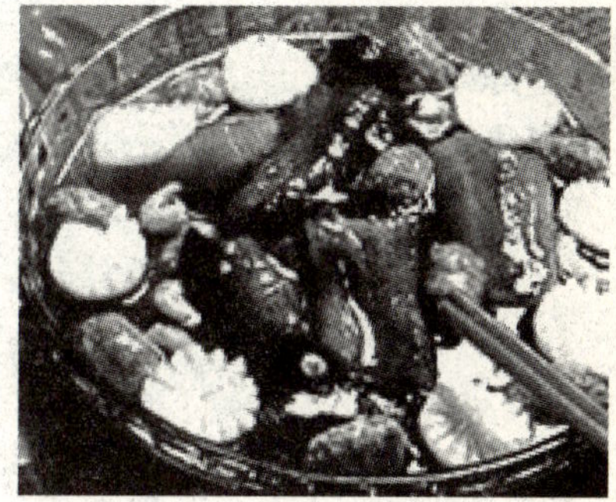

【原料】

天麻20克，海参250克，木耳250克，混合油100毫升、大蒜头两个，清汤、精盐、酱油、黄酒、味精各适量。

【做法】

①天麻蒸后切片。

②黑木耳置于净水中发泡后洗净，切片状。

③大蒜去外表皮、洗净，切成片状。

④海参水发后切片，置油锅爆炒后放入黄酒，入天麻、黑木耳、大蒜片、清汤，文火慢焖至香熟时放入精盐、酱油、味精调味即成。

【功效】

本膳清中宜补，适宜于肾精亏虚、肝风上扰型高血压。天麻的主要成分为天麻素及其甙元，善息肝风、止头痛。黑木耳，性味甘平、含有蛋白质、精纤维、磷、钙、烟酸、胡箩卜素及多种维生素与麦角甾醇、卵醇脂糖类等物质。海参味咸，每100克含有蛋白质14.9克，脂肪0.9克，特别是钙的含量很高，为357毫克，其次的成分为磷、铁、硫胺素、核黄素、尼克酸和碘。

2

烧香菇

【原料】

水发香菇150克，冬笋150克，芝麻油70克，酱油20克，精盐2克，味精2克，白糖8克，水淀粉适量。

【做法】

①将水发香菇去蒂、冬笋去壳，用清水洗净后均切成长3厘米、宽l厘米的片。

②炒勺置火上，加入芝麻油（50克)烧热，放入冬笋片、香菇片、酱油、精盐、味精、白糖翻炒均匀，再加入适量清水烧几分钟，煮开后用水淀粉勾薄芡，翻炒均匀，淋入芝麻油，盛入盘内即成。

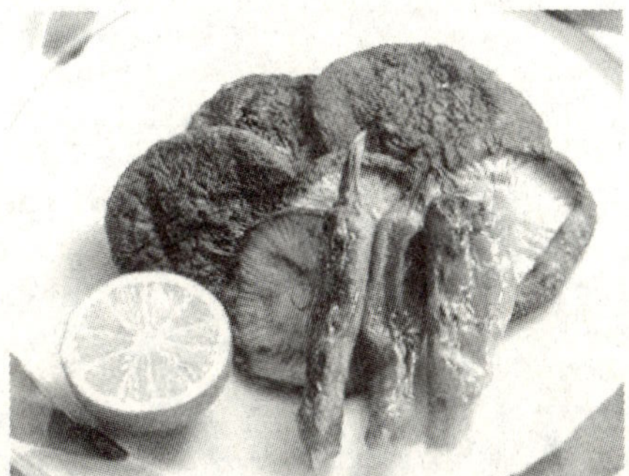

【功效】

可有效地减少脂肪，防止肥胖；对动脉粥样硬化、高血压病患者有较好疗效，是心血管疾病患者的理想保健食品。

3

番茄炒虾仁

【原料】

活虾去壳虾仁300克，红番茄250克，青辣椒50克，鸡蛋1个，植物油750毫升（耗100毫升），香油、葱、盐、味精、胡椒粉、湿淀粉、干淀粉各适量。

【做法】

①虾仁放入加盐的清水中，用筷子搅动，使虾肉上残存的薄膜脱落，再用清水反复冲洗几遍，直至薄膜、虾脚冲洗净成白的虾仁，沥干水，用洁白纱布吸净水，用鸡蛋清加干淀粉、味精、盐调成浆，入虾仁抓匀上浆。

②红番茄用开水稍烫，撕皮、去蒂去籽，切1厘米见方的丁；青椒洗净、去蒂去籽，切指甲片，葱切段。

③净锅置旺火上，放油烧到五成热，下已浆好的虾仁，用筷子拨散滑熟，倒入漏勺沥油；锅内留油约60毫升，下青椒片、精盐煸炒，再加番茄丁、滑熟的虾仁、葱段、鲜汤，用湿淀粉调稀勾芡，加胡椒粉、香油翻炒均匀，装盘即成。

【功效】

具有柔肝凉血，滋肾壮阳的功能。对肝肾阴虚、肾精不足等有较好疗效。番茄味甘酸，性微寒、是高钾低钠食品。所含番茄碱，能使血压急骤、短暂性下降，同时还含有丰富的胡萝卜素、维生素B等成分。虾仁是含钙极高的营养佳品，每100克中含钙高达991毫克，钙有除“钠”作用，可使血压保持稳定。

4

口蘑鸡丁

【原料】

鸡脯肉300克，口蘑150克，冬笋100克，红辣椒50克，鸡蛋清1个，酱油15克，精盐3克，味精2克，白糖5克，料酒15克，水淀粉适量，葱末、姜末各5克，花生油500克（约耗50克）。

【做法】

①将鸡脯肉、口蘑、冬笋、红辣椒均择洗净，均切成1.5厘米见方的丁。

②将鸡丁放入碗内，用精盐、鸡蛋清、水淀粉拨匀上浆。

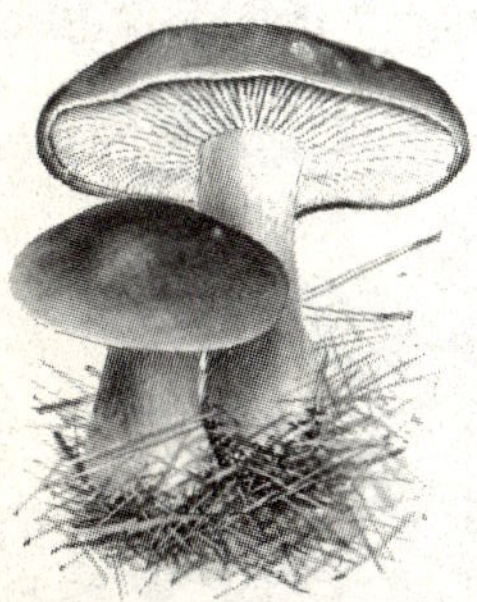

③炒勺置火上烧热，放入花生油，烧至六成热，下入鸡丁，滑至八成熟，捞出沥油；再把口蘑、红辣椒、冬笋丁一起入油勺内。滑透后捞出沥去油。

④原勺留底油，下入葱末、姜末炝勺，放料酒、精盐、适量清水、酱油、白糖、味精，并把鸡丁、红辣椒丁、冬笋丁、口蘑丁倒入勺内，翻炒至熟，用水淀粉勾薄芡，淋入芝麻油，盛入盘内即成。

【功效】

有强身、补气之功效，常食可有降低血压及胆固醇的作用。

5

风通木耳肉

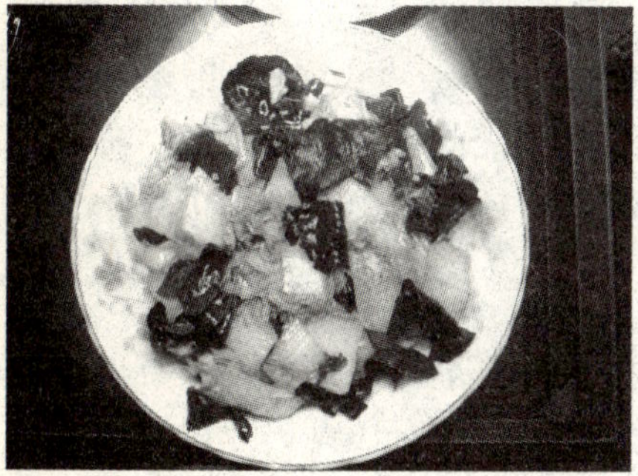

【原料】

青风藤50克，关木通30克，黑木耳100克，猪瘦肉250克，植物油60毫升，精盐、酱油、黄酒、大蒜瓣、味精、香油各适量。

【做法】

①青风藤及关木通洗净，武火煮沸，取浓缩汁100毫升。

②黑木耳用清水浸发、洗净，撕成小片。

③精瘦肉切小片，抹上少许精盐、黄酒、酱油稍腌片刻。

④猪瘦肉用油烧炒几遍，即入黑木耳共炒，再将浓缩药汁、蒜瓣掺入，文火慢焖至香熟时，放入精盐、酱油、味精、香油调味即成。

【功效】

本膳补而不涩，通而不滑，适宜于高血压患者、四肢麻木或中风后肢体不举者。

6

扒酿竹荪

【原料】

水发竹荪（大小要均匀）150克，水发香菇100克，熟鲜笋尖150克，青菜心100克，熟鸡油50克，芝麻油1.5克，精盐4克，味精4克，白糖3克，胡椒粉0.1克，料酒5克，水淀粉、鸡汤各适量。

【做法】

①将水发竹荪切去头尾，取最软嫩部分使之保持筒状(每条长5厘米)，共24条；笋尖、青菜心均切24条(每条长5厘米)；香菇切成粗丝，分24份。

②取青菜心1条、笋尖1条、香菇丝1份酿进竹荪筒内，全部酿好后，放入沸水锅内焯一下，捞出后用洁净的毛巾吸干水分。

③炒勺置火上，放入少许鸡油烧热，烹入料酒，放入适量鸡汤、味精、精盐、白糖，撒上胡椒粉后放入竹荪筒，煮一会儿倒入漏勺内沥去水分，取出分两行排在盘中，每行12条。

④原勺置火上烧热，放入少许鸡油，烹入料酒，加入适量鸡汤、味精、精盐、白糖调好口味，用水淀粉勾薄芡，淋入芝麻油，浇在竹荪筒上即成。

【功效】

对胆固醇有溶解作用，可有效地降低血压及脂肪，是高血压、高脂血症、冠心病及肥胖症患者的理想食疗佳品。

7

天麻蒸全鱼

【原料】

天麻20克，川芎10克，茯苓20克，鲜鲤鱼1尾，花生油50毫升，精盐、酱油、味精、鲜红椒丝、姜葱各适量。

【做法】

①天麻、川芎、茯苓一同放入第二次米泔水中浸泡5小时左右，捞出天麻，置米饭上蒸透，切成薄片(透明度高者为佳)。

②鲜鲤鱼去鳞、抽筋、剖开，去肚杂，将天麻置鱼腹中，再置盆内，加入少量姜、葱、清水，上笼蒸约30分钟，取出。

③将油烧热，放入红椒丝、精盐、酱油、姜葱炸成浓汁，趁热浇鱼上即成。

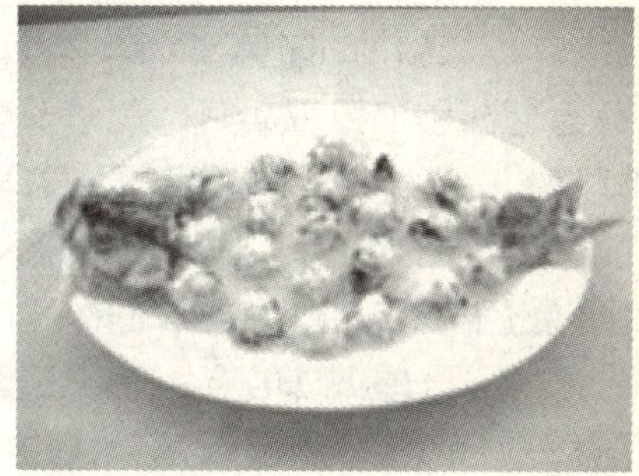

【功效】

本膳鲜香甜嫩，对肝阳上亢型高血压具有祛风宁神、活血止痛的效果。

8

绿叶口蘑

【原料】

水发口蘑200克，绿叶蔬菜100克，熟花生油50克，精盐4克，味精2克，料酒5克，姜片5克，口蘑汤、鲜汤各适量。

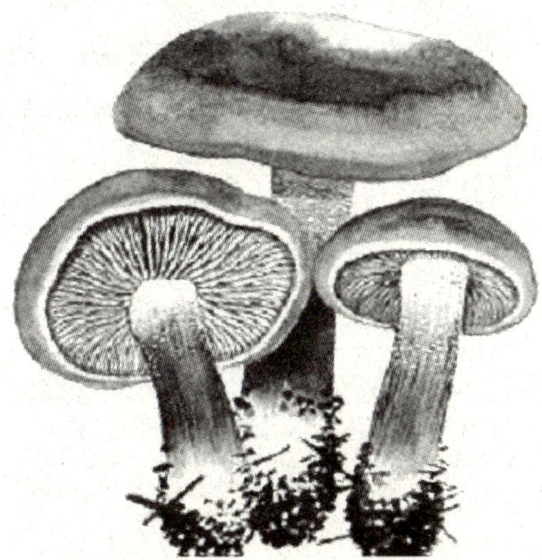

【做法】

①将水发口蘑去泥沙，洗净，切去老根，用刀片成薄片。

②取炖盅一只，放入口蘑汤、适量鲜汤烧沸，再下入口蘑片，加入熟花生油、精盐、味精、料酒、姜片，炖30分钟左右，再放入熟绿叶菜，倒入大汤碗内即成。

【功效】

有强身补虚之功效，经常食用有降低血压及血液中胆固醇之作用。

9

落参炙龟板

【原料】

海参200克，炙龟板30克，胡桃肉60克，混合油60毫升、猪骨汤500毫升，精盐、黄酒、食醋、胡椒粉、蒜泥、葱白，味精各适量。

【做法】

①炙龟板研末，用食醋浸养，备用。

②海参水发后切片，抹上少许精盐、酱油。

③胡桃肉开水烫后，去皮。

④将海参置油锅内爆炒几遍后，放入猪骨汤、胡桃肉、龟板粉、蒜泥用文火慢焖至浓汁时，再入胡椒粉、精盐、味精、黄酒、葱白调味即可。

【功效】

具有滋养肝肾，润肠通结的作用。以老年性高血压肝肾阴虚型并大便经常燥结者为佳。龟甲为龟科动物，乌龟的背甲、腹甲壳主要含骨胶原，其中为天门冬酸、苏氨酸、蛋氨酸、苯丙氨酸、亮氨酸等多种氨基酸，其次还含有钙、磷角质、蛋白质及脂肪等物质，对高血压的作用主要是滋阴潜阳。海参除蛋白、脂肪外，主要成分是钙和碘均高于其他水产类动物。胡桃仁性温、味甘、质润，脂肪油的含量极为丰富，同时还含有蛋白质、糖类、胡萝卜素以及钙、磷、铁与维生素等、滋润肠燥的作用强。

10

鲜蘑烧笋

【原料】

鲜蘑菇200克，笋片300克，花生油30克，芝麻油3克，精盐4克，味精2克，料酒15克，水淀粉适量，葱15克，姜3克，鸡汤适量。

【做法】

①将鲜蘑菇去根蒂，洗净泥沙，切片；将蘑菇片和冬笋片分别用开水焯一下，再用清水过凉，待用；葱切段，姜切片。

②炒勺置旺火上，放入花生油，下入葱段、姜片炝勺，烹入料酒，加入鸡汤，烧沸后去掉葱段、姜片，加入笋片、蘑菇片，再烧沸，用水淀粉勾薄芡，待汁浓稠后淋入芝麻油，盛入盘内即成。

【功效】

有降低胆固醇的作用，可有效地减少脂肪，预防肥胖；高血压、冠心病患者常食有益。

11

天麻炖乳鸽

【原料】

天麻20克，乳鸽1只(约250克)，精盐、味精、生姜片、葱白各适量，清汤100毫升。

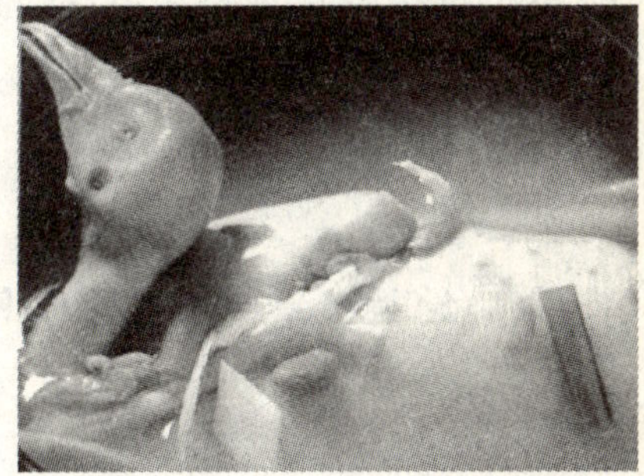

【做法】

①将天麻用淘米水浸泡2小时左右，洗净；切成薄片状，备用。

②活乳鸽宰杀后，去内杂，洗净；用黄酒及少许精盐遍体抹一层，片刻后用清水略冲一遍，放入蒸碗内，加入葱白、姜片及清汤，再入天麻，上笼，武火蒸约30分钟取出，再放适量精盐、味精、拌匀即成。

【功效】

适宜于肝阳上亢型高血压，具有平肝息风，定惊潜阳的作用；天麻即是药物又是食物，含天麻素及多种微量元素。

12

鲜蘑虾仁

【原料】

鲜河虾500克，鲜蘑菇300克，鸡蛋1个，精盐4克，味精3克，料酒10克，淀粉10克，葱末、姜末各3克，花生油500克(约耗50克)。

【做法】

①将鲜蘑菇洗净，去根，切成与虾仁大小相同的块；河虾洗净后剥去外壳，放入碗内，用精盐、味精、淀粉拌匀上浆。

②炒勺置火上，烧热，放入花生油，烧至五成热，倒入鲜蘑菇块滑透，立即捞出；然后再把虾仁放入油勺内，滑至八成熟时倒入漏勺内沥油。

③原勺留油少许，下入葱末、姜末炝勺，烹入料酒，加入精盐、味精，放蘑菇丁，虾仁翻炒均匀，盛入盘内即成。

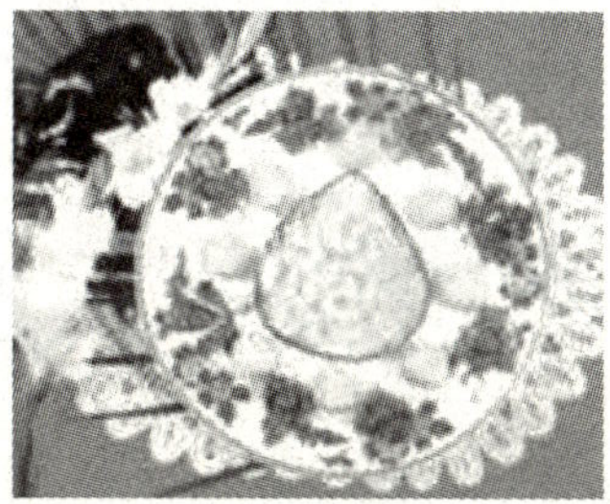

【功效】

有补肾壮阳、降血脂、降胆固醇之作用，常食对高血脂、高血压、肥胖病患者有益。

13

醋熘土豆丝

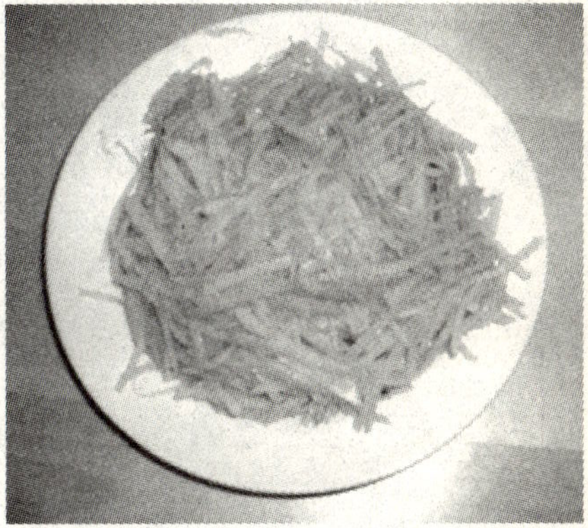

【原料】

土豆400克，植物油15克，盐3克，醋50克，葱3克，花椒10粒。

【做法】

①土豆削去皮，先切成薄片，再改刀切成细丝，愈细愈好（如能用礤子擦成丝更好）。用冷水泡上，约20分钟后，将水控净。

②葱去根及干皮，切成细丝。

③锅内放植物油，下花椒粒，炸至花椒粒出香味，将其盛出，再下葱丝稍煸，即下土豆丝快速翻炒几下，待土豆丝稍变软，下盐及醋，炒匀即迅速出锅装盘。注意土豆丝要炒熟，但应保持脆嫩，不要炒得过为软绵。

【功效】

土豆含有泛酸，有降低血压的作用，并能防止动脉硬化的发生。

14

木耳烩鱼片

【原料】

鲜鲤鱼肉250克，水发木耳100克，精盐5克，味精2克，胡椒粉1克，料酒30克，水淀粉适量，葱50克，姜5克，鸡汤适量，花生油500克（约耗75克）。

【做法】

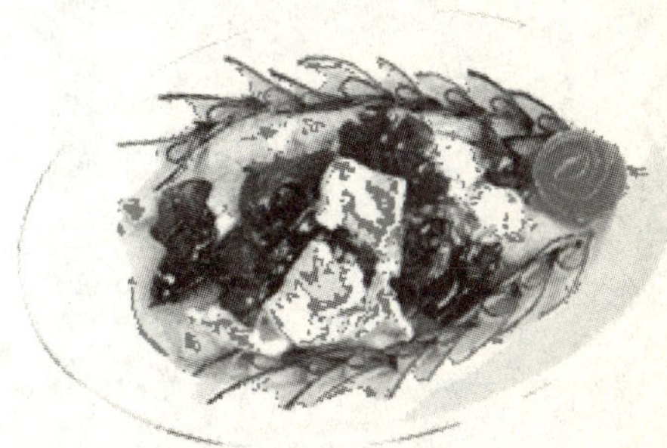

①将水发木耳择洗净；鱼肉片成长3厘米、宽2.5厘米的薄片，放入盘内；葱、姜洗净、切碎；用料酒（15克）、精盐（1克）把鱼片腌渍片刻，取出鱼片，用水淀粉拌匀上浆，待用。

②炒勺置火上，放入花生油。烧至六成热，下入浆好的鱼片，略炸片刻，捞出沥油。

③原勺留油少许，把葱、姜、木耳、料酒、味精放入勺内，用旺火煸炒片刻，加入鸡汤烧沸，用水淀粉勾芡，加入精盐调味，翻炒几下，撒上胡椒粉，盛入盘内即成。

15

【功效】

有利水、消肿、清热解毒、止咳平喘之用，是高血压、高血脂、心血管疾病、肥胖病患者较理想的保健食品。

绞股蓝炖乌龟

【原料】

乌龟1只(约750克)，绞股蓝30克，花生油50毫升，精盐、黄酒、酱油、味精、姜片、葱花各适量。

【做法】

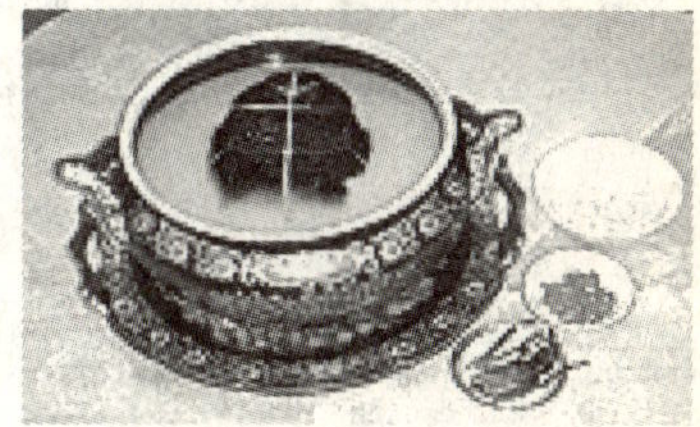

①将乌龟(最佳者为金钱龟)宰杀，去头、爪和内脏。

②绞股蓝拣除杂质，洗净，切断，用纱布袋包扎。

③清汤800毫升置砂锅内，绞股蓝与乌龟入内，武火煮沸，加入黄酒、姜片，改用文火煨炖1小时，待龟肉熟烂，捞出绞股蓝，放入精盐、酱油、味精、葱花，再炖5分钟即可。

【功效】

具有滋阴补阳，降脂降压之功效，适宜于阴阳两虚型的高血压病。乌龟，性味、甘、咸平，含有胶质、蛋白质、脂肪、钙盐、维生素B1、维生素B2，是大补阴虚之佳肴，绞股蓝为葫芦科植物，味苦、性寒，含有皂甙达80多种，含氨基酸和微量元素达18种之多，其中绞股蓝总甙有显著降压效果，绞股蓝皂贰C、I、J、K和原绞股蓝皂甙都有一定的降脂作用。对高血压和动脉硬化、冠心病、糖尿病、肥胖症以及中风后遗症均有预防和治疗功用。对高血压有一定疗效。

16

云片鹌鹑蛋

【原料】

水发银耳50克，鹌鹑蛋12个，胡萝卜15克，香菜叶10克，鸡肉茸50克，熟鸡油5克，酱油10克，精盐3克，味精3克，料酒5克，鸡汤、姜汁各适量。

【做法】

①银耳去蒂，洗净；胡萝卜洗净，去皮，切成小丁；把银耳和胡萝卜丁分别用开水焯一下，捞出沥水，待用。

②取12个小酒盅。在里面抹上一层鸡油，把12个鹌鹑蛋液分别磕入小酒盅内，加入适量的清水，搅拌均匀；把香菜叶、胡萝卜丁分别码入小酒盅内，成花形图案，然后将小酒盅上屉蒸透，取出后去掉酒盅，摆入汤碗内。

③将锅置火上，加入鸡汤烧开；把鸡肉茸放入碗内，加入适量的清水搅匀，倒入汤锅内，待鸡肉茸受热浮起时捞出(另做它用)。

④将锅内的汤倒出过箩后再倒回原锅内，加入味精、料酒、精盐、姜汁、银耳，待烧沸后，撇去浮沫，淋入鸡油，起锅盛入汤碗内即成。

【功效】

适用于营养不良、高血压、血管粥样硬化等病症，高血压、高血脂、高胆固醇患者常食有一定的食疗效果。

17

地竹老鸭

【原料】

生地黄40克、王竹30克，红枣6枚，老鸭一只，猪骨汤300毫升，花生油50毫升，黄酒、食醋、姜片、精盐、胡椒粉、葱花、味精各适量。

【做法】

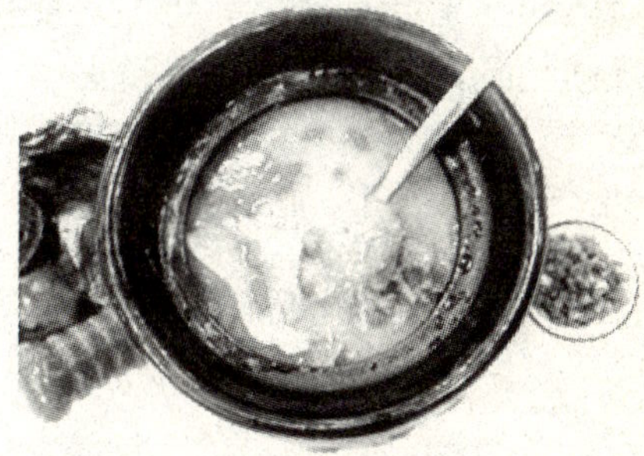

①生地黄洗净，切片，玉竹洗净，切成寸长许，红枣(去核)洗净。

②老鸭宰杀后，去内杂，切成块状，放入少许黄酒、食醋、精盐、酱油同腌10分钟。

③将腌好的鸭块在油锅走油后，再入生地黄、王竹、姜片、红枣、猪骨汤，文火慢炖两小时左右，用胡椒粉、酱油、精盐、葱花、味精调味即可。

【功效】

具有滋阴养液，清补结合的双向作用。对老年人肝肾阴虚者最为适宜。生地黄，味甘、性清润，既能滋阴养血又能清热凉血。具有养阴清虚热，又适应于阴虚者的外感发热，故高血压外感时，也可食用。老鸭滋阴力强，优于新嫩仔鸭，每100克鸭肉中含蛋白质16.5克，脂肪7.5克，热量居中，同时还含钙、磷、铁及多种维生素。对高血压患者有定疗效。

18

平菇汆鲫鱼

【原料】

鲫鱼500克，平菇250克，熟鸡油100克，味精5克，料酒25克，鸡汤适量，葱丝、姜丝各5克，精盐、香菜末各适量。

【做法】

①将平菇去蒂，洗净，切成长条块；鲫鱼去鳞及内脏，洗净，沥水。

②炒勺烧热，下入熟鸡油，投入葱丝、姜丝炝勺，煸出香味后下入鲫鱼翻动几下，烹入料酒，加入鸡汤（或清水），烧沸后放入平菇，转小火炖10分钟左右，待汤成乳白色时，加入精盐、味精，盛入汤盆内，撒上香菜末即成。

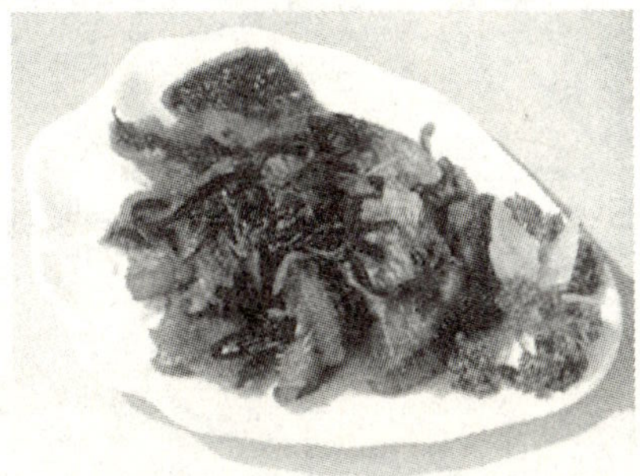

【功效】

有益气健脾、利尿消肿、清热解毒之作用，对降低血压、血液黏稠度效果较好，心血管疾病、肥胖病患者经常食用也有较好的食疗效果。

19

二天焖鲤鱼

【原料】

天麻20克、制天南星10克，鲤鱼500克，混合油60毫升，红辣椒丝、食醋、精盐、酱油、姜片、葱花、味精各适量。

【做法】

①将制天南星洗净，用一纱袋扎包好。

②将鲤鱼先抽出背面上的银丝筋，再去鳞、去内杂，切成长条形块状，用少许精盐、酱油，食醋抹上一层。

③天麻与制天南星煮沸30分钟，将制天南星拣出不用。

④鲤鱼在油锅内走油后，放入天麻汤、姜片、红辣椒丝、文火慢炖至熟香，再入精盐、酱油、葱花、味精调味即可。

【功效】

具有清瘀痰浊，止息头风的作用。适宜于痰浊中阻型高血压。天麻为祛头风、潜肝阳的中药，其主要成分为赤箭甙和天麻素，天南星主要含安息香酸、三萜皂甙，多种氨基酸。此外，还有掌叶半夏碱乙以及强心甙和甾醇类成分，鲤鱼的蛋白质、脂肪、氨基酸类成分均较其他科类为高，主要作用于肝肾两脏，在高血压合并肾性水肿和肝硬化时，多食用有利于疾病的恢复。

20

平菇焖鸡块

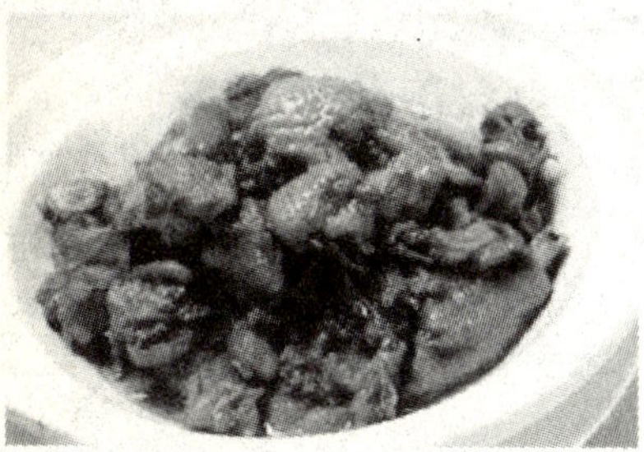

【原料】

净膛母鸡1只，平菇200克，芝麻油5克，酱油25克，精盐15克，味精5克，料酒15克，葱10克，姜5克，花生油500克(约耗100克)。

【做法】

①将母鸡洗净，剁成3厘米见方的块，装盆内，用料酒、酱油腌渍，平菇洗净切块；葱切段，姜切片。

②炒勺置火上，放入花生油，烧至八成热，放入鸡块，炸至鸡块呈红色时捞出，沥油。

③原勺留油少许，下入葱段、姜片、精盐、鸡块，加入适量清水，烧沸后放入平菇块，焖至鸡肉熟烂，用旺火收汁，淋入芝麻油，放味精翻勺装盘即成。

【功效】

有温中益气、补精填髓、降低血压和胆固醇之作用，可用于防治心血管疾病和肥胖症。

21

山楂焖蛎黄

【原料】

山楂30克，荸荠100克，蛎黄肉200克，猪骨汤500毫升，花生油30毫升，精盐、酱油、黄酒、味精、蒜酱各适量。

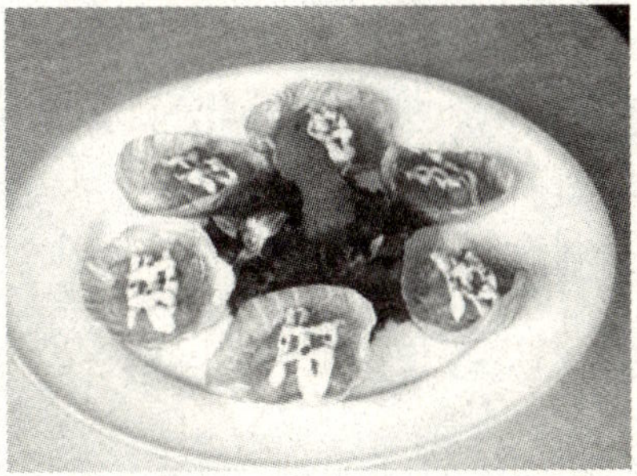

【功效】

具有平肝潜阳，滋肾养阴的作用，对防治高脂血症和高血压脑病发生都有良好作用。

【做法】

①山楂切片，洗净，用水煎煮，两次浓缩至100毫升药汁。

②荸荠剥皮，切块状。

③蛎黄（牡蛎)肉，在清水中洗净浊汁，用黄酒、少许精盐腌3~5分钟，在油锅上爆炒铲出。

④锅内放入猪骨汤与荸荠，武火烧沸，放入蛎黄、蒜酱，文火焖至香溢时，加入精盐、酱油、味精，待锅中汁浓时即可。

22

香菇焖鸡肫

【原料】

水发香菇200克，鸡肫400克，芝麻油50克，酱油5克，白糖35克，料酒20克，精盐20克，味精3克，糖色2克，葱末、姜末各5克，鸡汤适量。

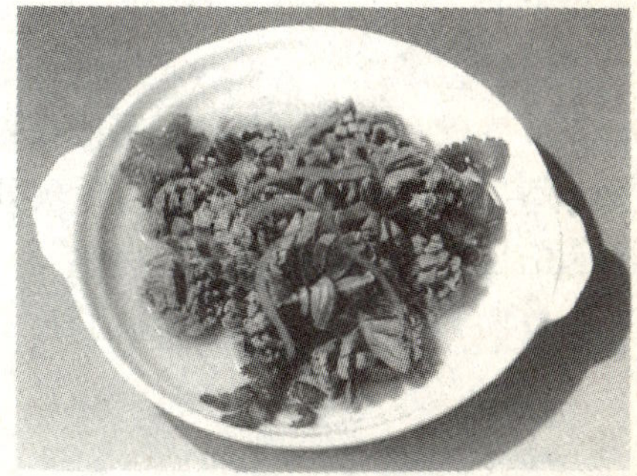

【做法】

①将香菇去蒂，洗净泥沙，挤出水分；将鸡肫收拾干净，放入汤锅内，煮熟后捞出。

②炒勺置火上，放入芝麻油烧热，下入葱末、姜末炝勺，放入香菇、鸡肫煸炒，烹入料酒，加入酱油、精盐、白糖、味精、糖色、鸡汤，烧沸后撇去浮沫，转微火焖约15分钟，待汁浓稠时转旺火收汁，淋入芝麻油翻炒均匀即成。

【功效】

有防治动脉粥样硬化、降血脂、降血压之功效，是心血管病患者的理想食疗佳肴。

23

杞枣焖虾仁

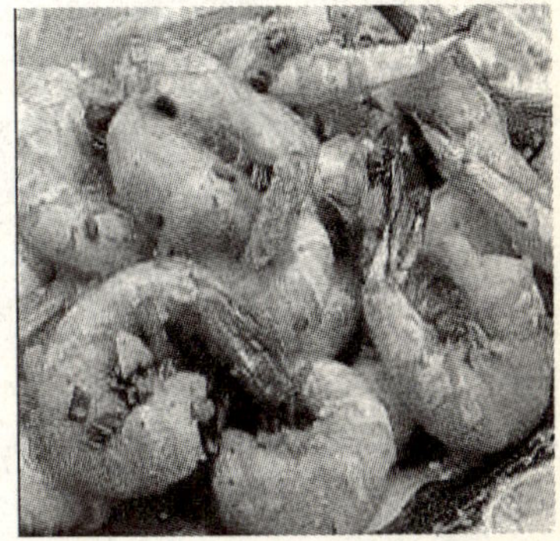

【原料】

枸杞30克，虾仁200克，红枣10枚，花生油50毫升，猪骨汤300毫升，黄酒、香油、精盐、酱油、胡椒粉、味精、姜末、葱花各适量。

【做法】

①枸杞、红枣(去核)分别洗净，用温水泡湿透后，捞出沥干。

②虾仁洗净沥干，将油置锅内烧至七成热，倒入虾仁，加黄酒、姜末，葱花，反复翻炒、待虾仁喷香，放入少许精盐、味精，再入枸杞、红枣、猪骨汤焖熟即可。

【功效】

具有阴阳双补作用。适宜于阴阳俱虚的高血压患者。虾仁为毛虾的干制品，是含钙量最高的水产品；每100克虾仁中的含钙量为991毫克，钙有“除钠”的作用，能起到稳定血压，控制血压升高的功效。枸杞含有多种氨基酸，维生素C、维生素B1，及甜菜碱等物质，是滋补肝肾的中药。红枣健脾益气、以猪骨汤为汤汁，可增加热量。

24

鲜蘑烧明珠

【原料】

净冬瓜400克，鲜蘑菇200克，精盐4克，料酒30克，白糖4克，葱花10克，水淀粉5克，花生油400克（约耗25克）。

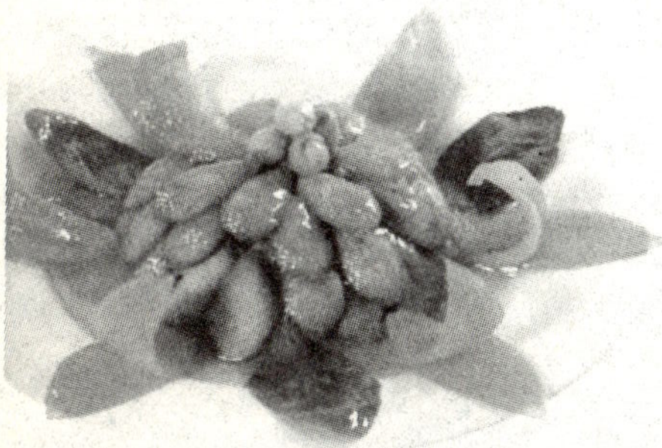

【做法】

①将冬瓜切成2厘米粗细的条，再修成圆球形，待用。

②炒勺置火上，放入花生油，烧至五成热，下入冬瓜球，略炸后捞出沥油。

③原勺留油，下入冬瓜球、鲜蘑菇，加入料酒、精盐、白糖和适量汤，烧几分钟后用水淀粉勾芡，淋明油；撒入葱花即成。

【功效】

有利水、消肿、祛热解毒之功效，并能降血脂、防治动脉粥样硬化，对高血压、心血管病患者有较好的食疗作用。

25

菊花煲鸡丝

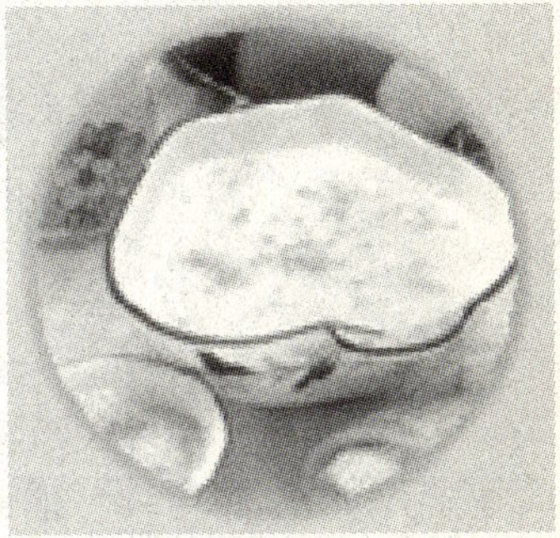

【原料】

菊花30克，鸡肉丝300克，鸡蛋2个，淀粉20克，猪骨汤500毫升，植物油50毫升，麻油30毫升，黄酒、精盐、味精、酱油、姜、葱各适量。

【做法】

①将菊花洗净，选出完整的菊花，用沸水稍泡片刻，捞出备用。

②余下的菊花入砂锅，加净水浓煎20分钟，过滤取汁浓缩至50毫升。

③将鸡肉切成丝状，取鸡蛋清、淀粉，调成糊状，抹匀于鸡丝上。

④植物油置锅内加至六成热，将糊状鸡丝和黄酒搅匀爆炒片刻，加水适量，倒入菊花汁，文火焖30分钟，待鸡丝香热时，加入完整的菊花、精盐、酱油、麻油、味精、姜末、葱白拌和均匀即可。

【功效】

本膳香甜嫩脆，具有滋养肝肾、泻火降压的作用。适宜于肝火上升，肝肾阴虚型的高血压患者。菊花是菊花科植物，又称甘菊，药菊，味微辛甘、苦，性微寒，主要成分为菊甙，能明显扩张冠状动脉，增加血流量，增加毛细血管抵抗力，有降压、扩冠功能。鸡肉、猪骨汤的多种营养成分供给，能增强体质，供足热量。

26

鲜蘑烧菜花

【原料】

鲜蘑菇300克，菜花500克，花生油40克，芝麻油3克，精盐6克，味精3克，水淀粉适量，葱10克，姜2克，鸡汤适量。

【做法】

①将鲜蘑择洗净，切成片，用沸水焯一下，捞出用清水过凉；菜花择洗净掰成小朵，用沸水焯至断生，再用清水过凉；葱、姜洗净后切丝。

②炒勺置中火。放入花生油，烧至八成热，下入葱丝、姜丝炝勺，放入鲜蘑、菜花，加入精盐、味精、鸡汤，烧沸后用水淀粉勾薄芡，淋入芝麻油，翻炒几下，盛入盘内即成。

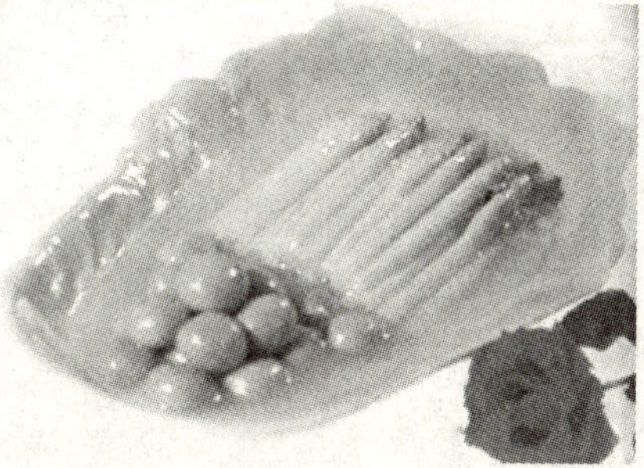

【功效】

有降胆固醇、降血脂之作用，是高血压，心血管病患者的理想食疗菜品。

27

葱爆牛肉

【原料】

牛肉(里脊肉)400克，大葱300克，花生油60克，料酒15克，酱油15克，醋2克，白糖5克，胡椒粉2克，姜10克。

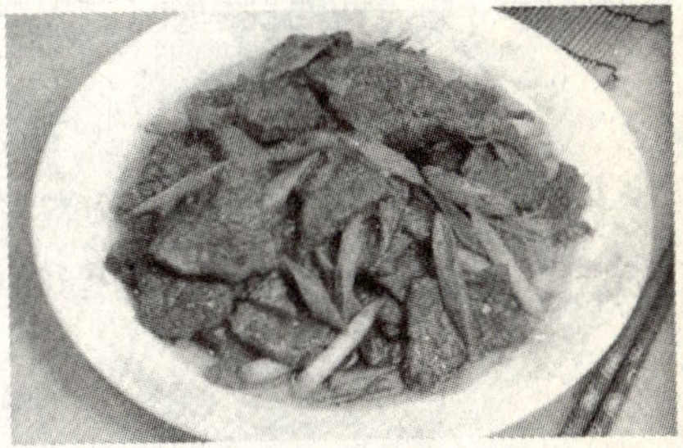

【做法】

①将大葱去根及干皮，切成斜刀稍厚的片；姜洗净切成细丝。

②牛里脊肉洗净，切成薄片，放入碗中，加入料酒、酱油、糖、姜丝及胡椒粉抓匀，稍腌一下。

③炒锅置旺火上，下花生油，油热后，下牛肉片及葱片快速翻炒，牛肉片变色后，滴入醋再炒一下即可出锅装盘。

【功效】

牛肉含有丰富的蛋白质，脂肪含量较低，是公认的"安全"肉类之一。尤其是所含蛋白质为完全蛋白质，含人体所需的氨基酸，是动脉硬化、高血压等患者的保健食品。

28

香菇丝瓜熘肉片

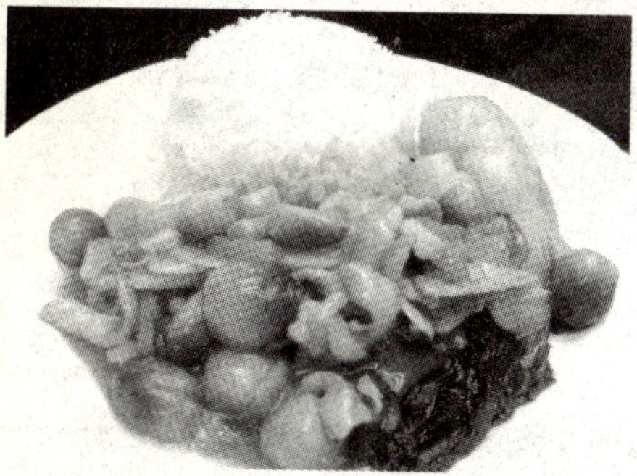

【原料】

鲜香菇150克，猪肉100克，嫩丝瓜100克，枸杞子10克，清汤、精盐、姜汁、淀粉各适量，味精、芝麻油各少许，花生油60克。

【做法】

①香菇去蒂，洗净后挤净水分，一切为二；猪肉去筋膜，洗净后切薄片，放碗内，用精盐、味精、淀粉抓匀上浆；丝瓜去籽、洗净，切条块；枸杞子择洗净，用水浸软，待用。

②炒勺上火，放油(30克)烧热，下肉片滑熟后，出勺，沥油。

③原勺复上火，放油烧热，放入香菇、丝瓜、枸杞子煸炒片刻，放精盐、清汤、姜汁，烧至汤汁不多时用味精调味，淋入芝麻油，翻勺抖匀，出勺装盘即成。

【功效】

枸杞子有降低胆固醇、扩张血管、降低血压、防治动脉粥样硬化、降低血糖等作用，与香菇、猪肉配菜常用于防治高血压、高脂血症及冠心病。

29

紫菜萸肉黄花鱼

【原料】

紫菜50克，山萸肉30克，黄花鱼150克，花生油60毫升，猪骨汤200毫升，姜片、精盐、酱油、葱白、胡椒粉、葱白、味精各适量。

【做法】

①紫菜洗净后烘干搅成细末，山萸肉去核，洗净。

②黄花鱼剖开去内杂，切成长块条，抹上少许精盐、酱油，在油锅内翻炸至半熟，放入紫菜末、山萸肉、猪骨汤、姜片，文火慢焖30分钟，再入胡椒粉、精盐、酱油、胡椒粉、葱白、味精调味即成。

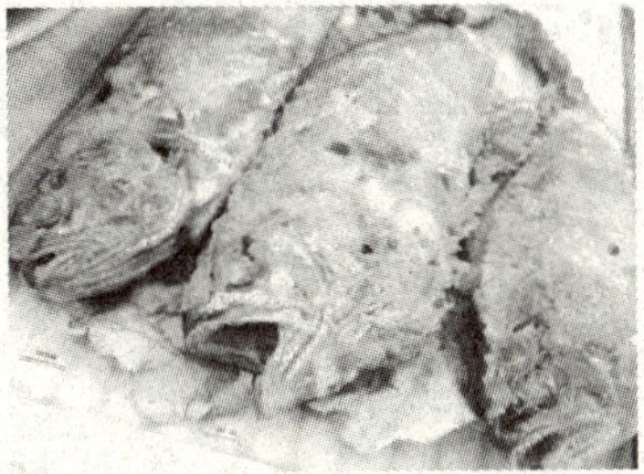

【功效】

具有滋阴清热，健脾补肾的功效。在降压的同时还可以预防心、脑、肾动脉血管硬化。

30

第七章 第 7 月食谱

一、基础知识

1. 血管紧张素 I 的作用

血管紧张素 I（ATI）是由肾素作用于血浆中的血管紧张素原而生成的一种 10 肽。血管紧张素原是由肝脏产生的一种多肽，属于 a2 球蛋白。血管紧张素 I 除作为血管紧张素 Ⅱ（AT Ⅱ）的前身物质外，其本身也有某些生物效应。实验证明，在灌流肾脏中加入血管紧张素 I 可选择性减少肾皮质内层和髓质的血流量，而不影响皮质外层血流量。此效应不受血管紧张素转换酶（CE）抑制剂的影响。与此相反，血管紧张素 Ⅱ 以减少肾皮质外层血流为主，对内层和髓质血流量的影响则不恒定，这主要取决于前列腺素的合成情况。血管紧张素 I 促使前列腺素合成的作用很弱，故血管紧张素 I 本身可能是影响肾内血流分布的一个因素；血管紧张素 I 还具有抑制肾素分泌的作用。

另外，血管紧张素 I 还刺激肾上腺髓质分泌儿茶酚胺，也能促进交感神经末梢释放去甲肾上腺素，血管紧张素 I 作用于中枢神经系统可引起加压反应。

2. 血管紧张素 Ⅱ、Ⅲ有什么作用

血管紧张素 Ⅱ（AT Ⅱ）在氨基肽酶作用下，可从 N 一末端分解出天门冬氨酸酶（ASP）残基而生成一种活性

较弱的7肽，称为血管紧张素Ⅲ（ATⅢ）。肾上腺中含大量氨基肽酶，可使血管紧张素Ⅱ转变为血管紧张素Ⅲ。氨基肽酶还可能作用于血管紧张素Ⅰ，生成9肽，即去一天氨酸血管紧张素Ⅰ，后者在血管紧张素转换酶作用下，直接转变成血管紧张素Ⅲ。故血管紧张素Ⅲ经上述两条途径生成。

血管紧张素Ⅱ、血管紧张素Ⅲ的作用包括：

(1) 心血管系统。在压力感受器反射存在的条件下，血管紧张素Ⅱ由于其升压效应可反射性减慢心率。当抑制压力感受器反射或去除迷走神经影响时，血管紧张素Ⅱ则加快心率。这一作用是促进窦房结内交感神经末梢释放去甲肾上腺素（NA）所致。血管紧张素Ⅱ、血管紧张素Ⅲ都能直接加强心肌收缩，前者作用比后者强5倍。这一作用可被血管紧张素拮抗剂阻断。增强心肌收缩力的作用主要是因其能促进钙离子内流及增强心交感神经活动所致。血管紧张素Ⅱ还能促进心肌细胞蛋白质合成，增加心肌重量，这可能是导致肾性高血压心肌肥厚的主要原因。

(2) 神经系统。血管紧张素Ⅱ能刺激神经系统引起加压反应，另外还有刺激抗利尿激素（ADH）合成和释放的作用，血管紧张素Ⅱ对交感神经系统的影响主要在于调节交感神经的活动。血管紧张素Ⅱ也能直接刺激肾上腺髓质释放儿茶酚胺，并能增加血管平滑肌对儿茶酚胺的反应性。

(3) 肾上腺皮质。血管紧张素Ⅱ有直接刺激肾上腺皮质球状带合成和释放醛固酮的作用，血管紧张素Ⅲ也能刺激醛固酮分泌，作用比血管紧张素Ⅱ更强。故血管紧张素Ⅲ可能是控制醛固酮分泌的主要物质，血管紧张素Ⅱ则是调节血压的主要物质。

二、诊断方法

1. 前列腺素与血压的关系

前列腺素（PG）是一组活性很强、类别繁多、功能各异的脂肪酸衍生物。合成前列腺素所需要的酶存在于所有组织中，但以贮精囊、肾和肺合成前列腺素的能力最强。前列腺素主要在肺内灭活，一般动脉血中很少检出，故属于“局部”激素。前列腺素具有多种生物效应，尤其对心血管系统作用较复杂。前列腺素在血压调节中的作用越来越受到广泛重视。

(1) 前列腺素对血压的影响：在动物实验中发现，静脉注入前列腺素 E2 或前列腺素 I2 时，均显示剂量依赖性的降压作用，尤以前列腺素 I2 降压效应更强。两种前列腺素降压效果的差别，与它们在肺内的灭活程度不同有关。文献指出，前列腺素 E2 经过一次肺循环，即有 90%以上被灭活，前列腺素 I2 则很少或几乎不被灭活。有人发现，在肺内注入前列腺素 I2 使血压降低，心率减慢；向主动脉内注入前列腺素 I2 时，则使血压降低，心率加快。认为前列腺素 I2 使心率减慢是诱发肺区感受器反射的结果。前列腺素 I2 的降压机制主要是直接舒张血管作用所致，只有大剂量时才有心率减慢因素的参与。有人发现前列腺素 I2 不影响 $Ca2+$向细胞内流入，但能阻断细胞内 $Ca2+$的释放和摄取过程，从而使血管舒张。

(2) 前列腺素对水、钠排泄的影响：前列腺素促进水、钠排泄，亦可起到降压作用。向肾动脉内注入前列腺素 E2、前列腺素 A2 或前列腺素 I2，均使尿量和钠排泄增加。此作用是由于前列腺素使肾皮质血管扩张，肾血流量增加，肾小管周围毛细血管的静水压升高，抑制了近曲小管对水、钠的重吸收。前列腺素 E2 还有直接抑制肾小管重吸收钠的作用，这也是排钠利尿的一个因素。另外前列腺素还有对抗抗利尿激素的作用。

综上所述，在某些因素刺激下，肾脏及其他部位产生的前列腺素具有强大的降压作用。目前认为前列腺素合成不足可能是引起原发性高血压的因素之一。根据前列腺素 I2 的显著降压效应及肾和血管组织均具有合成前列腺素 I2 的能力，认为前列腺素 I2 缺乏对高血压的发生可能起重要作用。

2. 血浆肾素活性的测定

肾素——血管紧张素——醛固酮系统，在高血压的发病机制中起着决定性的作用，尤其对肾血管性疾病及原发性醛固酮增多症病人，测定肾素的水平，具有确定诊断及鉴别诊断的重要价值。但因为技术上的问题，目前测定血中肾素含量尚有困难，所以临床上多采用测定肾素活性的方法来代替。

血浆肾素活性测定在临床具有协助诊断、明确发病机制、评价预后及指导治疗的价值。

(1) 原发性高血压病人尽管血管紧张素Ⅱ和醛固酮水平大多正常，但肾素水平多偏低且平均肾素活性随年龄增长呈下降趋势。

(2) 原发性高血压病人如呈高肾素活性则高血压的发生以小动脉收缩、外周阻力增加为主，如肾素活性低，则以血容量及细胞外液容量增多为主。

(3) 老年人及黑人血浆肾素活性多偏低。

(4) 有些原发性高血压病人的血浆肾素活性异常增高，这可能是缺乏对于肾素分泌的负反馈调节或是由于交感神经系统张力过高所致。

(5) 20 ~ 30%的原发性高血压病人肾素活性低，其可能的机制是容量扩张伴有或不伴有盐皮质激素的增多；低肾素型的高血压病病人预后较好，并需要特殊的治疗措施。

(6) 资料表明，11%的正常人和 14%的高肾素病人发生心血管系统并发症。高肾素的病人更易发生严重的肾血管损害。

(7) 原发性醛固酮增多症的病人呈现高醛固酮低肾素活性的特殊表现。

(8) 在治疗上，对低肾素者给利尿剂治疗，血压下降比正常肾素者更明显。高肾素型则以减轻交感神经张力、扩张外周血管为主。

三、保健常识

1. 学好哲学让你受益终身

哲学充满辩证的精神，哲学是做人、做事、修身养性、长寿的法宝，特别是在你的工作不那么顺心的时候，在你的感情纠缠不清的时候，在你拼搏得脸红脖子粗的时候，在你迷茫、寂寞、嫉妒、难堪、愤怒、烦恼的时候，它可能是为你开的一剂良药；在你得意洋洋的时候，它会提醒你天外有天，山外有山，从而为你构造出平衡的心态。

著名的哲人苏格拉底，娶了一位强悍的妻子。一次苏格拉底给学生讲授因果关系，课讲到精彩时拖延了时间，其妻在楼上大吼大叫，但苏格拉底实在是太专著了，忽略了妻子对他的提醒和抗议，以至其妻自楼上向其头上泼下一盆水，面对如此的尴尬，苏格拉底镇静地对学生说道：“你们看，这就是因果关系，刚才是电闪雷鸣，之后必定是瓢泼大雨。”站在哲人的角度，苏格拉底不但开解了自己的无奈和尴尬，而且也为后人总结出了许多哲理。他将生活中的不幸化为一种原动力，成为一代伟人。

2. 让你活得开心

英国人的教育是力图将人培养成绅士风度。在未成年时，就希望他成为绅士，绅士的内涵不仅仅是有财富，更重要的是做人要无私、无畏、有自我牺牲精神、有社会的责任感。比如金融巨商索罗斯捐数亿美元给非洲穷人及俄罗斯监狱犯人治病。中国的富人们要遵循这样的道德，不乏社会的责任感，利人利己造福天下，这是健康的品德，而不像一些人眼中的中国富人，住豪宅，开宝马，包二奶，养小秘等，这种不正常的生活方式致使血压不断地往上走，表面的快乐造成了自己终身的残缺，这种“养生”之道，实在是不足取。

四、饮食疗法

食疗知识

芹菜也有降血压作用

目前认为，芹菜具有一定的降血压作用。芹菜是一种脆嫩而别有风味的香辛蔬菜。据测定，每 250 克鲜芹菜中含有蛋白质 12.0 克，脂肪 12.2 克，糖 10 克，钙 370 毫克，磷 301 毫克，铁 21.8 毫克，热能 836 千焦（200 千卡），胡萝卜素 6.2 毫克，硫胺素 0.09 毫克，核黄素 0.12 毫克，尼克酸 0.95 毫克，维生素 C 15 毫克。

芹菜不仅是家常蔬菜中的上乘之品，而且具有一定的药理作用。多年来各地科研报告指出，芹菜能治疗高血压、冠心病、脑血管疾病和肾炎等症。通常人们只是食用它的茎部，把叶子和根都弃掉了。其实，作为对心血管疾病的膳食，最好将根、茎、叶一起洗净使用，或者叶、茎当蔬菜，根部洗净后加马蹄（俗称荸荠）放入砂锅炖水饮，常有降压、安神、镇静功效。

食疗食谱

芹菜拌豆腐

【原料】

水豆腐1块，芹菜150克，精盐、味精、麻油各适量。

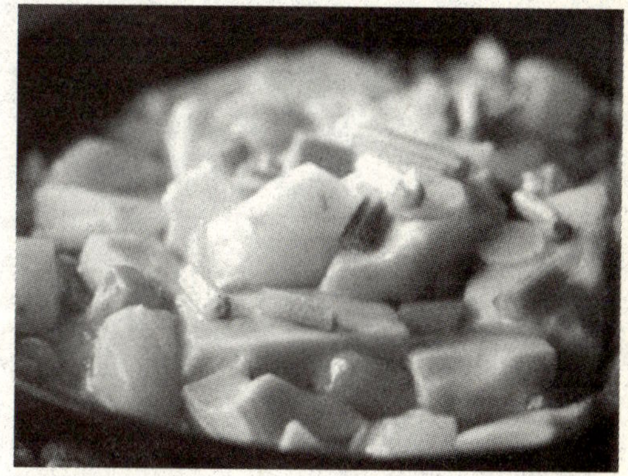

【做法】

水豆腐切成小方丁，用沸水略烫，捞出装入盘中；芹菜去根、叶，洗净切碎，用开水氽熟，放凉后撒在水豆腐上，加入精盐、味精，淋麻油，拌匀。单食或佐餐。

【功效】

适用于高血压症。

1

口袋豆腐

【原料】

豆腐500克，水发海参、水发香菇各50克，猪肉、干贝、火腿、鸡肉各20克，水淀粉、花生油、精盐、味精、料酒、花椒水、芝麻油、葱花、姜末、鲜汤各适量。

【做法】

①将水发海参、水发香菇、猪肉、鸡肉、干贝、火腿均切碎，加入少量芝麻油、精盐、味精拌成馅；将豆腐切成宽、厚各约1.5厘米的长条，用油炸呈金黄色取出，从一端掏出中间的嫩豆腐，装上拌好的馅，再用油炸熟。

②炒勺上火，放花生油烧热，下葱花、姜末炝勺，加入适量汤及花椒水、味精、料酒和精盐，汤开后用水淀粉勾薄芡，浇在炸好的豆腐上即成。

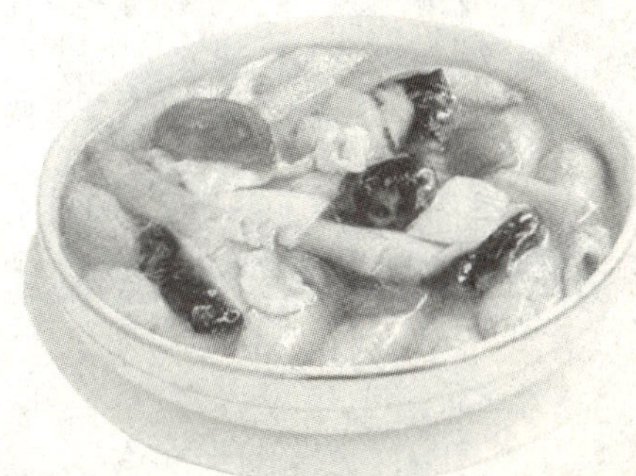

【功效】

有补肾益精、养血润燥、清热解毒等作用，是高血压、动脉粥样硬化、糖尿病患者的食疗佳品。

2

六味豆腐

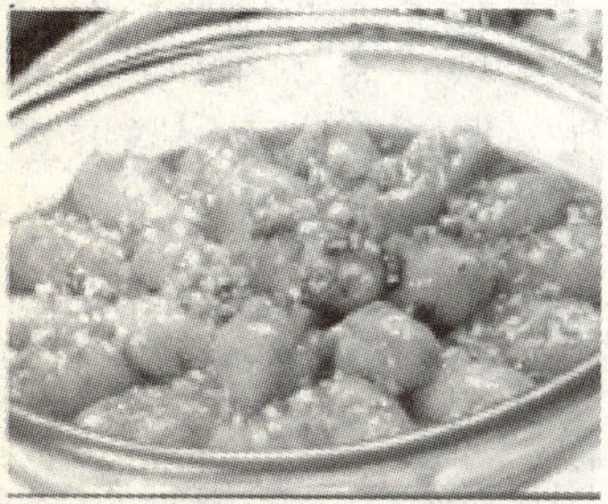

【原料】

豆腐250克，猪肉100克，牛奶100克，熟花生米25克，栗子粉50克，鸡蛋2个，豌豆20克，水发香菇20克，冬笋20克，花生油、精盐、味精、鲜汤、水淀粉各适量，葱花、姜末各少许。

【做法】

①将豆腐切成小四方块，挂匀用栗子粉、鸡蛋清、牛奶调成的糊，下油勺炸呈金黄色，取出摆在盘内；将猪肉洗净后切成片。

②炒勺上火，烧热后用葱花、姜末炝勺，随后放入猪肉片、豌豆、香菇、冬笋、花生米煸炒几下，放入鲜汤、精盐，焖烧几分钟，放味精调味，用水淀粉勾薄芡，浇在炸好的豆腐上即成。

【功效】

有滋补强身、健脾益气、润燥消水等作用；可防治高血压、冠心病等疾病。

3

归芪炖牛肉

【原料】

当归20克，黄芪30克，牛肉500克，混合油60毫升，清汤、黄酒、精盐、姜片，蒜瓣、酱油、味精各适量。

【做法】

①当归、黄芪洗净。

②牛肉洗净，切片，置油锅内煸炒至变色，加入黄酒再炒几遍，放入适量清汤及当归、黄芪、蒜瓣，文火慢炖1小时，将当归拣去，放入精盐、姜片、酱油、味精再焖5~10分钟即可。

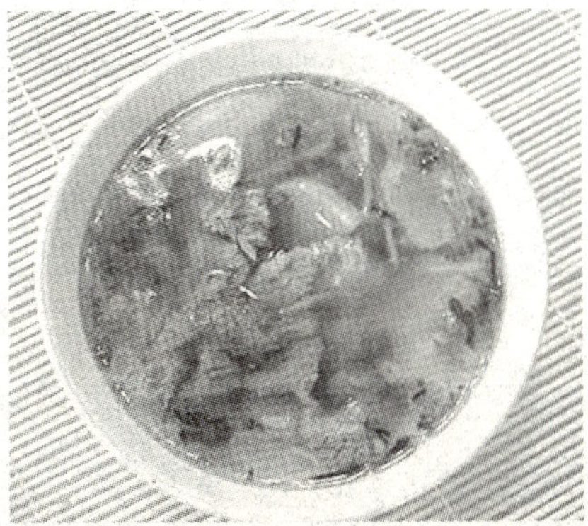

【功效】

具有养气血、防治高血压的作用，适宜于形体虚弱或妊娠高血压。

4

豆腐丸子

【原料】

嫩豆腐500克，猪瘦肉末100克，芦笋100克，水发香菇50克，面粉适量，葱花50克，芝麻油1克，精盐4克，味精2克，料酒10克。

【做法】

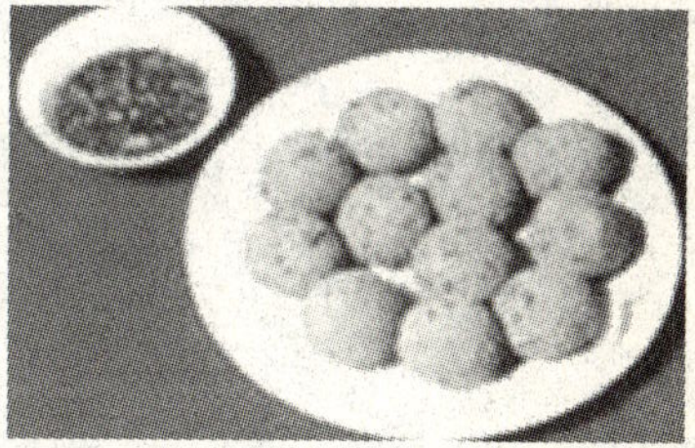

①将水发香菇去蒂、洗净，用刀剁碎；芦笋剁成米粒大小的丁，与猪肉末、精盐、味精在碗内拌匀，分成40份。

②将豆腐放入盆内，加入精盐、味精、料酒拌匀，分成40份。每份裹入馅心，成豆腐丸子，滚蘸上一层面粉。

③炒勺置火上，加入水，烧至开始冒小泡时，把豆腐丸子下勺，约汆20分钟，丸子浮上水面，用漏勺捞出盛入洁净的大盆内。

④从勺内盛出一碗原汤，加入精盐、味精、葱花、芝麻油，再把汤浇入丸子盆内即成。

5

【功效】

能降低血液中胆固醇，对防治动脉粥样硬化、高血压、高脂血症有理想的效果。

炒素菜

【原料】

芹菜200克，土豆100克，萝卜50克，金针菜25克，豆腐干2块，花生油50克，酱油20克，精盐3克，葱末、姜末各10克。

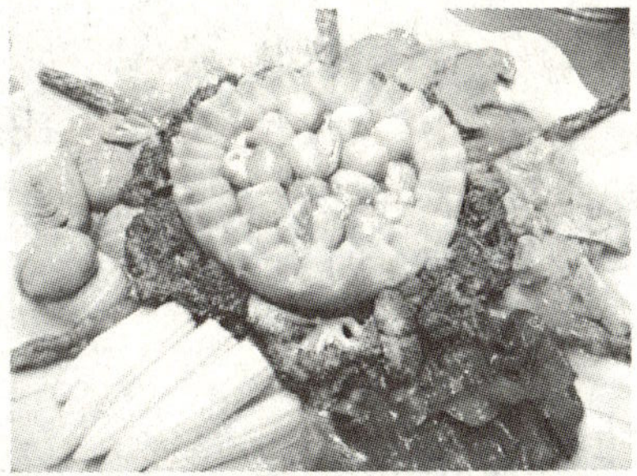

【功效】

可减少动脉粥样硬化，预防和辅助治疗高血压。

【做法】

①将芹菜去根、叶，洗净，切成3厘米长的段，入沸水锅中焯至断生，待用；豆腐干切丝；萝卜择洗干净，切丝；土豆去皮洗净，切丝；金针菜泡软，挤去水分，切成2厘米长的段。

②炒勺置火上，放入花生油（30克），烧热后下入葱末、姜末炝勺，下入萝卜丝、土豆丝略炒，再下入豆腐干丝、金针菜炒熟盛盘内。

③炒勺再置火上，放入花生油（20克），下入芹菜段，加入精盐、酱油炒半分钟，倒入炒熟的配菜，炒匀即成。

6

海米芹菜

【原料】

嫩芹菜250克，海米25克，花生油25克，精盐3克，味精2克，料酒5克，葱末3克，姜末3克，芝麻油少许。

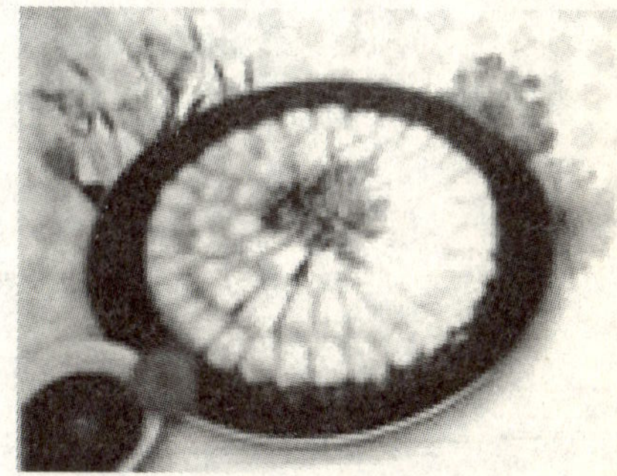

【做法】

①将芹菜去根、叶洗净，切成3厘米长的段；海米洗净后用温水泡透，泡海米水待用。

②炒勺置火上，放花生油烧热，下葱末、姜末炝勺，随后下海米煸炒，加入料酒、精盐；芹菜段先用沸水焯一下，迅速倒入勺内与海米一起煸炒，再倒入海米水，放入味精，淋入芝麻油炒匀，盛入盘内即成。

【功效】

有降低血压和降低血液中胆固醇的作用。

7

山楂回锅肉

【原料】

瘦猪肉500克，植物油20克，酱油20克，葱10克，姜10克，料酒10克，干山楂适量。

【做法】

①将猪肉切成1.5厘米见方的块。

②将葱去根及干皮，切成片，姜洗净，切成末。

③山楂用水清洗干净，下锅加水煮一会儿，下猪肉块同煮，等猪肉煮至成熟，即将猪肉捞出，晾凉。

④将姜末、葱丝及料酒倒在凉猪肉块上，搅匀，腌泡10分钟后沥去汤水。

⑤锅内放油，油热后下肉块煸炒，再放入酱油，炒至汤汁浓即可。

【功效】

山楂有扩张血管、降压的功效，对肝肾阴虚，腰膝酸软的高血压患者，可达到滋补肝肾、强体健身的功效。

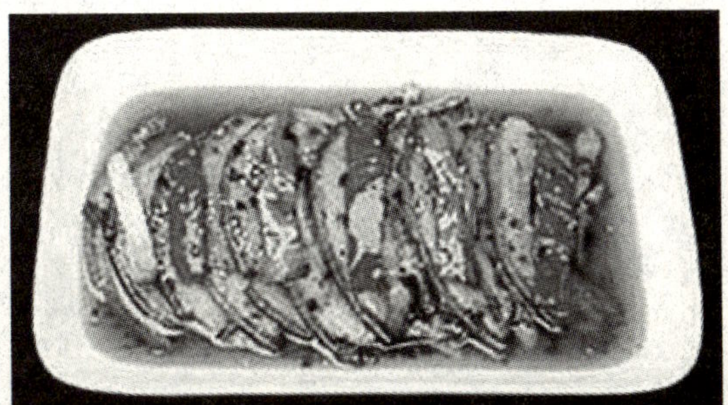

8

芝麻菠菜

【原料】

菠菜500克，芝麻10克，芝麻油10克，精盐4克，味精1克。

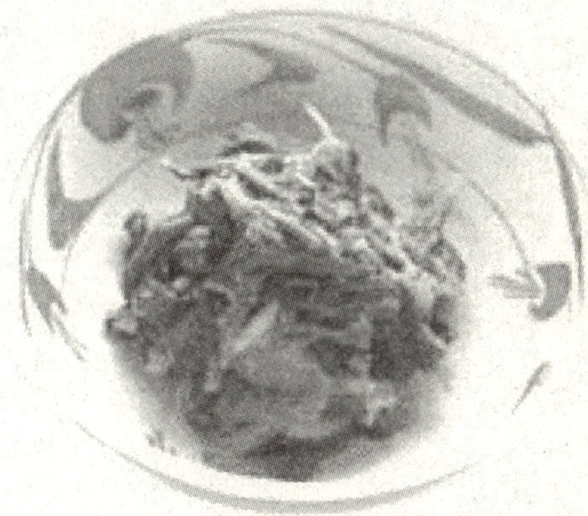

【做法】

①将菠菜切去根，择去老叶，用清水洗净；芝麻放炒锅内，用小火炒熟。

②锅置火上，放入清水烧沸，下入菠菜略烫一下捞出，摊开晾凉。

③将晾凉的菠菜切成5厘米长的段，放入盘内，加入精盐、味精、芝麻油，撒上芝麻拌匀即可。

【功效】

可平肝降压、润肠通便，适于高血压患者食用。

9

双草凤尾鱼

【原料】

夏枯草30克，益母草50克，凤尾鱼750克，菜籽油40毫升，猪骨汤100毫升，精盐、酱油、鲜红椒、生姜、葱白、味精各适量。

【做法】

①夏枯草、益母草洗净，分两次煎取浓缩液100毫升。

②凤尾鱼剖开，去肚杂，剁块状。抹上少许精盐、酱油、稍腌、在油锅内快爆几遍，放入猪骨汤，武火煮沸，再入精盐、酱油、鲜红椒丝、生姜，文火慢烧至香熟、将药汁从锅边倒入，并加入葱白、味精焖片刻即成。

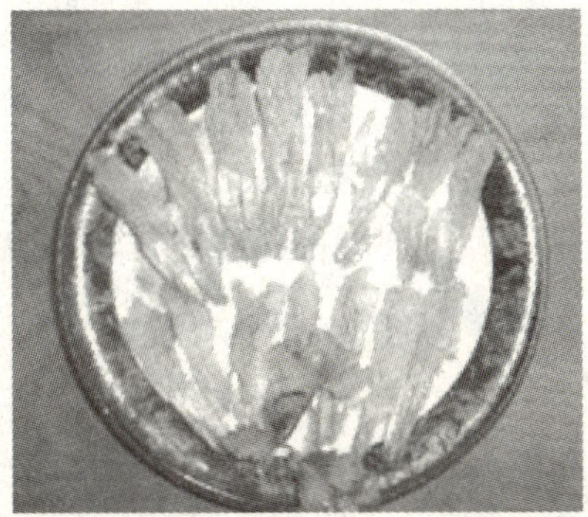

【功效】

具有活血养血、平肝降压的作用，适宜于中风后遗症的瘀血阻络者。

10

拌荠菜

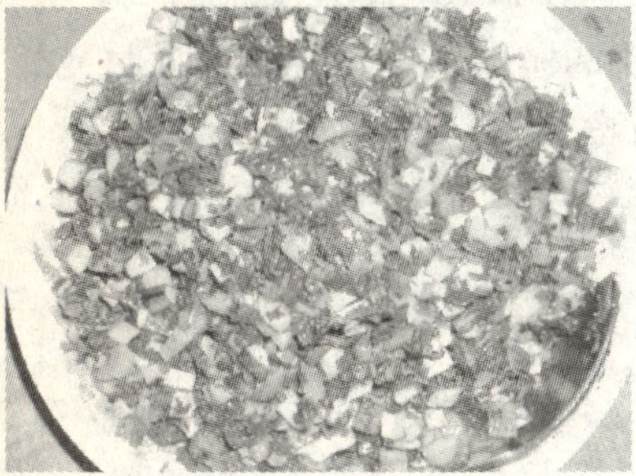

【原料】

鲜荠菜650克，蒜泥20克，芝麻油15克，精盐4克，味精2克，醋10克。

【做法】

将荠菜择洗干净，放入沸水锅内焯熟，捞出晾凉，放入盘内，加入精盐、味精、醋、蒜泥、芝麻油拌匀即成。

注：根据个人爱好，可变换调味品，如麻辣味、糖醋味、芥末味、麻酱味、红油味等，制成不同风味的拌荠菜。

【功效】

有明目、降压、利水之功效，适于高血压、冠心病患者食用。

11

炒莼菜

【原料】

鲜莼菜500克，花生油20克，芝麻油3克，精盐2克，味精1克，葱末、蒜末各10克。

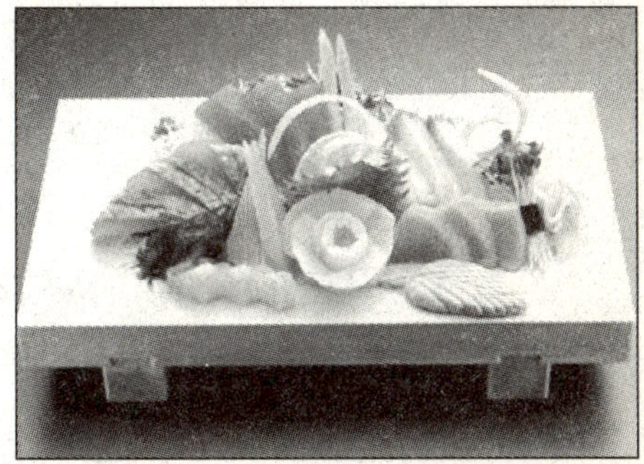

【做法】

①将莼菜择洗净，沥水，待用。

②炒勺置旺火上，放入花生油，烧至八成热，下入葱末、蒜末炝勺，放入莼菜、精盐炒至断生后放味精，淋入芝麻油盛入盘内即成。

注：莼菜还可用来炒肉片、鱼片、鸡片等，其营养更加丰富，味道更佳。

【功效】

莼菜有清热解毒、利水消肿之功效，经动物药理实验证实，其含有的黏液质有降压作用。

12

山楂肉片

【原料】

山楂片100克，荸荠50克，猪腿精肉250克，植物油100毫升，鸡蛋2个，精盐，黄酒、姜末、葱花各适量。

【做法】

①山楂片，洗净，分两次煎液，文火浓缩至100毫升。

②猪腿精肉洗净，切薄片状，用鸡蛋清和适量淀粉调成糊状。

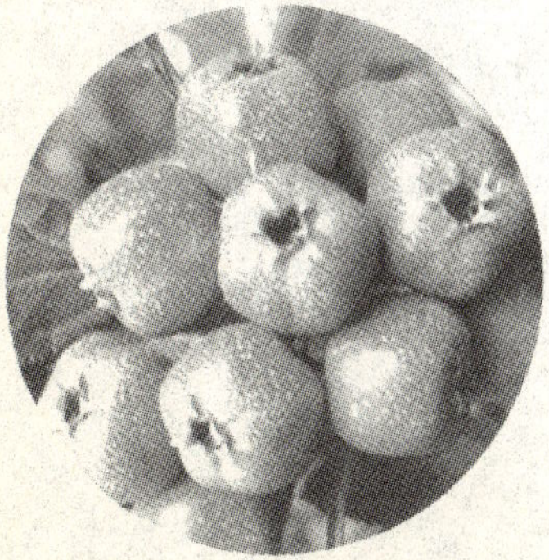

③荸荠洗净，去外皮切片，在油锅内烧至六成熟。

④将肉片糊下油锅炸至浮起，呈黄白色时，加荸荠片熘炒，再入山楂浓汁焖热，入黄酒，葱花，姜末、翻炒出香，加精盐、味精，再炒几遍即可。

【功效】

具有滋补肝肾、泄浊降压的作用，适宜于各种类型的高血压。

13

炝茼蒿

【原料】

茼蒿500克，姜丝10克，花椒油15克，精盐6克，味精2克，白糖10克，醋15克。

【做法】

①将茼蒿择洗干净，切成3厘米长的段，放入沸水锅内焯至断生，沥干水分，放入盘内。

②食用时用姜丝、精盐、味精、白糖、醋、花椒油拌匀即成。

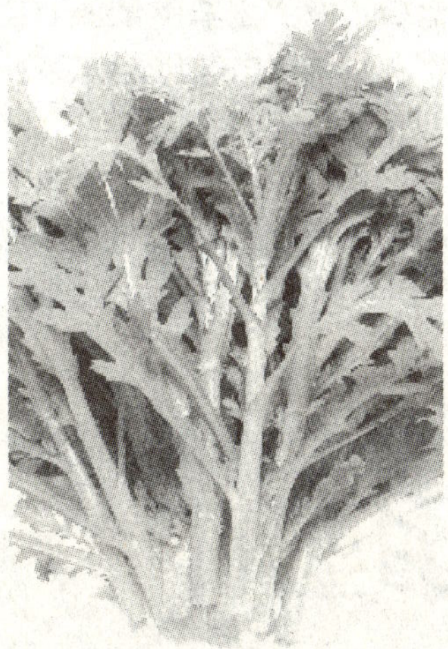

【功效】

茼蒿含有一种挥发性的精油以及胆碱等物质，具有降压补脑之功效。

14

樱桃萝卜

【原料】

胡萝卜300克，鸡蛋1个，番茄酱25克，白糖50克，水淀粉、面粉各适量，酱油15克，精盐2克，味精1克，醋15克，芝麻油少许，花生油500克(约耗50克)。

【做法】

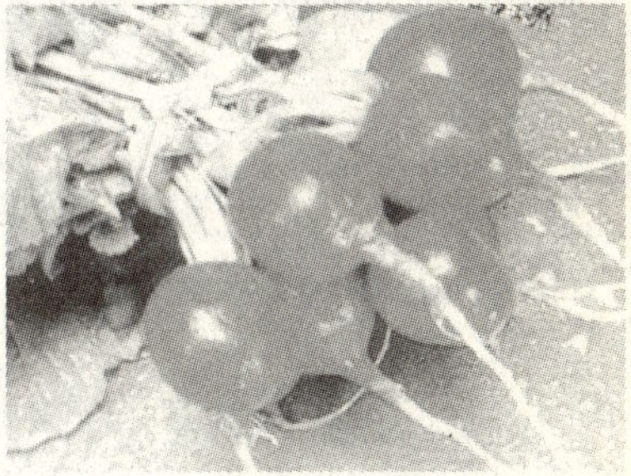

①将胡萝卜去皮洗净，切成15厘米见方的丁，放入沸水锅内焯至断生，捞出用清水过凉，沥去水分后放入碗内，用鸡蛋液，水淀粉、面粉拌匀，待用。

②将酱油、精盐、白糖、醋、番茄酱、水淀粉及适量清水放入碗内，兑成芡汁。

③炒勺置火上，放入花生油烧热，下入挂糊的胡萝卜丁，炸至表面酥脆且呈金黄色时捞出，沥油。

④勺内留油少许，倒入芡汁炒至浓稠，下入胡萝卜丁，翻炒片刻，淋入芝麻油即成。

15

【功效】

有降血脂、降血压、强心之功效。

咖喱牛肉

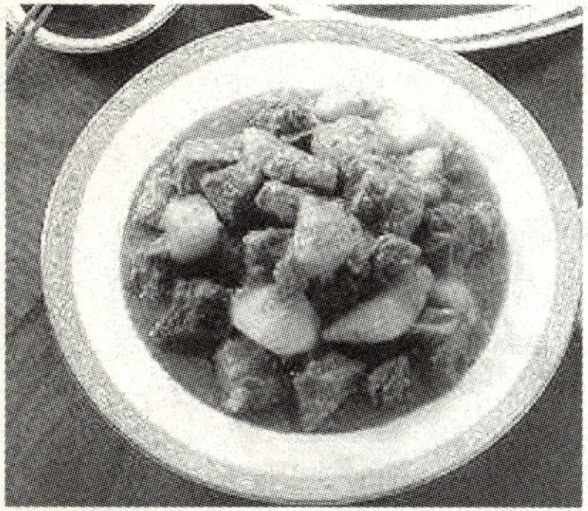

【原料】

牛肉400克，胡萝卜100克，咖喱粉适量，料酒15克，盐5克，葱20克，姜15克，蒜10克，大料10克，淀粉20克，味精5克。

【做法】

①将葱去根及干皮切3厘米长的段；姜洗净切成厚片；蒜剥去皮切成厚片；淀粉入小碗用清水化开。

②胡萝卜洗净，切成滚刀块。用水煮成八成熟。

③牛肉洗净，切成麻将牌大小的块、下入沸水中煮一下，倒去水，再加清水煮沸后撇去浮沫，下咖喱粉、盐、料酒、葱段、姜片、蒜片及大料，改小火炖至牛肉烂熟，入胡萝卜块及味精再炖一下，倒入水淀粉勾芡即成。

【功效】

牛肉含蛋白质高，脂肪含量低，并含有人体需要的氨基酸，而脂肪含量低的食品是高血压患者的保健食品。

16

凉拌三丝

【原料】

胡萝卜350克，香菜100克，红柿子椒50克，芝麻油15克，香醋30克，精盐4克。

【做法】

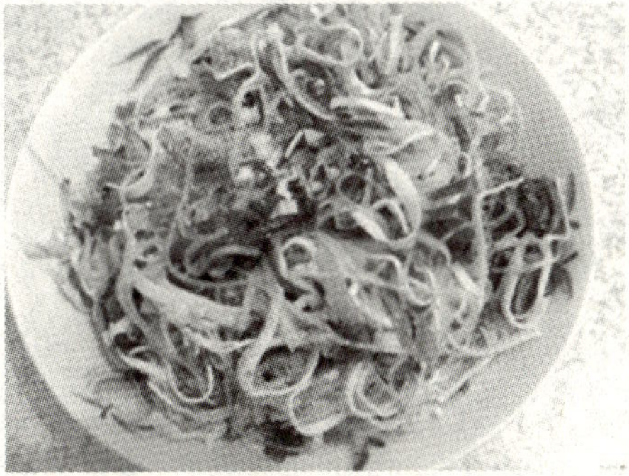

①将胡萝卜择洗干净，顶刀切成薄片，再切成细丝，放入碗内，加盐少许，用手拌匀，挤去水分；红柿子椒去蒂、籽，洗净后切成和胡萝卜一样的细丝，洗净后放入胡萝卜丝内。

②将香菜择洗干净，切成3厘米长的段，和胡萝卜丝、红柿子椒丝放在一起，用精盐、醋、芝麻油拌匀后装盘即可。

【功效】

能增加冠状动脉血流量，有降低血脂、降压、强心的作用。

17

咖喱土豆

【原料】

土豆400克，洋葱100克，咖喱粉20克，白糖5克，精盐2克，味精1克，姜丝、蒜瓣各10克，熟花生油500克（约耗50克）。

【做法】

①将土豆去皮洗净，切成滚刀块；洋葱切成薄片。

②炒勺置火上，放入花生油烧至八成热，下入土豆块炸呈金黄色，捞出；勺内留底油置火上烧热，下入洋葱片、蒜瓣、姜丝炸黄，加入咖喱粉炒出香味，加入少许水，放入土豆块、精盐、味精、白糖，烧至土豆熟烂，盛入盘内即成。

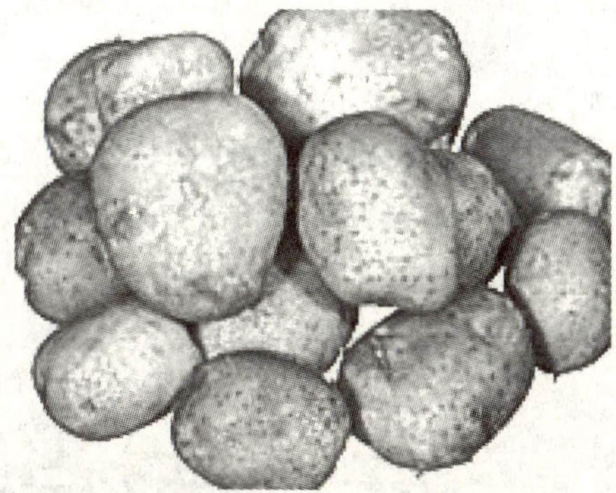

【功效】

有降低血压作用。

18

熘胡萝卜丸子

【原料】

胡萝卜400克，香菜末25克，面粉80克，水淀粉适量，五香面3克，酱油10克，精盐5克，葱末、姜末各5克，花生油500克(约耗75克)。

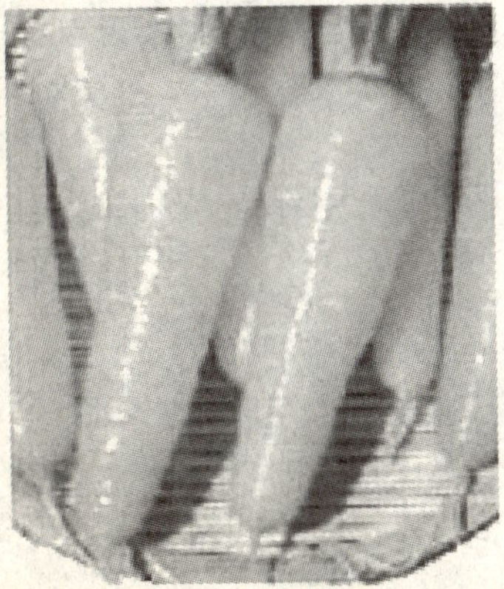

【做法】

①将胡萝卜洗净后礤成丝，放入盆内，加入香菜末、五香面、精盐、面粉、水淀粉拌匀成馅；勺内放油，烧至七成热，将拌成的馅做成小丸子，入油勺炸呈金黄色，捞出沥油。

②炒勺置火上，放入少许花生油烧热，下入葱、姜末炝勺，加入酱油、精盐及适量水，烧开后用水淀粉勾薄芡，下入丸子颠翻均匀即成。

【功效】

有降血脂、降血压、强心的作用。

19

牛肉炒芹菜

【原料】

芹菜250克，牛肉100克，植物油20克，酱油5克，盐1克，豆瓣酱油15克，葡萄酒10克，淀粉5克。

【做法】

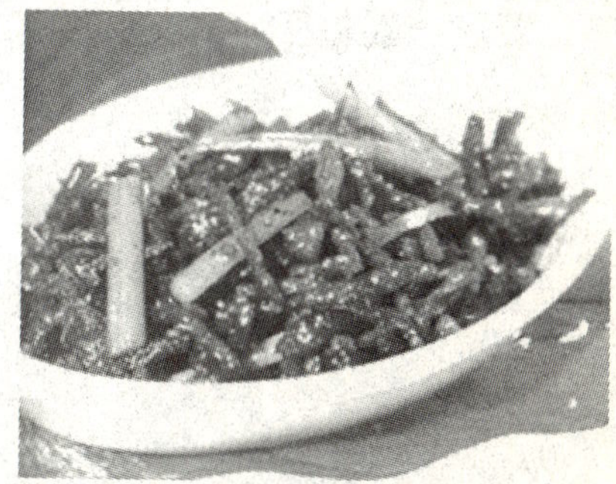

①先将牛肉顶刀切成薄片，再改刀切成细丝，放入碗中，加入酱油、葡萄酒及淀粉抓匀，使牛肉丝上浆。

②芹菜去根、茎及叶洗净，切成3厘米的段。

③炒锅内放入植物油，油热后，入上浆牛肉丝，旺火煸炒，等肉色变白后，将其拨在锅边，锅中心下豆瓣酱煸炒，再下芹菜段、盐，炒几下，即与牛肉丝合炒，即可出锅装盘。喜食辛辣者，可用四川豆瓣酱，还可在菜装盘后撒上花椒粉或胡椒粉，别有味道。

【功效】

菜肴味道浓郁，营养丰富。芹菜含纤维素可润肠通便，牛肉含蛋白质高且低脂肪，食用可以增强体质，降低血压。

20

土豆葡萄鱼

【原料】

土豆350克，豆腐皮1张，葡萄汁100克，青菜叶4片，鸡蛋1个，面包渣适量，芝麻油15克，酱油3克，精盐、醋各10克，味精1克，白糖100克，葱丝、姜汁各10克，水淀粉、面粉各适量，花生油500克(约耗100克)。

【做法】

①将土豆洗净后上屉蒸熟，取出去皮，放案板上用刀碾压成细泥，放入碗内，加入精盐、味精、芝麻油、面粉（25克）搅匀成“鱼肉”生坯，待用。

②将鸡蛋液磕入碗内调匀；豆腐皮泡软，撕去边筋，排在案板上，把半张豆腐皮抹蛋液，另半张折过来合在涂有蛋液的豆腐皮上面拍实，再将拌好的“鱼肉”生坯放在豆腐皮上，用手按实，用刀抹平成长条形块，把多余的豆腐皮用刀剁掉，每隔1.5厘米左右处用坡刀剞横刀花，再每隔3厘米左右处剞直刀花(刀深3/4)，每剞一刀，在刀缝内撒入面粉少许，防止粘连。全部剞好后，涂上一层蛋液，撒上面包渣轻轻拍实。

③炒勺置旺火上，放油烧至六成热，把做好的“鱼块”轻放在油勺内，炸呈金黄色，待豆腐皮焦脆、土豆泥张开成葡萄粒状时，用漏勺捞在盘内。

④将青菜叶用沸水烫一下，用刀切成葡萄叶梗的形状，镶在“鱼肉”边，成为整枝葡萄状。

⑤在炸“鱼”的同时，另取炒勺一只，放在旺火上，入少许油，放入葱段炝勺，加入葡萄汁、姜汁、白糖、醋、酱油、精盐，烧沸后撇净浮沫，用水淀粉勾流水芡，淋上芝麻油，浇在“葡萄鱼”上即成。

【功效】

营养丰富，有降压作用。

21

蛋黄焖茄子

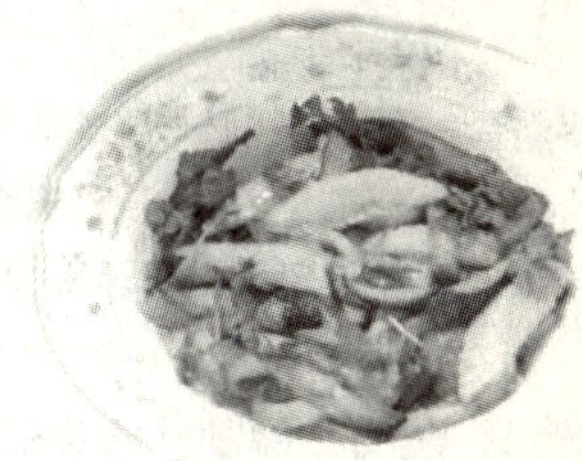

【原料】

茄子400克，鸡蛋1个，酱油25克，精盐2克，味精1克，料酒5克，水淀粉50克，面粉适量，葱丝、姜丝、蒜片各15克，花椒少许，鲜汤适量，花生油500克(约耗60克)。

【做法】

①将茄子去蒂削皮，一破四棱，用刀将棱的一面复平，再切成长木梳条状；将鸡蛋液磕入碗内，打匀后放入水淀粉、面粉，加酱油少许搅成糊，再放入茄子蘸匀蛋糊。

②炒勺置火上，放入花生油，烧至六成热，下入茄子炸呈表面金黄色捞出；把葱丝、姜丝、蒜片撒在碗底，将茄子梳背朝下装在碗内，上边撒上精盐、酱油、味精、料酒，浇上适量鲜汤，放上花椒，上笼蒸烂取出，去掉花椒，合在盘内。

③炒勺置火上，加入鲜汤，放入少许酱油，汁沸时用水淀粉勾芡，淋浇在茄子上即可食用。

【功效】

具有清热、消肿、止血之功效，对高血压、心脑血管疾病有较好的食疗作用。

22

烧茄子

【原料】

茄子750克，黄瓜片50克，香菜50克，去皮蒜瓣50克，芝麻油25克，芝麻酱25克，香醋50克，精盐适量。

【做法】

①将茄子穿竹扦上，放在火上烧，烧时不断翻转烧匀，待茄子外皮呈焦红色且熟时停烧，晾凉，揭去外皮、茄把，撕成大块放在碗内。

②将洗净的香菜切成3厘米长的段，同黄瓜片一起放入盛茄子块的碗内；把蒜瓣用刀拍碎，剁成泥放在碗内，再用香醋、精盐、芝麻油兑成的蒜汁浇在茄子上，放芝麻酱，食用时拌匀即可。

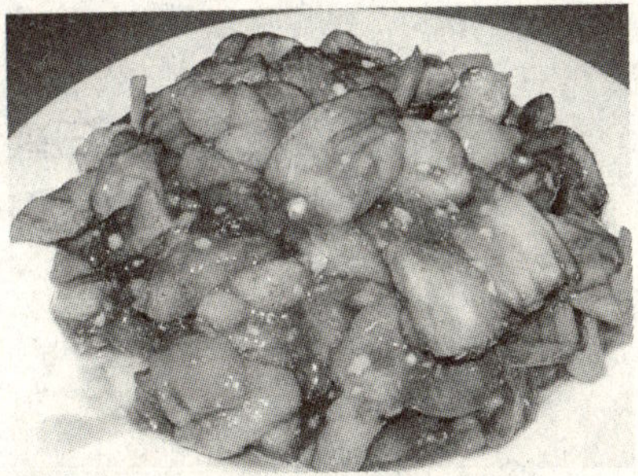

【功效】

有降脂、止血之功效，对高血压及心脑血管疾病患者有一定的食疗作用。

23

附子炖乌龟

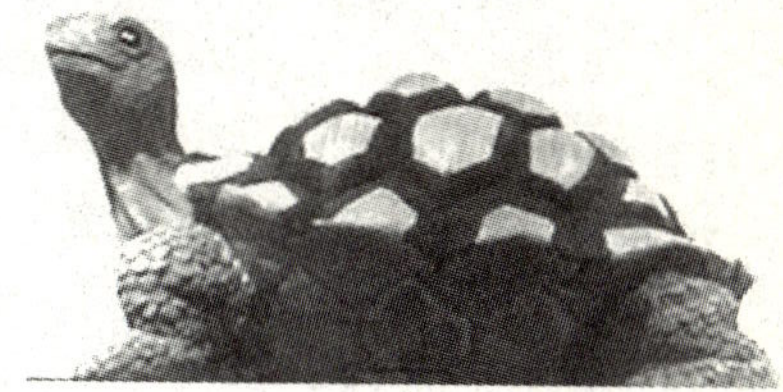

【原料】

制附子30克，陈皮10克，乌龟一只(800克左右)，花生油60毫升，黄酒、陈醋、姜片、清汤、精盐、酱油、胡椒粉、葱白、味精各适量。

【做法】

①附子、陈皮洗净，文火慢煮1小时，取汁100毫升。

②活乌龟宰杀后，去内杂，烫泡、去净外表粗皮，用清洁球将龟背裙边擦洗成白色，剁成块状、放入黄酒、陈醋稍腌。

③热锅将油烧至七成熟，放姜片、龟肉炒至香味时，放入精盐、酱油、胡椒粉、清汤，武火炖至龟肉熟烂时，再入药汁、胡椒粉、葱白头、味精，焖至收汁时即可。

【功效】

具有滋养阴阳，填补精血的功效，适于阴阳两虚，虚阳上亢的高血压症。

24

大蒜茄子煲

【原料】

大蒜30克，嫩茄子500克，猪瘦肉100克，花生油80克，姜末、葱白、精盐、酱油、味精各适量，猪骨汤适量。

【做法】

①将茄子去蒂，洗净，对剖两半，将每一半的表面划成小条；大蒜去皮，切成小薄片；葱白切花。

②将猪瘦肉洗净，剁成肉泥，装碗内，用少许酱油、精盐抓匀。

③炒勺置武火上，放花生油烧至六成热，将茄子倒入，反复翻炒，以炒出水分为度，装入砂锅内，再放入肉泥、蒜片、姜末及猪骨汤，待煮沸后撇净浮沫，改用文火煲20分钟，撒上葱花及味精即成。

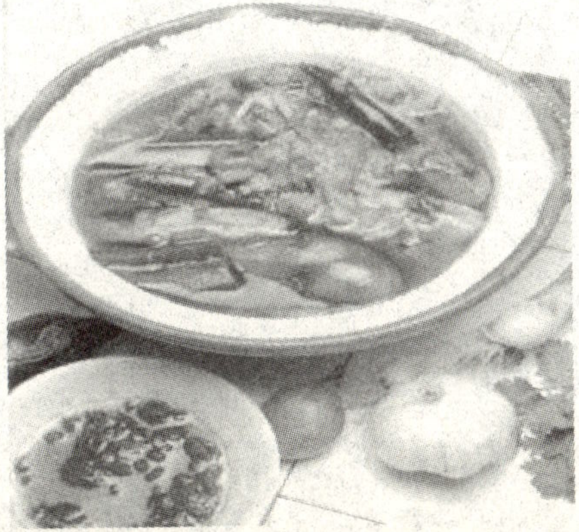

【功效】

具有防治高血压及降脂功能，是高血压伴冠心病、动脉硬化、高脂血症患者的理想菜肴。

25

八宝瓤西红柿

【原料】

西红柿8个(大小均匀)，糯米100克，葡萄干15克，什锦果脯50克，白糖50克。

【做法】

①将糯米放清水中浸泡几小时，淘洗干净后放入碗内，加水30克上笼蒸熟。

②将什锦果脯切成葡萄干大小的丁，与白糖、洗净的葡萄干一起放入糯米饭内拌成馅心。

③将西红柿洗净，把蒂部用刀削一下，成一个盖状，挖出内瓤（不要挖透），填入馅心，盖上蒂盖，照此方法将西红柿逐一做完，装入盘内，上笼蒸8分钟取出，上桌食用。

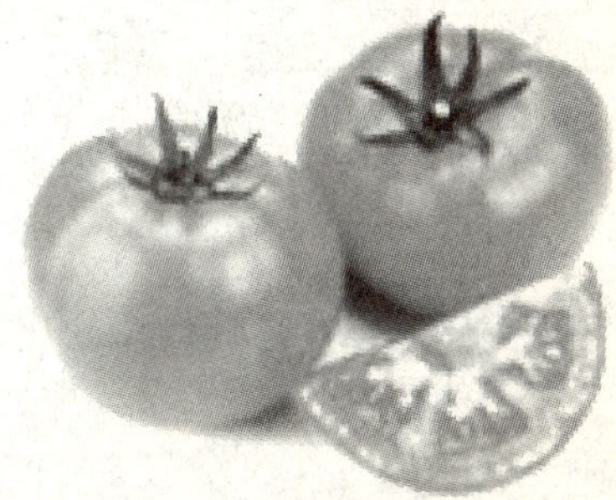

【功效】

西红柿性甘酸微寒，有生津止渴、健胃消食、凉血平肝、清热解毒、降低血压之功效，对高血压、肾脏病人有良好的辅助作用。

26

玉竹茄子煲

【原料】

玉竹50克，茄子300克，猪瘦肉100克，香油、清汤、黄酒、精盐、味精、蒜泥、葱白各适量。

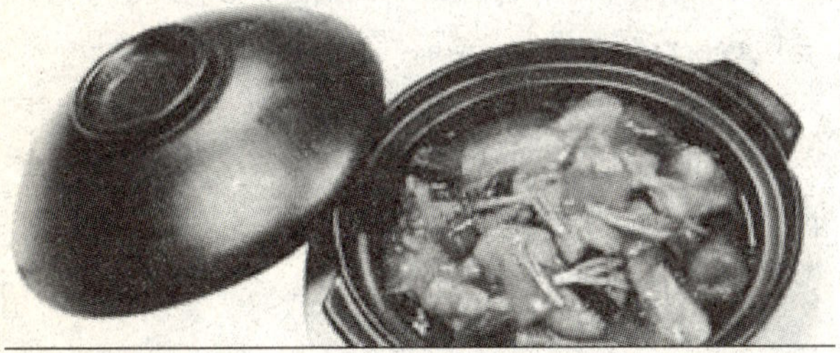

【做法】

①玉竹沸煮两次，取浓汁100毫升。

②茄子洗净，切成方块状，放清水中浸10分钟左右，在沸水锅内煮至软状，再入油锅爆炒几遍。

③用砂锅置武火上，放入茄子、猪瘦肉、蒜泥及清汤，煮沸浓汁时，倒入药汁、加上佐料，文火煲至香熟即可。

【功效】

本膳香软清淡，具有滋阴解表、清热润肠的作用，适宜于高血压的阴虚患者兼外感或便秘。

27

荷花西红柿

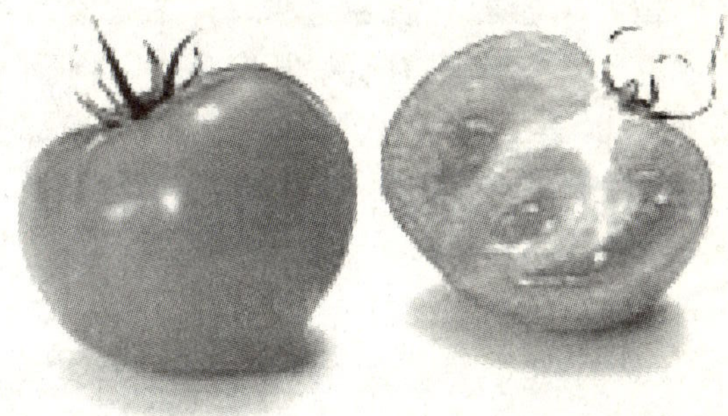

【原料】

西红柿5个(约500克)，山药25克，白糖适量。

【做法】

①将西红柿去蒂，洗净，从上边往下分瓣切开，不要切透，然后用手掰成荷花形状，放在盘内，在盘中央摆一个，周围摆4个。

②将山药洗净，放开水锅内煮熟，捞出晾凉，揭去外皮，做成12个黄豆大小的颗粒，表示“莲子”，每个西红柿里放入4粒，要摆放均匀，摆好后将每个荷花西红柿均匀地撒上白糖即成。

【功效】

具有生津止渴、凉血平肝、清热解毒之功效，是高血压病、高脂血症、肥胖症患者的食疗佳品。

28

西红柿烧豆腐

【原料】

西红柿2个，豆腐350克，花生油50克，精盐5克，味精2克，葱末、姜末各10克，花椒8粒，水淀粉10克，鸡汤适量。

【做法】

①将豆腐切成1厘米见方的丁，放入沸水锅内焯透，用清水过凉，沥干水分，与葱末、姜末同放碗内。

②将西红柿放入沸水锅内焯一下，揭去外皮，切成丁放入碗内。

③炒勺置火上，放入花生油，烧热时放入花椒炸一下，捞出不要。再将豆腐下勺煸炒，加入精盐和少许水，待汁浓稠时下入西红柿炒匀，放味精调味，用水淀粉勾薄芡，盛入盘内即成。

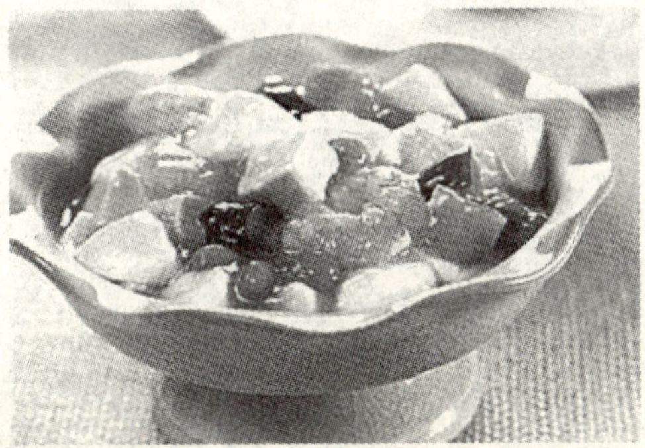

【功效】

能降低胆固醇、血脂，常食对高血压、动脉粥样硬化、冠心病患者有一定的食疗效果。

29

瓤黄瓜

【原料】

黄瓜500克，豆腐1块，卷心菜50克，蘑菇50克，鸡蛋2个，芝麻油10克，精盐3克，味精1克，葱末5克，姜末3克。

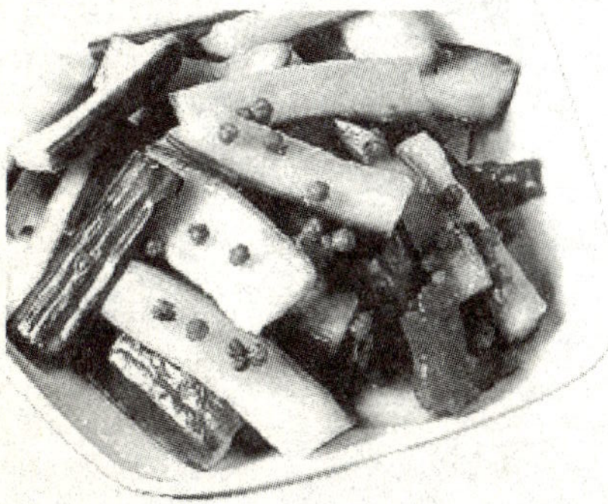

【做法】

①将黄瓜洗净，顺切两半，再切成4厘米长的段，去掉瓤、籽，待用。

②将蘑菇择洗净；卷心菜去老皮洗净，均切成末；把豆腐碾压成泥，装碗内，放入蘑菇末、卷心菜末、葱末、姜末，用精盐、味精、鸡蛋清、芝麻油拌匀，做成馅心，待用。

③将馅心装入黄瓜段中，上笼蒸10分钟取出，摆在盘内即成。

30

【功效】

有祛热利水、解毒祛湿、润肠镇痛的作用，对高血压、高血脂、肥胖症患者有一定疗效。

板栗丝瓜

【原料】

板栗250克，水发香菇150克，丝瓜100克，花生油500克（约耗50克），精盐、味精、白糖、水淀粉各适量，鲜汤适量。

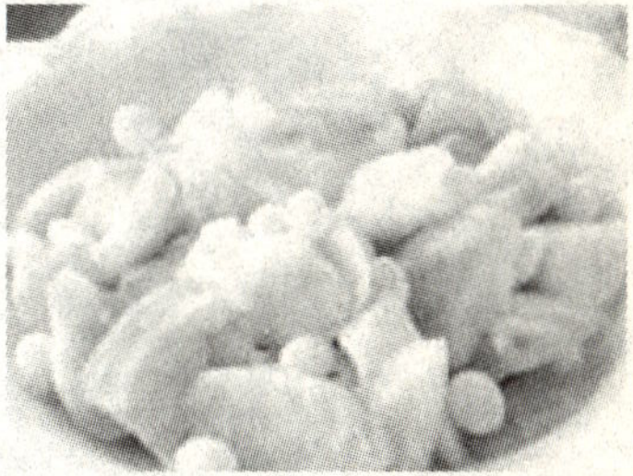

【做法】

①将板栗凸起的一面砍一字刀，入沸水锅煮约10分钟捞出，趁热剥出板栗肉。

②水发香菇去蒂，洗净，切3厘米见方的片；丝瓜去皮，洗净，切成与板栗大小相同的菱形块。

③炒勺置旺火上，放花生油烧至七成热，下板栗肉滑油至熟烂，捞出沥油；再倒入丝瓜滑油，捞出沥油。

④勺内留底油，烧热后放板栗块、香菇、精盐、味精、白糖、鲜汤烧焖入味，至板栗软烂时放丝瓜块略烧，用水淀粉勾芡，沸后装盘即成。

31

【功效】

有清热、解毒、凉血的作用，对高血压、高血脂、肥胖症患者有一定的食疗效果。

第八章 第 8 月食谱

一、基础知识

1. 何谓医源性高血压

医源性高血压是指由于医生心理治疗不当、用药有误或药物剂量不足等引起的血压增高，常表现为收缩期高血压。无论在病房、门诊或在随访时，由于医生对病人心理因素情况不了解，医生语言不当而使病人忧心忡忡或情绪激动，并使其血压增高，这种例子屡见不鲜。

医生用药不合理也可引起高血压。例如：口服避孕药、女性激素可产生或加剧高血压；非类固醇类药物，如消炎痛、保泰松等可抑制前列腺素 E2 对抗其扩张肾血管作用而使血压升高；β 一受体阻滞剂可加重可乐宁的“停药反跳”作用，导致血压升高。

在用升压药期间（如多巴胺），一定注意及时监测血压。若血压恢复正常，应及时减量并逐渐停药。否则，若对已恢复正常血压的病人继续使用升压药，容易引起药物性高血压。

由于降压药用量不足，如有的医生不考虑病人年龄、性别、体重、病程等，一律常规剂量用药，结果会使一些病人血压不能降至目标水平。

2. 何谓儿童及青年性高血压

高血压是我国人民最常见的心血管病，不但多见于中老年人，也可见于少年儿童中。1979 年广东省心血管病研究所对 3826 名 4~14 岁农村儿童进行血压普查，按我国沿用的标准判断，高血压的患病率为 0.86%。

在美国，3%以下的儿童有高血压，这是一个重要的方针性问题。1987 年第二特别工作组在小儿血压控制的报告中提出一个全面的检查、评价和治疗儿童高血压的方法。此研究提供了来自 70 000 多白人、黑人和墨西哥、美国儿童的血压资料。明确有高血压是指血压持续等于或大于本年龄血压的第 95 百分位数者，严重高血压是指血压持续等于或大于本年龄血压的第 99 百分位数者。

根据一次简单的血压测量不能确诊为高血压。如同成人一样，儿童需要反复测血压才能确定其血压升高是稳定的或不稳定的。应注意使用精确的仪器和技术，使用宽的袖带，舒适地包绕上臂而不能盖住肘前窝。对婴儿用听诊法精确测得的血压是不可靠的，可用 Doppler 技术的电子血压计。尽可能测得病人在不紧张的环境下安静坐位时的血压。

儿童年龄越小而血压越高者，发生继发性高血压的可能性越大。细心地采集病史和查体是最重要的。对年轻病人进行实验室检查，一般与成人相同。

儿童高血压的根本原因、严重性或合并症将决定需要治疗的程度和方法。降压疗法不可发生使病儿不能坚持治疗或损害正常生长和发育的副作用。非药物性治疗可推荐作为开始时的治疗方法，并根据每个病儿的需要制定相应的治疗计划。降压药物治疗一般应用于血压高于第 99 百分位数病人或非药物性治疗效果不佳而血压又明显升高的病人。

用于成人患者的药物，一般对未满 18 岁的患者也有效。没有理由去限制无合并症而仅有血压升高的人参加体育活动。

二、诊断方法

1. 高血压病病人通常要做的化验项目检查

关于高血压病病人要做哪些化验检查一直存在不同的意见。其不同点主要在于在多大程度上去评价继发性高血压的可能性。通常将实验室检查分成两部分，一部分是所有高血压病病人都应检查的项目，另一部分则适用于如下两种情况：①最初的检查提示了继发性高血压的可能性。②基本的治疗未能有效控制血压。

(1) 基本检查。①肾功能评价，包括检查尿蛋白、血和尿糖、血肌酐和尿素氮。尿镜检也有一定帮助。血钾的测定有助于筛选盐皮质激素诱发的高血压并可作为开始利尿剂治疗前的基础值。②血糖测定。一方面糖尿病与动脉粥样硬化、肾血管疾病及糖尿病性肾病有关，另一方面原发性醛固酮增多症、库欣综合症、嗜铬细胞瘤等也都可引起高血糖。利尿剂也可使血糖升高，所以测得其基础值是有意义的。③检查有无高钙血症。④肾性及原发性高血压病人易伴有高尿酸血症，且利尿剂可使尿酸升高，故应先检测血尿酸水平。⑤测血浆胆固醇和三酰甘油以发现冠心病的易患因素。⑥所有高血压病病人应做心电图以评价心脏状况，尤其判断左室有无肥厚。⑦X 线胸片有助于发现主动脉扩张、延长及发现主动脉缩窄病人肋骨压迹。

(2) 筛选继发性高血压的特殊检查。①肾血管性高血压。静脉肾盂造影（1VP)、同位素肾图、Saralasin 试验、肾动脉造影、肾静脉取血测定肾素。②嗜铬细胞瘤。24 小时尿儿茶酚胺及其代谢产物如 3 一甲氧基 4 一羟基苦杏仁酸等，肌酐、血儿茶酚胺。③库欣综合症。24 小时尿 17 一酮类固醇、17 一羟类固醇、血皮质醇、地塞米松抑制试验。④原发性醛固酮增多症。24 小时尿钾及血钾、血浆肾素活性及醛固酮水平。

2. 心率在高血压病中的重要性

心率快慢与病死率之间存在明确的相关性，所有原因（包括冠心病、心血管疾病及非心血管疾病）的病死率均应注意心率的改变。临床研究证实心率与病死率之间的关系与高血压患者尤为密切。其原因为高血压或心率增快均可增加心脏机械性负荷，引起大动脉的结构和功能上的改变，例如血管壁增厚、僵硬及内皮细胞功能紊乱。上述改变又可加重收缩压升高、心肌肥厚、心脏扩张及动脉粥样硬化形成。另一些研究也证实了血压下降、心率降低能减少靶器官损害，减少病死率。这样在治疗高血压过程中，仅仅把血压降下来是不够的，还应评估病人危险因素，采取必要措施来缓解这些危险因素。对于心率快的高血压病人，应首选 β 一受体阻滞剂，如倍他乐克，10 毫克~20 毫克/日；氨酰心安，12.5 毫克，2 次/日，根据病情调整剂量。钙离子拮抗剂，如地尔硫卓、维拉帕米均可选用，以在降低血压的同时减慢心率。到目前为止，“正常心率”的标准尚未确定，通常认为“正常心率”的范围是 60~80 次/分（久经锻炼的运动员每分钟可能仅 45~60 次。年龄及性别均可影响脉率：成年女子每分钟约 70~90 次，成年男子每分钟 60~80 次，3 岁以下小儿脉率常在 100 次/分以上，初生婴儿脉率可达 140 次/分)。目前认为病人心率超过 80 次/分，则应认为是“心率过快”。这类病人不应轻视，因为预示这类高血压病人面临更大危险或更高的病死率，积极的医治是十分必要的。

三、保健常识

1. 适时安排作息

我们好多人觉得心肌梗死、脑卒中是突然发生的，其实也不是，所有的心肌梗死、脑卒中的发病都不是对健康人无中生有的突袭，而是全身动脉粥样硬化渐变的必然结果。高血压和高血脂病人更应注意生活规律，按时作息，建立一种适合自己身体情况的生活制度。高血压和高血脂病人在生活起居方面应注意以下几点。

定时作息：生活应有规律，按时起床、进食、活动、学习及就寝，按照自然“生物钟”的节律作息和活动，这样有利于健康及预防高血压并发症的发生。公鸡破晓啼鸣，蜘蛛凌晨4点织网，牵牛花凌晨4点开放……生物无论大小，他们的活动都有一定的节律性。人的生理活动无疑也随着周期性的节律来运行，有高潮、有平潮、有低潮，打破这种正常的生物钟节律就会导致疾病加速衰老。健康长寿者的养生之道千差万别，但规律生活这一条却是共同的。

适应自然：人类生活在自然界中，与自然界的变化息息相关。人体应适应这些变化。如衣着方面，应根据不同季节，及时增减衣服；住房要阳光充足，防潮防湿，空气流通，有条件的应种些花草树木。

注意清洁卫生：良好的卫生习惯是增进身体健康的重要因素。

戒除不良习惯：高血压病人应戒烟，避免酗酒及暴饮暴食等。

节制性欲：和谐的性生活能使人感到心情愉快，精神饱满；放纵的性生活易造成疲乏无力，精神萎靡不振，久而久之还可以引起早衰。性生活次数可根据每个人的生理状况而定，中年以后可以每周或数周一次，因人而异。

2. 三个“半分钟”的效果

美国科学家发现，很多病人白天挺好，夜里突然死了。奇怪，怎么会白天好好的，夜里就死了呢?后来才知道，是因为夜里起床太快，突然体位变化造成体位性低血压，脑缺血，头晕，晕倒，一下子就造成脑外伤，有的人脑缺血变为脑血栓，有的人突然心脏缺血，变为心绞痛、心肌梗死，所以，经常有夜里体位突然变化而造成意外的。

而这种情况是完全可以避免的，夜里醒过来，在床上先躺半分钟，不要马上起来，坐起来半分钟，两腿下垂半分钟，经过三个半分钟，你再起床上厕所就没有问题了。对于高血压老年患者，大便是不容忽视的问题。当大便时，必须采取下蹲位，使静脉受压，回心血量增加，外周血管阻力加大，以致血压升高。如果大便不畅、费力，会通过增加腹压使心跳减慢或骤停。同时指出，老年人大便后站起来时，血液回流减少，使脑供血不足，造成血压下降，头晕，眼花，容易发生意外。所以大便后站立时要缓慢，不可动作过猛。要保持大便通畅，要多吃蔬菜水果。

注意三个半分钟，可以不花一分钱，减少或防止很多病人的猝死或发生意外。

四、饮食疗法

食疗知识

海带有利于降血压

海带是人们非常熟悉的食用藻类，富含多种无机盐和维生素。据营养学家测定，在常用食物中，海带的含碘量是首屈一指的，约为 0.2 ~ 0.5%。所以，经常吃海带，不但能够防治甲状腺肿大，而且可以防治高脂血症、冠心病、高血压等。近年来，国内外均已报道，从海带中可提取出一种名叫“海带淀粉”的物质，学名叫“拉灵敏”，已在临床上应用，确实具有降低血压的作用。

食疗食谱

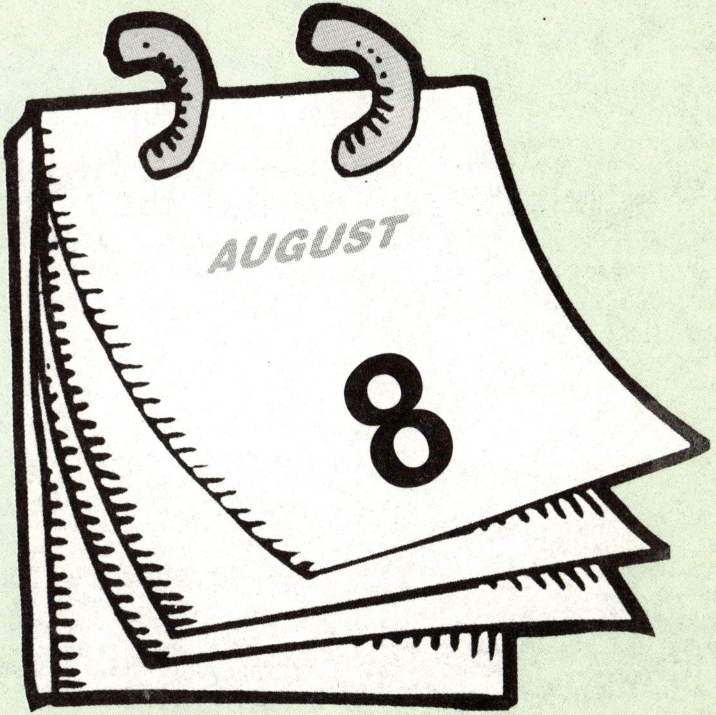

黄焖鸡

【原料】

净膛鸡1只，花生油75克，酱油、花椒油各50克，料酒25克，白糖40克，精盐10克，甜面酱少许，味精3克，大料6瓣，葱段10克，姜片5克，姜末3克，葱末5克，水淀粉、高汤各适量。

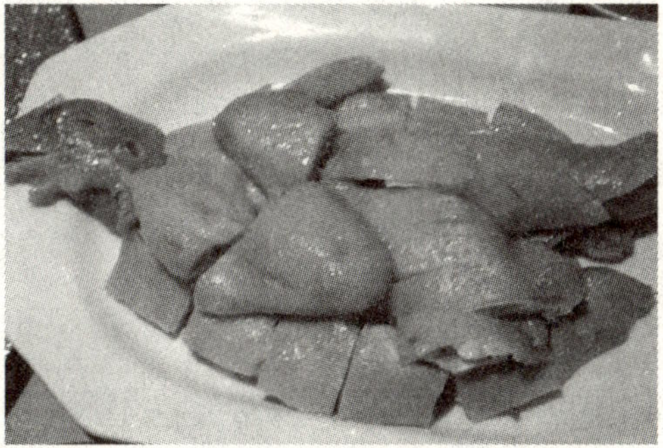

【功效】

有补中益气、补精填髓的作用，是高血压、心血管病患者的最佳食疗菜肴。

【做法】

①将鸡洗净，放入大汤碗内，加入料酒(15克)、精盐(5克)、大料(3瓣)、葱段、姜片，浇入适量高汤，上屉蒸烂取出，拣出葱段、姜片、大料。

②炒勺置火上，放入花生油，下入大料炸出香味后拣出不要，放入甜面酱、葱末、姜末煸炒，待甜面酱炒熟后，烹入料酒(10克)、酱油，把大碗内的鸡汤滗入勺内一半，再加入白糖、味精、精盐，然后将蒸熟的鸡滑入勺内(鸡胸脯朝下)，用小火焖至汤汁稠浓时用水淀粉勾芡，淋入花椒油，翻勺，把鸡滑入大平盘内，将余汁浇入鸡上即成。

1

酸甜泡菜

【原料】

卷心菜500克，白糖5克，植物油10克，盐2克，干红辣椒1个，姜3克，白醋20克。

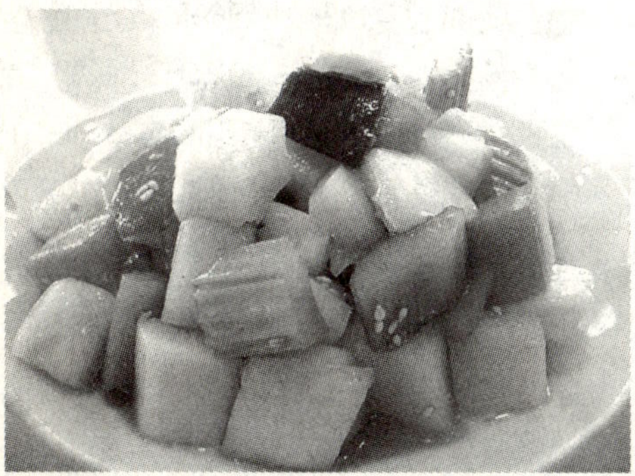

【做法】

①卷心菜去老叶(深绿色者)，洗净切成稍大的块(约3厘米见方)，放入盆中用沸水浇烫一下，沥净水分，放入一有盖盆中。

②炒锅内加上油，放入切碎的红辣椒及姜(切成细丝)，稍炸后放卷心菜上，再将白糖、白醋、盐等倒在卷心菜上，搅匀，稍稍压实，盖上盖，腌5~6小时即可上桌食用。

【功效】

此品酸、辣、甜味俱全，是上好的开胃小菜。卷心菜含钾元素，对心脏、心血管等皆有好处，应经常食用。

2

炸熘雏鸡

【原料】

雏鸡1只(约750克)，青椒50克，酱油50克，醋30克，味精1克，葱末5克，姜末5克，蒜泥3克，水淀粉适量，高汤适量，花生油500克(约耗100克)。

【做法】

①将活鸡宰杀，去毛及内脏，洗净，剁成2厘米大小的块，放入盆内，用少许酱油、水淀粉拌匀上浆；青椒去蒂、籽，洗净后切滚刀块。

②炒勺置火上，放入花生油，烧至八成热，下入鸡块，炸至外表呈金黄色时捞出，沥油。

③原勺内留余油，下葱末、姜末、蒜泥、青椒煸炒片刻，加入醋、高汤烧开，撇去浮沫，放入味精，用水淀粉勾芡，倒入鸡块翻炒均匀，盛入盘内即成。

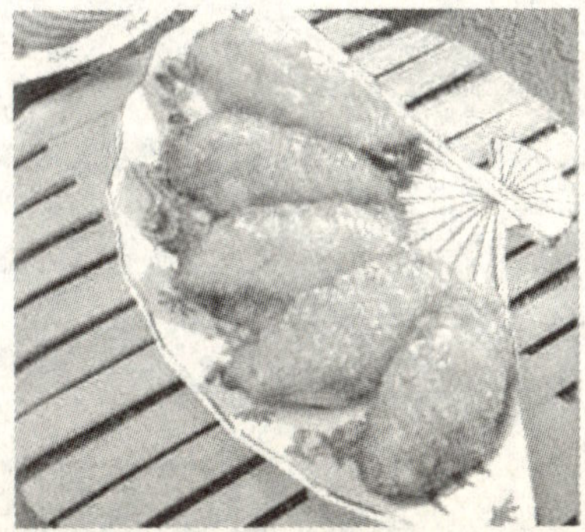

【功效】

有滋补、健体强身作用，对高血压、心血管病患者有一定的食疗效果。

3

糖醋番茄蛋

【原料】

鲜红番茄250克，鸡蛋2个，植物油50毫升，香油、清汤、红椒丝、面粉、干淀粉、水淀粉、精盐、白酱油，味精、白糖、麻油各适量。

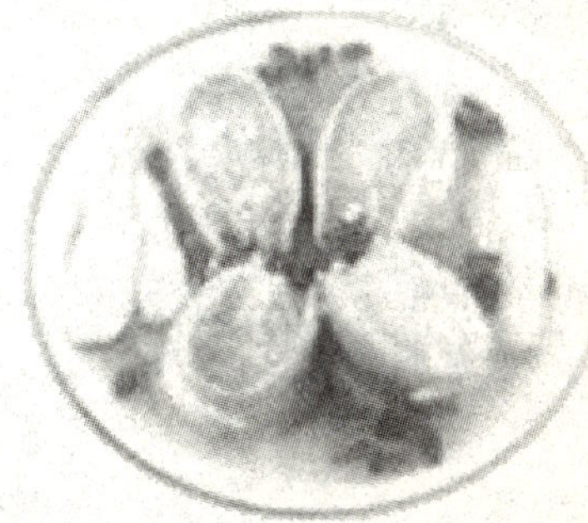

【做法】

①番茄去皮、切成7毫米左右薄片，晾干水分。

②面粉，干淀粉、鸡蛋清搅成蛋浆。

③味精、胡椒粉、精盐、白酱油、白糖（醋）、水淀粉、清汤兑成汁。

④锅烧红下油至七成热，将茄片于蛋浆内粘满入锅内，炸呈金黄色即捞起，锅内留油，倒入汁，收浓成流芡，加入麻油、红椒丝，趁热时入番茄上即成。

【功效】

具有滋养阴血，祛风泄热的作用，适宜于阴血不足，便秘潮热的高血压病患者。

4

冬笋野鸡片

【原料】

野鸡脯肉300克，净冬笋50克，鲜红柿椒30克，鸡蛋1个，花生油100克，芝麻油、蒜瓣、姜、葱花、料酒、水淀粉、酱油、味精、精盐、鲜汤各适量。

【做法】

①将鸡胸脯净肉剔去筋，切成5厘米长、2.5厘米宽、0.2厘米厚的薄片，放碗内，用葱姜酒汁(葱、姜捣烂，用料酒取汁)、精盐、少许酱油、鸡蛋清、水淀粉拌匀上浆。

②将冬笋切成与鸡脯肉相同的薄片；鲜红柿椒去蒂、籽，切丝；剩余的蒜、姜、葱均切末。

③炒勺置武火上，放花生油烧至五成热，放入鸡片，滑透至熟，倒出沥油；原勺留底油，烧至六成热，用姜末、葱末、蒜末炝勺，放入冬笋片、红柿椒片、酱油、精盐、味精一同翻炒，放入鲜汤，烧沸后用水淀粉勾薄芡，倒入滑熟的鸡片、葱段翻炒均匀，淋入芝麻油装盘即成。

【功效】

有滋补、强身、健体、降胆固醇的作用，是高血压、心血管病患者较理想的高蛋白质菜肴。

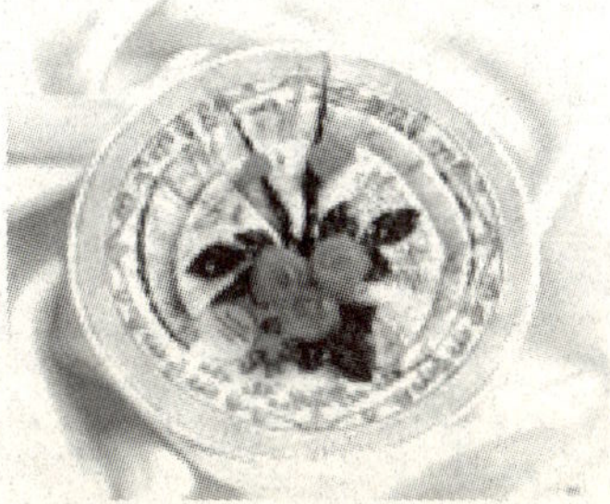

5

砂锅鲜蘑豆腐

【原料】

豆腐150克，鲜蘑菇100克，虾仁10克，芝麻油5克，盐4克，味精2克，白胡椒粉1克。

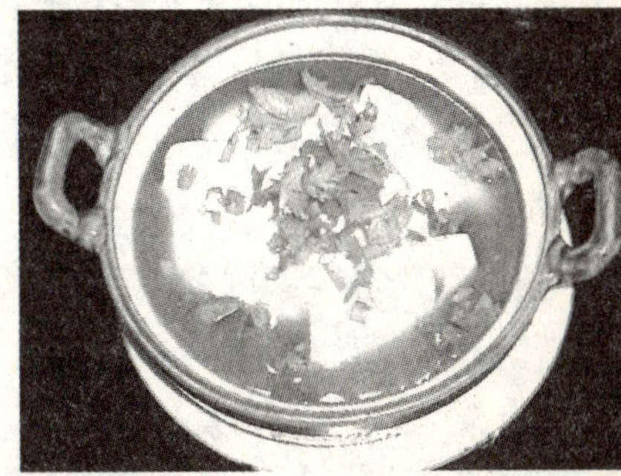

【做法】

①鲜蘑菇洗净、挤去水分，切成薄片。

②豆腐洗净、切成小块；虾仁洗净沥干。

③锅内放入芝麻油、油热后、下虾仁爆炒一下，即倒入沸水碗中，再将其倒入砂锅中。

④砂锅上火煮开后，下豆腐块、鲜蘑菇片烧开后，下味精、盐、胡椒粉即成。

【功效】

鲜蘑菇含有酪氨酸酶等，有较好的降血压作用。

6

酱爆萝卜鸡丁

【原料】

净胡萝卜400克，鸡脯肉150克，甜面酱20克，酱油10克，白糖40克，精盐1克，味精1克，料酒5克，淀粉适量，花生油250克(约耗40克)。

【做法】

①将胡萝卜去蒂，洗净后切成1.5厘米见方的丁；用热油炸至呈金红色时捞出，沥净油；鸡脯肉切成丁，放入碗内，用水淀粉拌匀上浆，用热勺温油滑熟。

②将甜面酱、酱油、白糖、精盐、味精、料酒、淀粉及适量水同放碗内，兑成调味芡汁。

③炒勺置火上，放入花生油少许，烧热后，把芡汁下勺，用手勺不断搅炒，待汤汁浓稠时下入胡萝卜丁、鸡丁，翻炒均匀即成。

【功效】

有健脾消食、清热解毒、养肝明目的作用，对高血压、高血糖病患者有一定食疗作用。

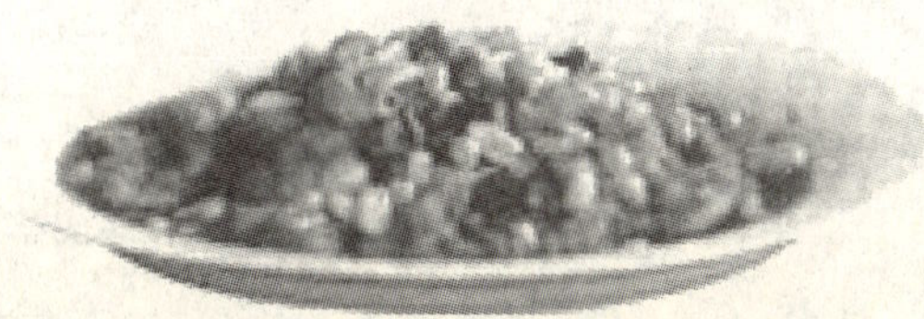

7

虾仁烘蛋清

【原料】

虾仁50克，鸡蛋3个，火腿肠50克，混合油50毫升，麻油20毫升，黄酒、精盐、味精、葱花各适量。

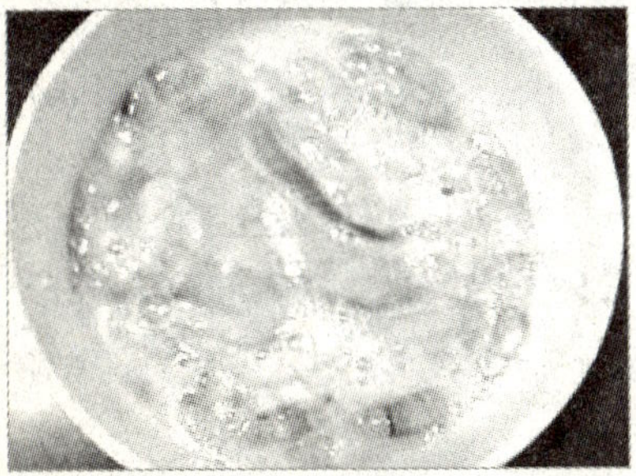

【做法】

①火腿肠切成米粒状。

②鸡蛋取蛋清，置碗内用竹筷打起发泡成雪花状。

③将火腿肠和虾仁置入鸡蛋清内，并入盐、味精、葱花，再次搅匀。

④净锅置武火上，放入混合油烧到六成热，倒入搅匀的主料，盖上盖，用文火烘煮，待香味溢出时，将黄酒、麻油分别从锅的周边淋入，烘5分钟左右，揭盖、翻扣盘中。

【功效】

本菜色泽金黄，外酥里嫩，口味鲜香，对高血压、肾精不足、阴阳两虚者更为适宜。

葱烤鹌鹑

【原料】

鹌鹑5只，葱250克，芝麻油5克，花生油300克（约耗30克），酱油25克，精盐3克，味精2克，白糖3克，料酒10克，姜5克。

【做法】

①将鹌鹑宰杀、煺毛，从肚部开刀，取出内脏，斩去脚爪，洗净沥水，装入碗内，用酱油、精盐、味精、料酒、白糖抓匀，腌渍一小时；葱、姜洗净，葱切段，姜切片。

②炒勺置中火上，放入花生油，烧至七成热，把鹌鹑下勺，炸至微黄色时取出。

③取一烤盘，先铺上葱段、姜片，放入炸过的鹌鹑，鹌鹑上面再盖上一半儿葱段，放少许清汤，倒入腌鹌鹑的卤汁。

④把烤盘放入烤箱内，每隔10分钟，取出烤盘，把卤汁浇到鹌鹑上，反复两次，待鹌鹑熟时取出，拣出葱段、姜片不要，把每只鹌鹑切开装盘，浇上卤汁，淋上芝麻油即成。

【功效】

鹌鹑有较好的滋补作用，有“动物人参”之美称，其味鲜美，极易人体消化和吸收；对高血压、高血脂、冠心病、心血管硬化、肥胖病患者尤为适宜。

9

地龙凤爪

【原料】

地龙30克，凤爪10只，植物油60毫升，黄酒，食醋、蒜泥、姜末、精盐、味精、水淀粉各适量。

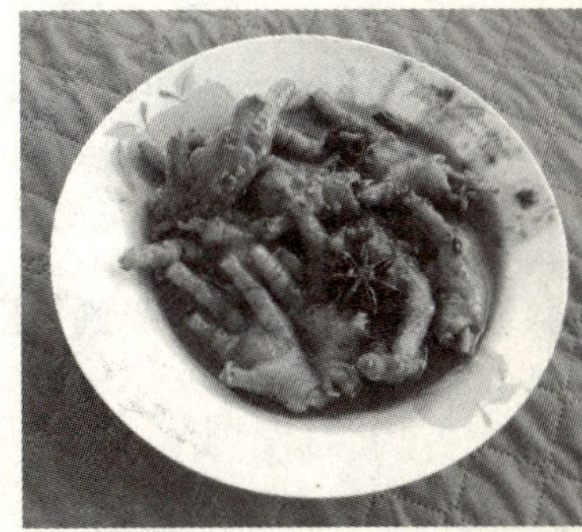

【做法】

①地龙洗净，蒸取药汁100毫升。

②凤爪洗净，晾干，置油锅内炸至爪皮起泡，捞出。

③用黄酒、食醋、蒜泥、姜末、精盐勾成汁，放入凤爪慢焖30分钟，加入地龙汁，收汁即可。

【功效】

具有滋养肝肾、利尿活络的作用，对早期的老年中风后遗症的肢体麻木具有较好食疗效果。

10

番茄汁焗鹌鹑

【原料】

净鹌鹑500克，熟青豆10克，洋葱20克，青、红柿椒各20克，番茄汁50克，玫瑰酒10克，白酱油25克，辣酱油5克，芝麻油5克，熟猪油30克，水淀粉适量，精盐5克，味精3克，料酒10克，白糖35克，香葱6克，姜汁6克，鲜汤适量，花生油500克(约耗50克)。

【做法】

①将鹌鹑洗净后擦干水分，放入盆内，用玫瑰酒、白酱油、辣酱油、精盐、味精、白糖、姜汁、香葱拌匀，腌渍30分钟，待用；洋葱，青、红柿椒去蒂、籽，洗净后均切成丁。

②炒勺置旺火上，放入花生油，烧至八成热，下入腌渍的鹌鹑，炸至九成熟时捞出，沥油。

③原勺置火上，放入熟猪油，下入洋葱丁、辣椒丁煸炒几下，烹入料酒，加入鲜汤、芝麻油、番茄汁、辣酱油、白糖、味精，放入炸熟的鹌鹑和青豆，熟后把鹌鹑捞出，每只切4块装盘；原汤汁用水淀粉勾薄芡，浇在盘中鹌鹑块上即成。

【功效】

有生津止渴、凉血平肝、清热解毒之功效，对高血压、高血脂、冠心病、血管硬化、肥胖病患者尤为适宜。

11

麻仁酥斑鸠

【原料】

斑鸠4只，猪无皮五花肉100克，黑芝麻25克，鸡蛋2个，面粉、干淀粉各30克，植物油1000毫升（约耗100毫升）、黄酒、精盐、白糖、味精、桂皮、八角、花椒粉、香菜、姜、葱、香油各适量。

【做法】

①斑鸠去净毛后，内脏、头、翅、脚均去掉，取腿及脯、背脊去净骨，与五花猪肉同入盆内，用葱、姜、黄酒、桂皮、八角、精盐、白糖、味精腌制入味，上笼蒸烂，去葱、姜、八角、桂皮，将斑鸠肉撕成细丝，五花肉切丝。

②将鸡蛋黄（蛋清留用它用）入碗，加入面粉、干淀粉和适量的水调成蛋黄糊，再入斑鸠肉丝，五花肉丝、盐、味精拌匀，放入抹一层油的菜盆，用手抹平，入七成热的油锅炸至两面成浅黄色，捞出原料坯，沥下油。

③鸡蛋清捣成雪花状，加入干淀粉拌成蛋泡糊，将坯料抹平，撒上芝麻仁，再入七成热的油锅炸至金黄色，倒入漏勺沥油后，切成长6厘水、宽2厘米长的小条，码入菜盆，撒上花椒粉，香油加热淋入，拼上香菜即成。

【功效】

对肝肾阴虚和阴阳两虚以及中风后遗症的高血压患者具有补肝滋肾的作用。

白烧鹌鹑蛋

【原料】

鹌鹑蛋20个，花生油50克，精盐4克，味精1克，料酒5克，葱片5克，姜片2克，花椒少许，水淀粉、鸡汤各适量。

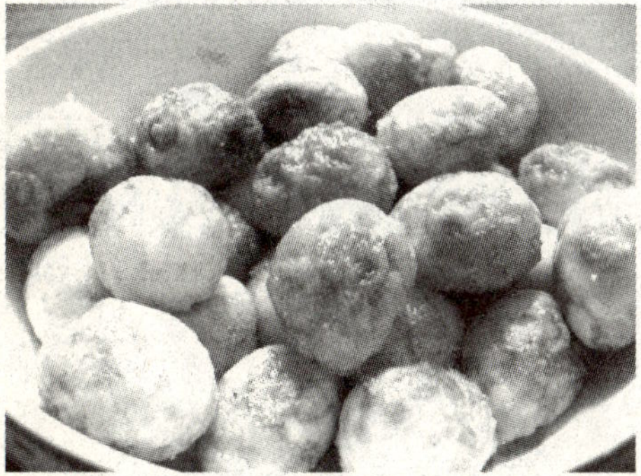

【做法】

①将鹌鹑蛋洗净，放清水锅内煮熟，用冷水过凉，去皮，放入盘内，待用。

②炒勺置火上，放入花生油，烧热时下入葱片、姜片、花椒炸出香味后加入鸡汤，捞出葱片、姜片、花椒不要，加入精盐、料酒、味精，汤沸时下入鹌鹑蛋，用小火烧3分钟，待其入味，用水淀粉勾薄芡，盛入盘内即成。

13

【功效】

有滋补、强身、健体之作用，高血压、冠心病、肥胖病患者常食效果极佳。

花生米鸡丁

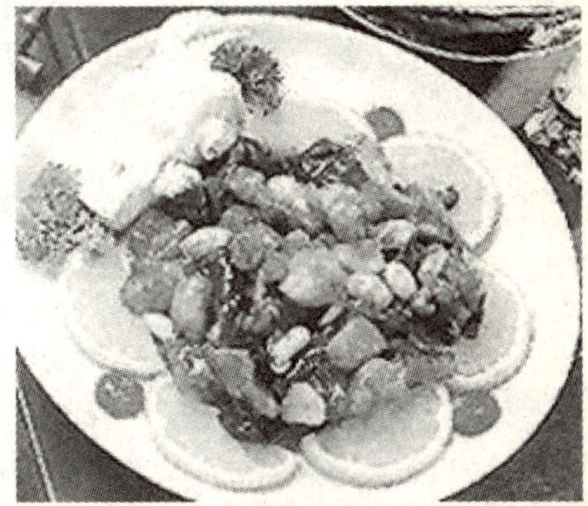

【原料】

仔鸡肉250克，花生米100克，植物油80毫升，大蒜片、干红椒、黄酒、食醋、精盐、酱油、姜片、葱白、白糖、水淀粉各适量。

【做法】

①将鸡肉皮面朝下平铺于砧板上，用刀背锤松后，切1.5厘米见方的丁，用精盐、水淀粉15克拌匀上浆。

②干红椒去蒂去籽，切1.5厘米长的段状，花生米炒香后去皮，将白糖、食醋、酱油、水淀粉勾成汁状。

③净锅置武火上，将油烧七成热，入鸡丁炒散，铲出装盆，再将干辣椒炒至深红色，放入蒜片、姜片、黄酒、鸡丁一同煸炒，倒入芡汁，放花生米、葱白抖匀，翻转几下即成。

【功效】

本品清热、活血。对保护血管壁、阻止血栓形成有较好的作用，对高血压能起到预防效果。

14

葱煎鹌鹑蛋

【原料】

鲜鹌鹑蛋10个，大葱30克，花生油35克，精盐、味精各少许。

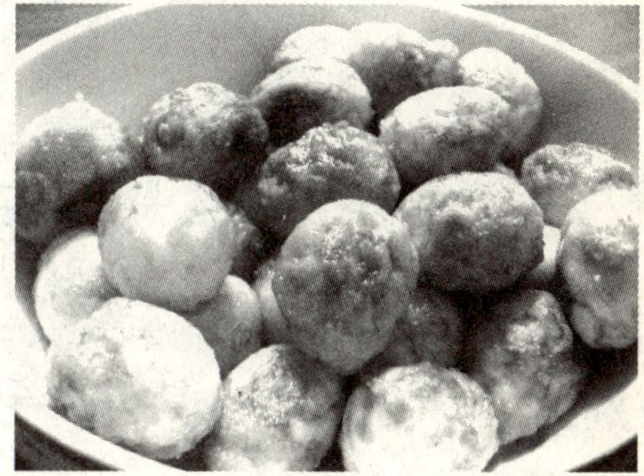

【做法】

①将大葱洗净，切碎，剁成末；鹌鹑蛋液磕入碗内，加入葱末、精盐、味精，用筷子搅拌均匀。

②将煎锅置火上，用油将锅走匀后再放入花生油，烧至五成热，把鹌鹑蛋液徐徐淋入，使之成为圆形，待略凝结时，用手勺将蛋液摊开、摊圆，煎时要多颠动煎锅，以防粘锅，视两面煎黄，沿锅边淋油少许，旋转几下，熟后切成象眼块，装盘即成。

【功效】

有降低血脂和降血压作用，是肥胖者及高血压、冠心病患者理想的食疗菜品。

15

椒盐紫茄夹

【原料】

紫茄子300克，猪瘦肉100克，面粉20克，干淀粉30克，泡打粉2克，水发香菇15克，植物油1000毫升（耗80毫升）、精盐、味精、花椒粉、葱白、香油各适量。

【做法】

①茄子去蒂与两端，削皮洗净，斜切成0.4厘米厚的片状，再在中间切一刀占茄片2/3深，入盆漂洗，捞出后沥干水。

②猪瘦肉剁成末状，葱白切花，香菇洗净切末状，共入碗加盐、味精适量的水搅拌成馅，用筷子塞馅料于茄夹内，至每一块茄夹塞完为止。

③用面扮，干淀粉，泡打粉和适量清水调至成糊。

④净锅置武火上，将油烧至七成热，将添满馅料的茄夹均匀粘满面糊，逐一入油锅炸至金黄，倒入勺沥油。锅内再放香油、花椒粉、葱花，倒入炸好的茄夹炒拌均匀，装盘即成。

【功效】

具有凉血清热，散血通瘀的功能。对高血压合并冠心病者尤为适宜。

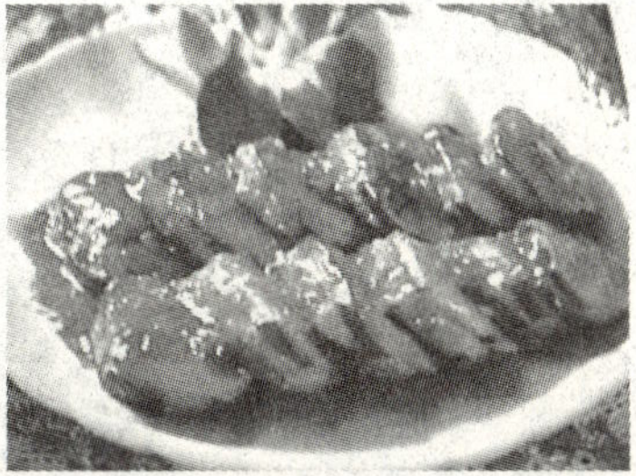

16

荷包鲫鱼

【原料】

大鲫鱼1条（约500克），去皮肥瘦猪肉50克，熟青虾仁25克，冬笋25克，水发口蘑5克，熟火腿10克，熟猪油50克，芝麻油5克，料酒15克，醋20克，酱油80克，白糖10克，精盐5克，味精3克，花椒油25克，水淀粉30克，鸡蛋1个，大料2克，葱姜丝各2克，葱姜末各1克，蒜片2克，淀粉、高汤适量，花生油500克(约耗80克)。

【做法】

①将鲫鱼去鳞、鳃、鳍(刮去腹下硬磷)；由脊背的一侧肋骨根处开6厘米长口，取出内脏(不要弄破苦胆)，把腹腔内黑膜刮洗干净，在鱼脊上剖口的另一侧，每隔3厘米横剞一刀，直至鱼尾。

②将去皮猪肉洗净，剁成肉末；虾仁、冬笋、口蘑、火腿均切成0.5厘米见方的丁，和肉末一起同放入盆内，用精盐、葱姜末、料酒、味精、酱油、香油，再加入半个鸡蛋液、少许淀粉拌匀成馅。

③将馅由鱼背剖口处填入鱼腹内，用另半个鸡蛋液加适量淀粉调成蛋粉糊，把鱼背刀口粘住。

④炒勺置火上，放入花生油，烧至八成热，把鱼下炒勺炸至外表呈金黄色硬挺时，捞出沥油。

⑤原勺留油少许，加入熟猪油烧热，下入大料、葱姜丝、蒜片炝勺，放料酒、酱油、醋、高汤、精盐、白糖、味精，再放入炸好的鱼，用旺火烧沸，撇净浮沫，转微火烧透，待汤汁将干时转旺火用水淀粉勾薄芡，淋入花椒油，出勺(拣出大料)，把鱼放入鱼盘内，割口腹侧朝下，将芡汁浇在鱼上即成。

【功效】

有滋补、健体作用，对防治动脉硬化、高血压、冠心病有一定疗效。

17

榨菜炒小白菜

【原料】

茭白250克，榨菜150克，小白菜200克，花生油15克，芝麻油5克，葱10克，料酒10克，淀粉5克。

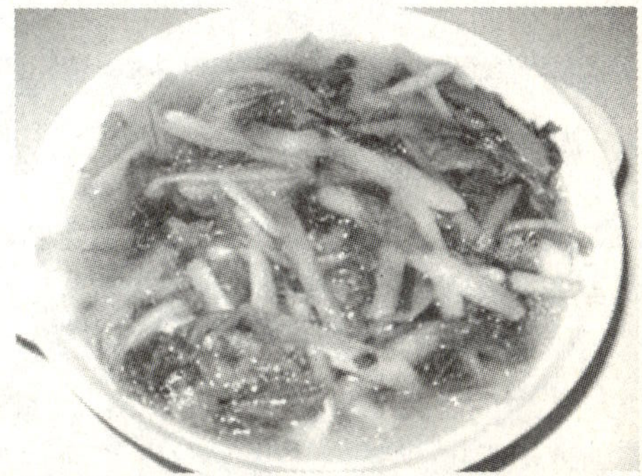

【做法】

①将茭白去根剥皮洗净，切成3厘米长的细丝，在沸水中焯一下，捞出沥干水分。

②将榨菜切成与茭白同样的细丝，用清水泡一下(如爱吃辣者也可不泡)，捞出沥干水分；小白菜择洗净，开水焯后切成丝。

③锅内放花生油，油热后放入葱丝（葱预先去根及干皮切成斜刀片)煸出香味，放入茭白煸炒一下，入酱油，炒一会儿，入料酒及榨菜丝、小白菜翻炒均匀，放入水淀粉（淀粉用少许水化开），勾芡，淋上香油即可装盘。

18

【功效】

茭白可利尿解毒，缓解便秘，对高血压有一定功效。

醋椒鲫鱼

【原料】

活鲫鱼2条（约500克），香菜15克，葱段50克，姜块15克，芝麻油15克，花生油50克，精盐5克，味精2克，米醋5克，胡椒粉3克，料酒15克，清水适量。

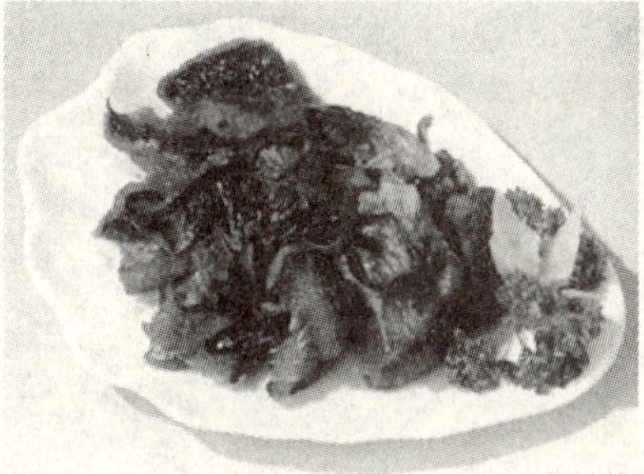

【功效】

有益气、健脾、利尿消肿、清热解毒之功效，可降低血液黏稠度，促进血液循环，常食可防止动脉粥样硬化。

【做法】

①将鲫鱼去鳞、鳃，开膛去内脏洗净；在鱼身两侧切上十字刀口（深度至骨）；另把葱段（10克）切成极细的丝；香菜择洗干净，切成小段。

②炒勺置旺火上，放入花生油，烧至八成热，把鱼下入油勺内，稍煎片刻，捞出后沥油。

③原勺留底油，下入胡椒粉稍炸，烹入料酒，放清水，加入精盐、味精、葱段、姜块和炸好的鲫鱼，用旺火烧煮至鱼熟，把鱼轻轻取出，放入大汤碗内，拣去葱段、姜块，倒入大汤碗内，加入米醋、葱丝、芝麻油，调匀后撒上香菜段即成。

19

大蒜炖墨鱼

【原料】

大蒜100克，枸杞30克，墨鱼250克，清汤500毫升，香油50毫升，精盐、姜片、酱油、胡椒粉、红辣椒、味精各适量。

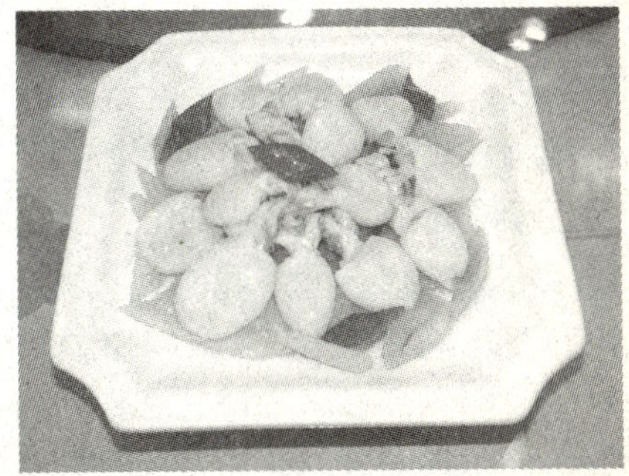

【做法】

①大蒜瓣去外表粗皮、洗净，切成厚片。

②枸杞子洗净。

③墨鱼用苏打水浸泡约1小时，去骨，洗净，切薄片。

④将墨鱼火爆几遍，铲出，置砂锅内，加入清汤、大蒜、姜片、枸杞子，武火煮沸后，文火慢炖1小时，收汁时，再入油锅，加入辣椒丝、精盐、胡椒粉、味精凋匀即可。

【功效】

具有滋养肝肾、利尿降压的作用，适宜于老年高血压和心、肾水肿患者。大蒜所含蒜素具有降低血液中胆固醇的含量，对预防动脉粥样硬化、降低血脂、血糖均有一定的效果。

20

泥鳅钻豆腐

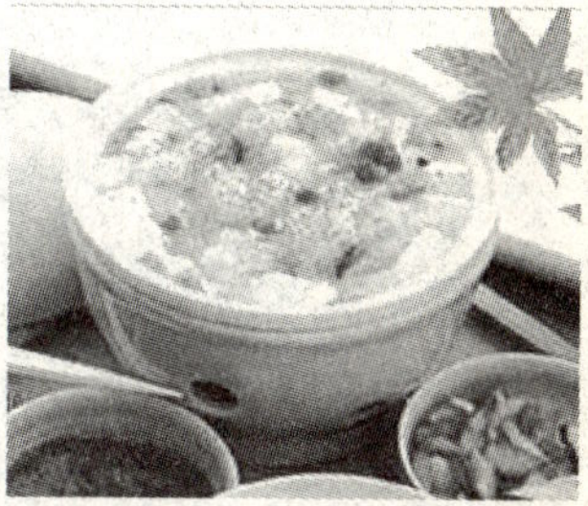

【原料】

豆腐500克，小泥鳅200克，鸡蛋2个，罐头口蘑50克，花生油30毫升。精盐、胡椒粉、味精、姜末、葱花、黄酒各适量，鲜鸡汤750毫升。

【做法】

①将泥鳅鱼在清水缸内养3天，每天换2次水，将鸡蛋打散放入缸内供养，待第3天缸内水清，说明泥鳅鱼已吐尽污水。

②口磨切成薄片。

③鸡汤（冷却）放入砂锅，将活泥鳅鱼放入，加盖置于武火上，待汤烧热后，快速放入豆腐，因后放的豆腐温度低，泥鳅就会往豆腐里钻，当汤烧沸时，钻入豆腐的泥鳅已被烧熟，撇去浮沫，再放入口蘑、精盐、味精、黄酒、姜末，待汤沸开时，撒上葱花和胡椒粉，添上花生油即成。

【功效】

具有清补结合的效果。适应各种类型的高血压，尤对痰湿中阻型为宜。泥鳅性平，味甘、每100克泥鳅含蛋白质22.6克，脂肪2.9克，同时，还含有较高的钙、磷、跌和硫胺素、核黄素、尼克酸等营养物质，豆腐的植物营养成分，非常有益于高脂血症的高血压患者。使用花生油更有益于降脂，花生油所含的营养成分有脂肪油、淀粉、纤维素、蛋白质、维生素B1和维生素E。

21

菊麻鱼

【原料】

菊花30克，罗布麻20克，草鱼一尾（700克），植物油60毫升，生姜5片，精盐、酱油、红辣椒丝、胡椒粉、味精、葱白各适量。

【做法】

①菊花、罗布麻叶，洗净，分两次煎取200毫升浓液。

②草鱼去鳞剖洗，切块，抹上少许精盐、酱油，放油锅走油。

③将红辣椒丝炒至断生，放入鱼块和药汁、生姜，文火慢焖至收汁时再入精盐、酱油、胡椒粉、味精、葱白调味即可。

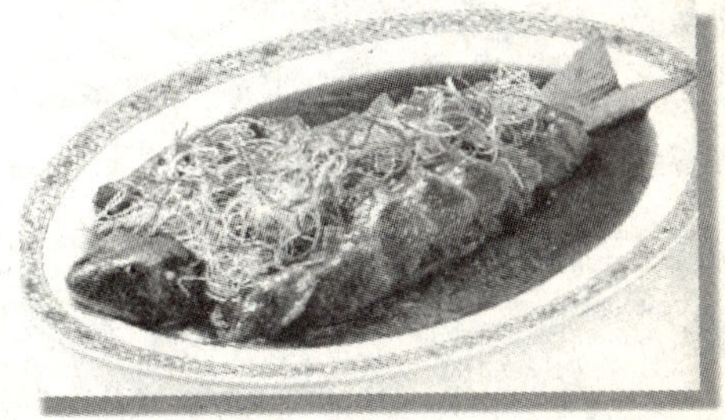

【功效】

具有清肝祛风、强心利尿的作用，适宜于高血压、心脏病。

22

葱烧海参

【原料】

水发海参500克，葱白150克，花生油100克，酱油20克，精盐2克，味精3克，料酒10克，姜片15克，葱段15克，水淀粉、鸡汤各适量。

【做法】

①将海参择洗净，切斜长条，放入沸水锅内焯透；葱白切成5厘米长的段。

②将葱白放入热油勺内炸呈浅黄色，捞出放入盘内，葱油放碗内。

③炒勺置火上，放底油少许烧热，下入葱段、姜片煸出香味，放入焯透的海参条烹入料酒，加入鸡汤、酱油烧开，捞出葱段、姜片，放入炸好的葱白段，煨至入味，调入精盐、味精，用水淀粉勾薄芡，淋入一半葱油，翻转过来，再淋入剩余葱油，装入盘内，把葱段整齐地码放在海参上即成。

【功效】

有滋补、健身、强体、解毒、消肿、祛风作用，对高胆固醇、高血压、冠心病、肥胖病患者有一定的疗效。

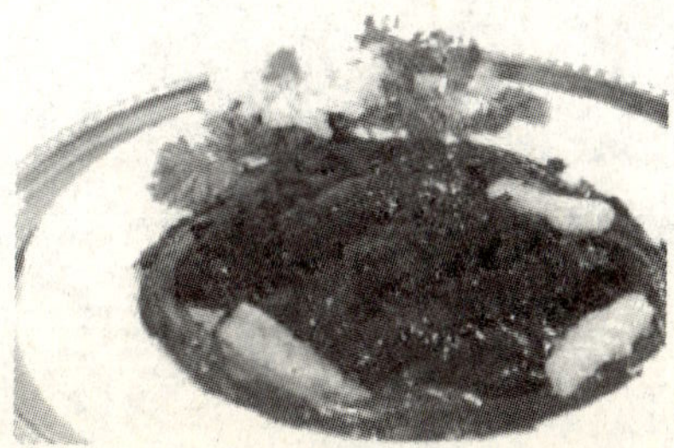

23

鸡蛋炒黄瓜片

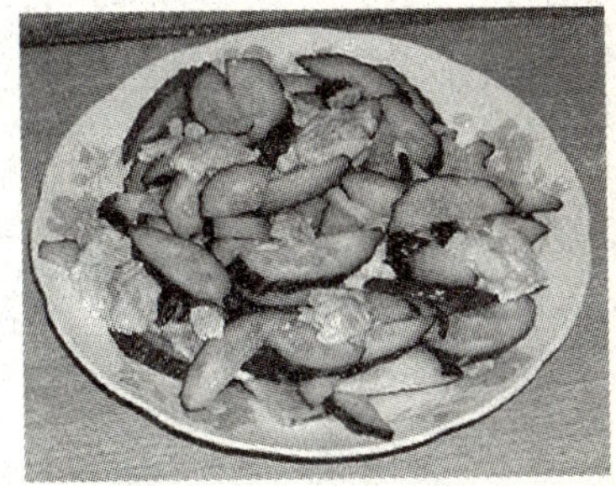

【原料】

黄瓜300克，鸡蛋2个，植物油15克，盐3克，酱油3克，味精1克，葱3克。

【做法】

①将黄瓜洗净，切去头、尾，再纵向割成两半；再斜刀切成薄片（约5毫米厚）。将黄瓜片在案板上拨散，稍晾一下，散去些水分，以防炒制时出汤太多。

②鸡蛋磕在碗中，搅匀。

③葱去根去干皮，斜刀切成薄片。

④锅内放油10克，油热后下鸡蛋液，晃动炒锅使蛋液摊开，一面焦挺后，翻个煎另一面并同时用锅铲将蛋片切成小块，盛出。

⑤炒锅再放入植物油5克，油热后下葱丝煸出香味，下黄瓜片，旺火快炒几下，下酱油、盐、味精炒匀，下鸡蛋炒匀即可。

24

【功效】

黄瓜含维生素和钾。钾可加速血液新陈代谢，帮助排泄体内多余盐份。成人常食用对保持肌肉弹性和防止血管硬化有一定作用。

拌海蜇

【原料】

净海蜇皮250克，嫩香菜10克，芝麻油5克，精盐2克，味精1克，米醋2克，白糖1克。

【做法】

①将海蜇皮洗净泥沙，切成韭菜梗粗细的丝，放开水锅内焯一下，见海蜇丝卷曲捞出，立刻控净水，用冷水浸泡两小时去掉咸腥味。

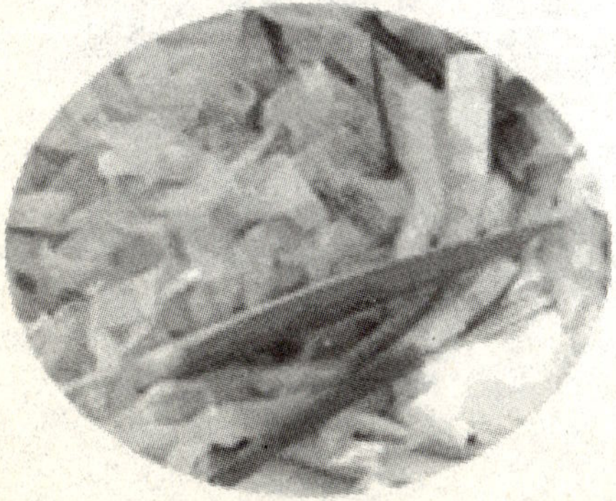

②将香菜择洗干净，切成5厘米长的段；碗内放入芝麻油、醋、白糖、精盐、味精，兑成调味汁。

③将泡过的海蜇丝捞出沥净水，放盘内，食用时拌上调味汁，把香菜段撒在海蜇丝上即成。

【功效】

有清热解毒、平肝祛风、除湿消痰、止咳润肠之作用，对防治高血压有一定疗效。

25

莴笋红椒肉

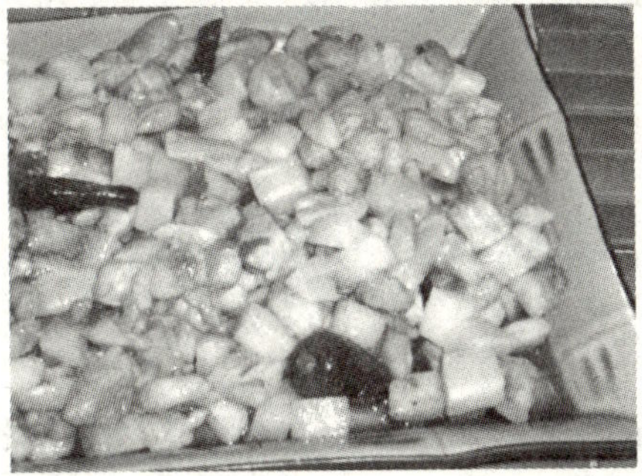

【原料】

莴笋300克，猪瘦肉250克，鲜红椒30克，植物油90毫升，青蒜25克，精盐、味精、酱油、黄酒、香油、湿淀粉各适量。

【做法】

①莴笋去蒂、削皮，顺直对切成两半，再斜切长4厘米、宽2.5厘米、厚0.3厘米的片状；红椒洗净，去蒂去籽，切长2.5厘米、宽2厘米的菱形片；青大蒜摘洗净，蒜根切马蹄片，蒜叶切2.5厘米长的段。

②猪瘦肉切成长4厘米，宽2.5厘米，厚0.2厘米的片状，用黄酒、湿淀粉、精盐上浆。

③净锅置武火上，放油烧到六成热，放浆好的肉片炒散，拨在一边，放入红椒片、莴笋片、精盐、味精煸炒入味，即放酱油、青蒜、翻炒均匀，淋上香油，装盘即可。

【功效】

本菜对高血压和冠心病患者的瘀阻脉络者极为适宜。莴笋的茎、叶均含钾量很高，而含钠较低。鲜红辣椒维生素C的含量较高，猪瘦肉含有蛋白质、脂肪、碳水化合物以及钙、铁、磷等营养。

26

金瓜拌蜇头

【原料】

海蜇头500克，金瓜500克，花生油100克，精盐8克，味精2克，白糖10克，胡椒粉少许，葱末50克。

【做法】

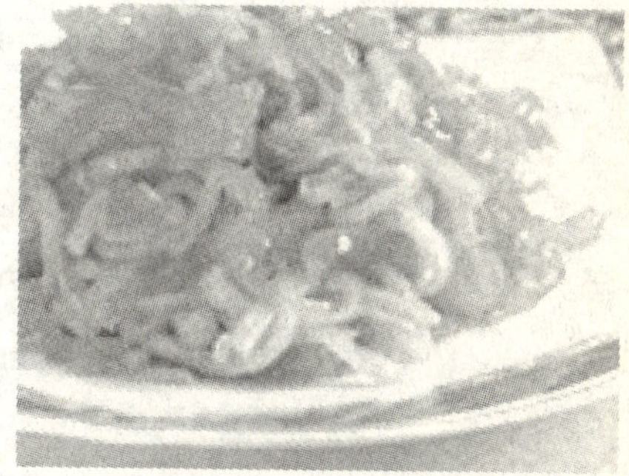

①将海蜇头用清水浸泡，洗净，切成细丝，再用清水浸泡撤盐，洗净后沥干水分，放盘内。

②将金瓜用清水洗净，剖成两片，挖去瓜瓤，入沸水锅内煮十几分钟，去瓜皮，用手搓揉使金瓜丝条条分明（切不可煮过烂），然后放入凉开水中过凉，沥干水分，放在海蜇丝上。

③将葱末放入金瓜、海蜇丝上，花生油烧热，淋浇在葱末上。再放入精盐、味精、白糖、胡椒粉拌匀即食。

【功效】

有清热利水、解毒除湿的作用，对高血压、高血脂、冠心病和肥胖病患者有一定的食疗效果。

27

参归猪蹄筋

【原料】

党参40克，当归15克，猪蹄筋200克，花生油50毫升，大蒜头3个，红枣10枚，清汤、精盐、酱油、味精各适量。

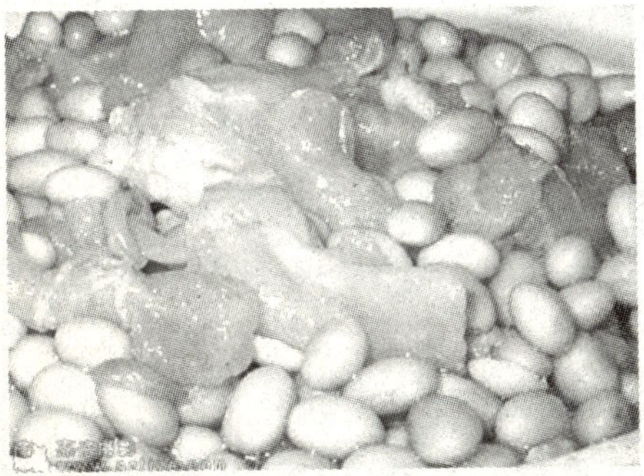

【做法】

①新鲜猪蹄筋切断适长，置入清汤锅内，武火炖至半熟。

②党参、当归、红枣(去核)洗净，大蒜头，去掉外表粗皮，一同放入猪蹄筋锅内，文火慢炖一小时，拣出当归不要，将花生油(煎熟)、精盐、酱油、味精调煮5分钟即可。

28

【功效】

本膳补而不腻，具有通血脉，强筋骨的作用，适宜于中风患者。

拌海带

【原料】

水发海带200克，海米30克，芝麻油5克，酱油10克，精盐2克，葱、姜各5克，味精1克，白糖10克，醋15克，料酒5克。

【做法】

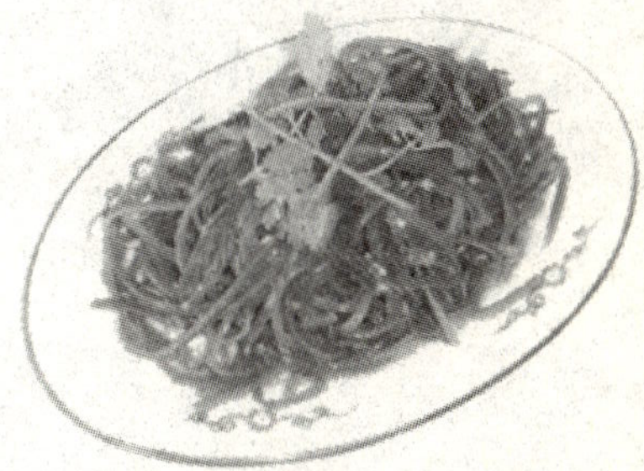

①将水发海带洗净泥沙，放案板上切成细丝，放入沸水锅内焯熟，捞出，沥净水分；海米在温水中浸软；在碗内用加有料酒的开水稍烫，捞出沥净水。

②将葱、姜择洗净均切成细丝；把精盐、味精、酱油、白糖、醋、芝麻油放入大碗内调匀成汁，再把海带丝、葱丝、姜丝、海米放入碗内，泡20分钟左右，食用时捞出装盘即可。

【功效】

有降压作用，可用于防治高血压。

29

多味黄瓜

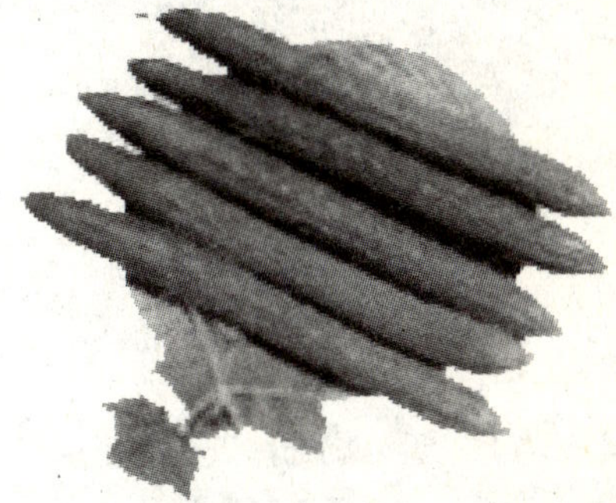

【原料】

黄瓜500克，胡萝卜丝少许，芝麻油10克，白糖100克，白醋适量，盐5克，干红尖辣椒3个，姜10克，花椒10粒。

【做法】

①将黄瓜洗干净，切去头、尾，纵向切成筷子粗细的长条，再断成3厘米长的段，撒上少许盐，腌一小时。

②将腌好的黄瓜条挤去水分，加上胡萝卜丝，下白糖及白醋10~20克，拌匀。可适当加些水，以使汤汁淹过黄瓜条为度。

③炒锅内加入芝麻油，油热后放入切成丝的干辣椒及切成丝的姜炸出辣味，将辣椒丝及姜丝铲出，洒在黄瓜条上，同时将花椒粒放入油内，炸出花椒味，连油一同倒在黄瓜上，腌制两小时即成多味黄瓜。吃时捞出黄瓜放在盘上即可。

【功效】

黄瓜含有丰富的维生素和钾盐，具有加速血液新陈代谢、排泄体内多余盐分的作用，常吃生黄瓜，对高血压患者十分有益。

30

熘鱼片

【原料】

净黑鱼肉200克，葱丝、姜丝各3克，蒜片3克，料酒、白糖、醋、酱油、高汤、水淀粉、精盐各适量，鸡蛋清0.5个，花椒油20克，花生油500克(约耗50克)。

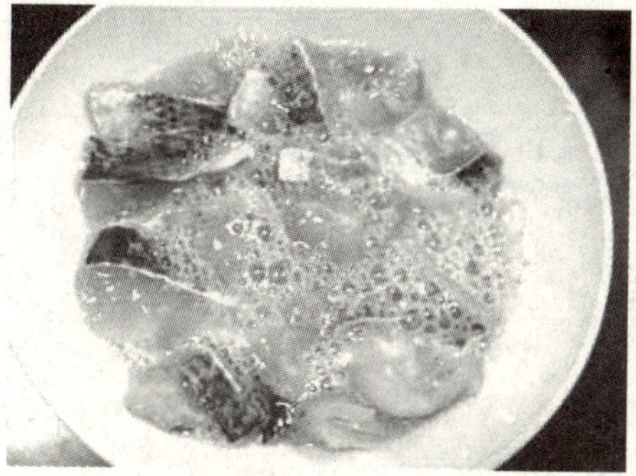

【功效】

黑鱼可补脾益胃，利水消肿；适宜心脏性水肿、肾炎水肿、营养不良、高脂血症、高血压等症。

【做法】

①将鱼肉洗净，切成0.2厘米厚、3厘米长、2.5厘米宽的片，放盆内，加入少许精盐、鸡蛋清、水淀粉抓匀上浆，待用。

②旺火坐油勺，放油烧热，下入鱼片滑透，出勺沥油。

③原勺留底油，旺火烧热，葱、姜、蒜炝勺，烹料酒、酱油、醋、高汤，放白糖、少许精盐烧开，下鱼片再烧开，用水淀粉勾薄芡，转勺，淋花椒油，翻勺，出勺装盘即成。

31

第九章　第九月食谱

一、基础知识

1. 何谓老年性高血压

因为老年人高血压这种提法不具体，且不同研究者所下的定义也各不相同，所以我们将那些年逾 55 岁以上的高血压特征为纯收缩期性或不相称收缩期性高血压，脉压差总是大于 10.7 千帕 （80 毫米汞柱），有肯定的临床放射学征象患者，称为老年性高血压。这就排除了与甲状腺功能亢进症有关的纯收缩期性高血压、高循环动力性（所谓临界性）高血压、动静脉瘘、贫血、主动脉瓣返流和其他见于年轻人的高血压。我们认为，称其为动脉粥样硬化、动脉硬化性高血压更为妥当。

老年人高血压具有肯定的临床与放射学的特征如下：

(1) 年逾 55 岁。

(2) 脉压差几乎全都超过 10.7 千帕 (80 毫米汞柱)。

(3) 存在临床上可证实的动脉粥样硬化或动脉硬化性病损，如：①眼底动静脉交叉压迹，动脉光带增宽并呈红棕色（“铜丝样”），最后完全闭塞（“银丝样”）；反光增强和动脉扭曲；出现银丝样动脉或急性栓塞，通常是单侧性的，且常伴苍白性渗出及出血。②动脉变硬且扭曲，臂外展半曲位时于肘窝处看得最清楚。③主动脉弓及腹主动脉钙化，尤其是腹主动脉，在腹部侧位 X 线摄片中时常最先和最清楚地被见到。④主动脉弓延长（伴或不伴有扩张)。⑤主动脉区和（或）大动脉（颈动脉、腹主动脉和股动脉）上存在收缩期杂音。⑥老年环。

对这些病人的检查，除了详细地询问病史和体检（尤其是心血管系统）外，还应包括血浆生化检查和尿液分析。胸部 X 线检查及腹部侧位平片对于确定动脉粥样硬化性病损及其钙化的范围与严重性是极有用的。这种钙化在主动脉与大血管顺应性降低中是一个主要的因素。心脏和腹部的超声波检查是探查主动脉延伸和（或）主动脉瘤的有用工具。

如舒张压持续高于 14.0~14.7 千帕（105~110 毫米汞柱）或有高血压危象史，则应作静脉肾盂造影快速连续 X 线摄片、放射性同位素肾图和闪烁肾图检查，以确定是否存在肾血管并发症。

应特别注意情感和精神因素，因为这些病人处在这样的年龄，较常发生亲友死亡，有许多焦虑，经济上不安全感，无所作为感和孤独感等。询查这些因素对恰当处理这些病人是重要的。

处理原则：

(1) 这类高血压很少是急进性或恶性的。在老年人中，除了肾血管源性（几乎都由于肾动脉主干的粥样硬化性阻塞引起）外，很少是其他继发性高血压。如肾动脉造影阳性而肾功能尚可，则常选用肾切除术，因主动脉的弥漫性粥样硬化改变通常不适于作静脉或尼龙管的分流术。

(2) 即使收缩压持续在 26.7~40.0 千帕（200—300 毫米汞柱）并伴有左心室肥厚的心电图改变，只要舒张压仍低于 12.0 千帕（90 毫米汞柱），则 15~30 年的存活率还是很高的。当高血压仅是收缩期性的，或用抗高血压药物后可维持舒张压在 12.0 千帕（90 毫米汞柱）以下时，病人维持正常的肾功能可长达 25 年。

(3) 观察结果提示，在高血压中继发于肾动脉硬化的肾功能衰竭是舒张压长期升高的结果；而收缩压升高更常与脑血管意外、冠脉血栓形成和充血性心力衰竭有关。

(4) 应测量这些病人卧位和直立位血压。直立位收缩压是抗高血压治疗有效性的最佳指标。如直立位收缩压正常，即使卧位收缩压可能超过 26.7 千帕（200 毫米汞柱），也不应再加大抗高血压药物剂量。严重或十分不相称的收缩期性高血压，即使舒张压降至 12.0 千帕（90 毫米汞柱）以下，收缩压常仍显著升高。在这样的病例中，增加抗高血压药物的剂量或采用干扰体位反射或交感神经活性的药物是危险的，因它们可引起直立性收缩压的骤降和急性脑或冠状动脉血栓形成的可能。

(5) 在处理老年性高血压中，长期使用许多抗高血压药物的经验表明：①非常适宜使用肼苯哒嗪，且其副作用少（心悸、血管搏动性头疼和消化不良见于约 35%的高血压年轻病人)。②能很好耐 β 一阻滞剂，但同样有引起心动过缓和充血性心力衰竭的危险。③α—甲基多巴不超过 1000 毫克/日剂量和胍乙啶不大于 25 ~ 37.5 毫克/日也是有效的，且无产生突发直立性低血压的危险。④虽然噻嗪类药物有增加红细胞压积从而增加血黏滞度、血浆尿酸、血糖及胆固醇水平的倾向，但仍可使用。⑤利血平、三氨蝶呤和螺旋内酯的效果最差。一般说来，速尿不适用，因其有太强的容量削减作用，可带来直立性低血压的危险。

有逐渐增多的证据表明，以血流速度、涡流性和血流加于管壁的切变应力形式表现的各种力可能参与动脉粥样硬化的致病机制，从而参与一过性缺血发作、栓塞及卒中的发生。史配斯曾提出，抗高血压药物能改变在动脉粥样斑块处的血流速率及湍流性的证据。有人发现，心得安和可乐定可降低血流速率，而 α—甲基多巴和肼苯哒嗪（尤其是后者）则增加血流速率。如同对其他高血压病人一样，治疗应包括对肥胖病人控制体重和避免盐及咸食。推荐第一阶梯的药物治疗是肼苯哒嗪 （25 毫克/次，3 ~ 4 次/日到 50 毫克/次，3 ~ 4 次/日）和 β—阻滞剂并用。作为第二阶梯，如有必要可加用双氢克尿塞（25 毫克 ~ 50 毫克/次）或 α—甲基多巴（125 毫克 ~ 250 毫克/次，3 ~ 4 次/日)。如血压仍未能有效控制，则应注意有否肾血管性病变成分参与。

总之，老年人动脉粥样硬化——动脉硬化性高血压的处理目的是：①维持血压低于 21.3 ~ 23.4/12.0 千帕（160 ~ 175/90 毫米汞柱）。②延长寿命并保持病人社会劳动能力和身心佳良，提高病人生活质量。

处理办法：①给予抗高血压药物（肼苯哒嗪、β—阻滞剂、α—甲基多巴、双氢克尿塞）。②以水果、蔬菜、稻谷类、不加调料的面条、鱼和家禽构成的饮食，纠正高脂血症。③帮助病人适应如孤独、不安全感、死亡的焦虑等老龄问题。

此外，55 岁以后发生舒张期高血压或老年高血压的病人对以前的治疗无效时，应怀疑有其他原因，通常疑有肾血管疾病。

总之，因为老年人可能有心血管反射的损伤而对低血压较为敏感，所以老年人对血容量过分减少和交感神经抑制比年轻人更为敏感。因此，降压药治疗初始剂量应比平常为小，增加的剂量也应少于年轻病人，其间隔时间也应长些。应小心地使用能引起体位性低血压或有此种倾向的药物（如单硫酸或硫酸胍乙啶、硫酸胍那决尔、β—阻滞剂、拉贝洛尔）。

没有肯定的资料可以说明，应用降压药物治疗单纯性收缩期高血压，对降低具有高危险性的心血管疾病的效果。

2. 何谓高原性高血压

高原性高血压是指高原性心血管病中的高血压。主要与高原气压及氧分压低、组织缺氧有关。临床征象包括一般心脑血管疾病的症状和体征，如心悸、气短、心脏扩大、心律失常及心功能不全等，同时伴有血压升高，有时发生高血压危象。治疗上除按常规给予强心、利尿、扩血管药及控制感染外，还应作降压治疗。

此外对高原性高血压病的病因治疗是十分重要的。

二、诊断方法

1. 大脑皮质也控制血压

精神紧张、情绪波动都会引起血压变化，提示大脑皮质也参与对血压控制的调节。研究发现，大脑皮质有 3 个通路在受刺激时可诱发血压变化：①由感觉运动皮质发出而与锥体束有密切联系的短潜伏期通路。②由眶皮质发出后在下丘脑换神经元的通路。③由颞叶前部发出后，部分穿行过下丘脑和部分直达脊髓的通路。有人发现，猴的大脑皮质第 4 区发出直达脊髓的皮质脊髓束，此通路参与完成运动时所特有的肌肉内血流量的增加。

刺激眶回、岛叶和前颞部皮质，常致血压下降和（或）心动过缓，并伴呼吸抑制。刺激扣带回、杏仁体和中脑皮质下区，常可观察到加压和减压效应。在上述大多数植物性效应出现的同时，都伴有明显的行为活动形式。如实验发现，刺激扣带回附近的一个局部区域，会出现一个涉及范围广泛的减压效应，同动脉压力感受器反射引起的减压效应相近，并伴有躯体活动抑制，有人称之为装死反应。刺激杏仁体的基底外侧部，出现血压降低和心搏减慢，刺激中央部则致血压升高和心动过速。刺激颈动脉窦神经和传入纤维时，从杏仁体、眶额皮质、前乙状回和视皮质均可记录到电位，提示这些反射活动均有大脑皮质参与。

2. 小脑对血压有调节作用

小脑对血压的调节作用尚不十分清楚，但实验发现，刺激小脑前叶对压力感受器反射有抑制作用。切除小脑后，大脑压力感受器反射易化，并能使躯体神经刺激诱发的交感性升压反射逆转。小脑蚓部皮质和位于深层的顶核，是小脑内参与循环控制的主要部位。刺激小脑蚓部皮质时，肾血管明显收缩，皮肤和肌肉血管的紧张性降低。因此，小脑可能在心输出量的外周调配方面起一定作用。电刺激顶核时，心脏、内脏和肾的交感神经放电增加，血压升高，心率加快。

三、保健常识

1. 三个“半小时”的奇效

三个半小时，是早上活动半小时，跑步、做体操都可以；中午午睡半小时；晚上散步半小时。午睡很重要，有午睡习惯的人冠心病死亡率明显降低，只要每天坚持午睡半小时，冠心病死亡率可减少 30%。因为午睡这段时间，血压是低谷，心脏从而得到保护。上班后血压一直居高不下，午间小憩后，血压会降下来，下午再上班精神也好。

按照生物钟节律，该休息还得休息，工作再忙，也不要连续 24 小时工作，“一张一弛，文武之道”。

2. 避免三联症

第一个三联症是“寒冷、劳累、清晨”。来寒流后下雪天的第二天早上，冠心病、猝死发病率最高。上午 6 点到 11 点，是“魔鬼时间”，这时候心脏血管负担最大；另外，清晨，经过一夜的休息代谢，排泄，体液浓缩，血液最黏稠，交感神经最兴奋，血管收缩物质渐增，寒冷又加剧这种情况。此时心脏耗氧最多，血管阻力大，高血压、心血管疾病患者就容易造成猝死事件，很危险！所以冬天来寒流的第二天早上应格外小心。

第二个三联症，就是“饱餐、饮酒、兴奋（激动）”。易造成心肌梗死，心律失常，应注意避免。

四、饮食疗法

食疗知识

西瓜也有降血压作用

西瓜，又名寒瓜，属葫芦科植物。瓜肉、汁、种籽、皮均可入药，瓜肉可供食用。其味甘，性凉，无毒。其成分：肉含糖类、氨基酸、苹果酸、磷酸、果糖、葡萄糖、甜菜碱、番茄色素、胡萝卜素、蔗糖酶、维生素 C 等；皮含蜡质；种籽含脂肪、蛋白质、维生素 B1 及糖类。

西瓜具有清暑、解渴、利尿的功效。适用于高血压、肾炎、肝炎、冠心病等。

高血压病患者，取西瓜翠衣（中药店有售）10 克，草决明子 10 克，煎汤代茶，日服数次，10 日为 1 疗程，长服更为有效。另外，凡高血压病（原发性高血压）、心血管病患者，在西瓜应市期间，最好每日食之，尤其炎热的日子，可以西瓜代茶，持续食用，疗效自显。

食疗食谱

三鲜冬瓜汤

【原料】

冬瓜400克，水发冬菇50克，西红柿50克，熟笋50克，绿叶菜50克，精盐5克，味精3克，花生油40克，芝麻油少许，鲜汤适量。

【做法】

①将经过加工的冬菇、熟笋、冬瓜分别切成5厘米长的片；西红柿洗净切成3厘米长的块；绿叶菜洗净，也切成相应的片，待用。

②汤锅内放入花生油，置旺火上烧热，放入鲜汤、冬菇片、笋片、冬瓜片、西红柿、精盐、味精，待汤沸后放入绿叶菜略煮一会儿，起锅盛入大汤碗内，淋入芝麻油即成。

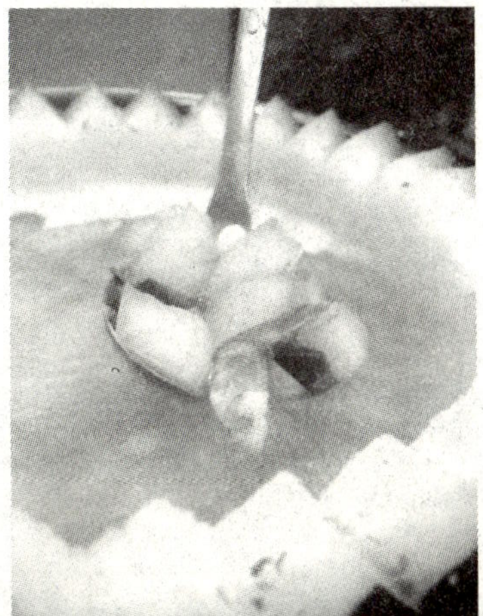

【功效】

有生津止渴、清热利水、消肿解毒等作用，适宜于动脉粥样硬化、高血压、冠心病、肥胖症患者常食。

1

水萝卜片汤

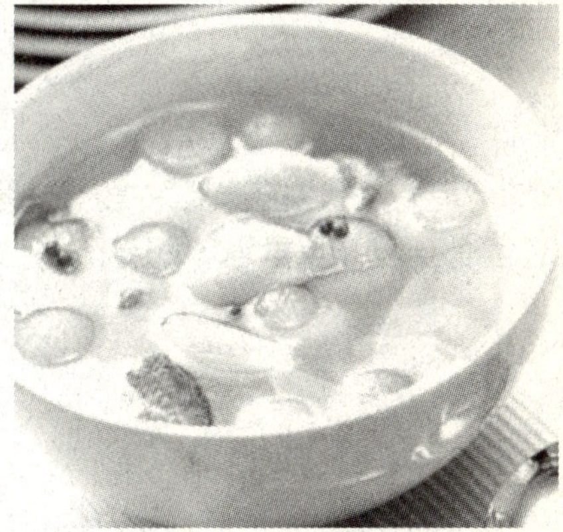

【原料】

水萝卜250克，虾干10克，味精2克，精盐2克，姜汁3克，高汤适量。

【做法】

①将水萝卜去根须洗净，切成斜薄片；虾干用温水泡软洗净。

②汤锅置火上，放入开水、萝卜片焯透捞出。

③将汤锅再置火上，放入高汤、虾干、水萝卜片、精盐、味精、姜汁，待汤开后撇去浮沫，煮至萝卜片熟烂，起锅盛入汤碗内即成。

【功效】

有下气宽中、消食化痰、清热解毒、凉血止血等作用，对降血压、降血脂、防治肥胖症有一定疗效。

2

江米酿西红柿

【原料】

西红柿600克(约6个)，江米80克，果脯50克，葡萄干10克，白糖50克。

【做法】

①先将江米淘净，用清水泡8小时。倒去泡米水，再加清水30克，上笼屉蒸熟（约需40分钟）。

②将果脯(或哈密瓜、杏肉等等)切成葡萄干大小的粒，葡萄干用水淘洗一下，放入蒸好的江米中，再加入白糖，拌匀。

③将西红柿洗净，用小刀将柿蒂半部环状剜出一圆片做盖，用勺将西红柿内瓤挖去（四周留下柿肉,不要挖透)，将搅好的江米馅填进西红柿内，填满后盖上蒂盖，码放在盘上，上笼蒸5～8分钟即成。

【功效】

甜糯可口，养份充足，是加餐的上品甜点。西红柿含维生素C，可保护血管，对高血压有一定防治作用。

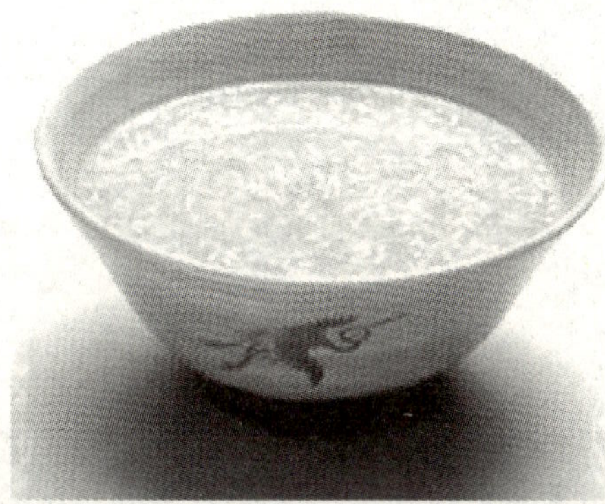

3

玉米面饼

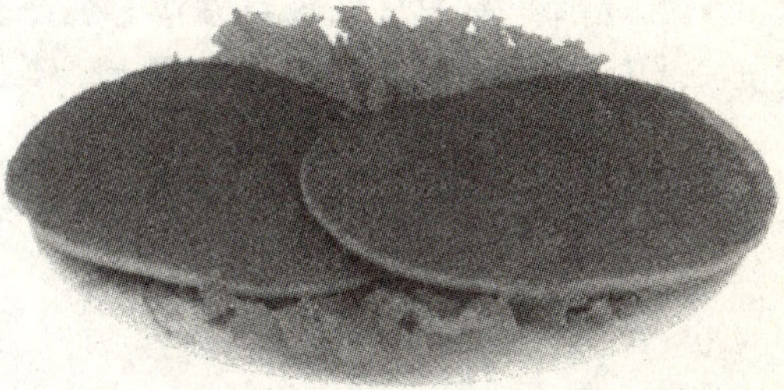

【原料】

玉米面350克，黄豆粉150克，发酵粉、花生油各少许。

【做法】

①将玉米面、黄豆粉放入盆内，加入温水和匀，加上发酵粉再搅匀，盖上布，饧约一小时。

②将高压锅置火上烧热，锅底涂少许油，把饧好的玉米面分成10份，取1份在两手中间揉成圆形，平放在锅底用手按平，制成饼子形；锅内摆满制好的饼子后（饼子之间稍留一点空隙），盖上锅盖儿，加上高压阀；两三分钟后打开锅，在饼之空隙处小心地撒些开水，盖上盖儿，加上阀，约几分钟后，听不到锅内的响声后取下阀，转用小火；待水气放完后即可铲出装盘。

【功效】

可降低血液中胆固醇，是高血压、动脉粥样硬化、冠心病患者很好的保健食品。

4

冬瓜肉片汤

【原料】

冬瓜500克，猪肉片50克，酱油10克，味精2克，精盐1.5克，芝麻油5克，花生油25克，葱末少许。

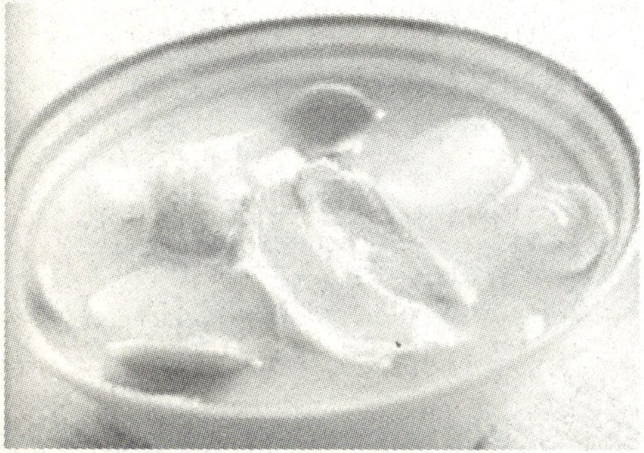

【做法】

①将冬瓜去皮、去瓤洗净，切成2厘米宽、3.5厘米长、1厘米厚的片，待用。

②汤锅内放油，上火烧热，下葱末炝锅，放入冬瓜、肉片、适量的开水和酱油、精盐，待汤煮至冬瓜熟烂时撇去浮沫，加入味精，淋入芝麻油，起锅盛入汤内即成。

【功效】

有清热利水、消肿解毒、润肺生津等作用，对冠心病、动脉硬化、高血压有显著疗效，也是减肥的佳肴。

5

萝卜丝团子

【原料】

玉米面400克，面粉100克，黄豆面50克，白萝卜500克，猪瘦肉末200克，葱末20克，姜末10克，芝麻油50克，酱油20克，精盐5克，味精3克，发酵粉适量。

【做法】

①将玉米面、白面、豆面放入盆内，加入适量发酵粉拌匀，用温水和成面团（软硬度以能包得住菜馅为宜），稍饧一会儿，待用。

②将白萝卜择洗干净，礤成丝，锅内放水置火上烧沸后，把萝卜丝倒入锅内焯一下后捞出，用清水过凉，挤干水分。

③炒勺置火上烧热，倒入芝麻油少许，烧热，下入葱、姜末炝勺，倒入瘦肉末炒散，加入酱油、精盐、味精拌匀，晾凉后，把萝卜丝放进去，拌匀即成馅心。

④将玉米面团分成8份，揉成小面团；取1份放在左手掌中，按成圆饼，制成小碗状，把萝卜馅心放在玉米面中间，左手和右手互相配合包严。按此方法，逐个把面团包上菜馅。

⑤将笼屉内铺上屉布，把菜团生坯码放屉内，置旺火沸水锅中蒸20~30分钟即熟。

6

【功效】

有健脾消食、顺气止咳、清热解毒之作用，有利于降低血压、降血糖、强心。

荷叶粉蒸鸡

【原料】

鲜荷叶两张，鸡肉500克，精瘦肉100克，黄酒、八角、精盐、酱油、姜末、味精各适量。

【做法】

①鸡肉去皮，切成小条状。

②精瘦肉洗净，剁成肉末。

③鲜荷叶洗净、平铺。

④将鸡肉丝和瘦肉丝置于蒸碗内，放入黄酒、八角、精盐、酱油、姜末、味精、反复搅匀、腌30分钟，置入鲜荷叶上，包好。

⑤用高压锅底下放适量清水，锅内置一支架(平水面)，将包扎好的荷叶料置入一蒸碗，将蒸碗置入高压锅内，用武火蒸至香熟为止。

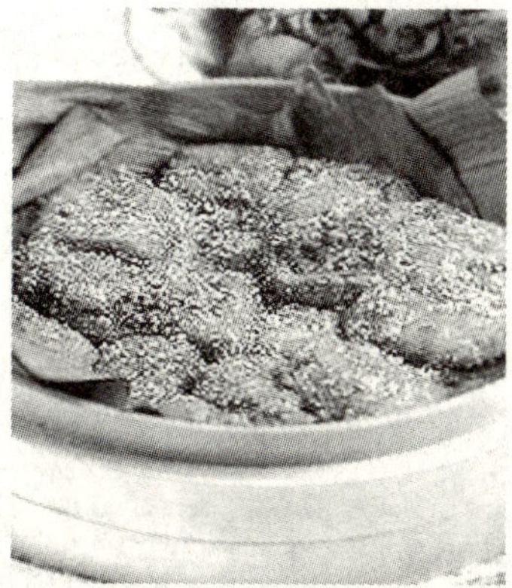

【功效】

本蒸鸡鲜香味足，具有补血填精的功效，对阴阳两虚，肾精不足，中风后遗症的体质虚弱者均有扶正祛湿的作用。

7

萝卜海带汤

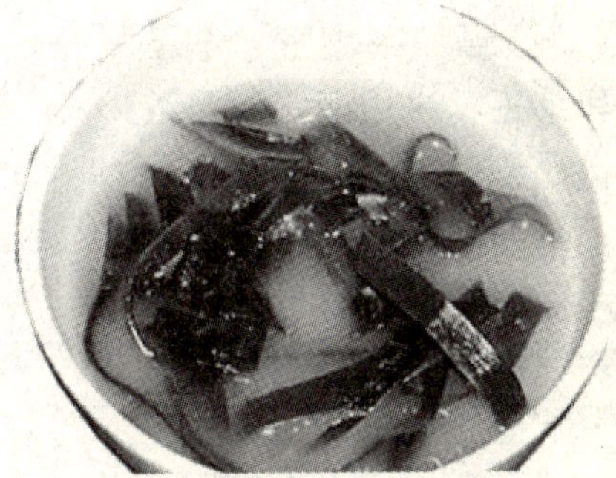

【原料】

白萝卜200克，海带100克，精盐、味精各少许。

【做法】

将海带洗净，用温水浸泡数小时，然后和水一起放入砂锅中，先用武火煮沸，将切成片的萝卜入锅，转文火煮至萝卜熟烂即可。

【功效】

可健脾化痰，除湿降浊，适用于高血压合并肥胖症患者。

8

三色糕

【原料】

富强粉300克，玉米面200克，面肥75克，瓜条、青梅、京糕各25克，豆沙馅300克，白糖200克，碱面、小苏打各适量。

【做法】

①将面粉加面肥和适量温水和成发酵面团，待面发起后加入适量碱揉匀，取出一半面团另用，余下的面团加入100克白糖，揉后擀成面片，抹上豆沙馅，待用。

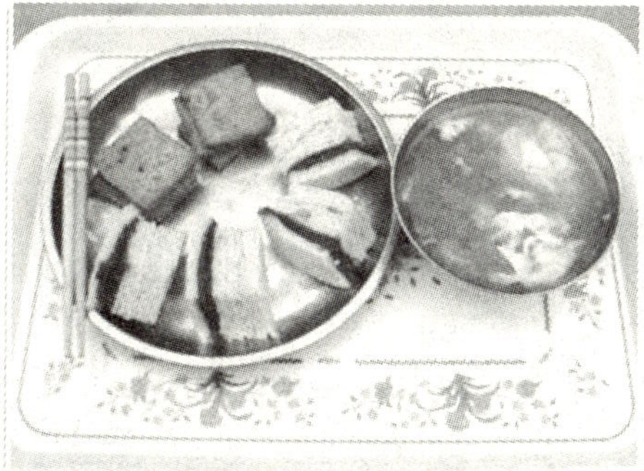

【功效】

高血压病是常见的全身性慢性疾病，以体循环动脉压增高为主要表现的临床综合征，是最常见的心血管疾病。主食除米面外，提倡多吃各种杂粮及豆类，如小米、玉米面、燕麦片、高粱米、芸豆、红豆、绿豆等，提供丰富的膳食营养。

②将取出的另一半发酵面团和玉米面和匀；在温热的地方发酵30分钟，加适量的苏打水和余下的白糖揉匀，摊在豆沙馅上，手蘸水轻轻拍平，再撒上瓜条，青梅、京糕丁，即成生坯。

③上屉先用小火蒸5分钟，再改大火蒸25分钟即熟，出屉后切成长条，再切成小方块即可食用。

9

花生猪尾汤

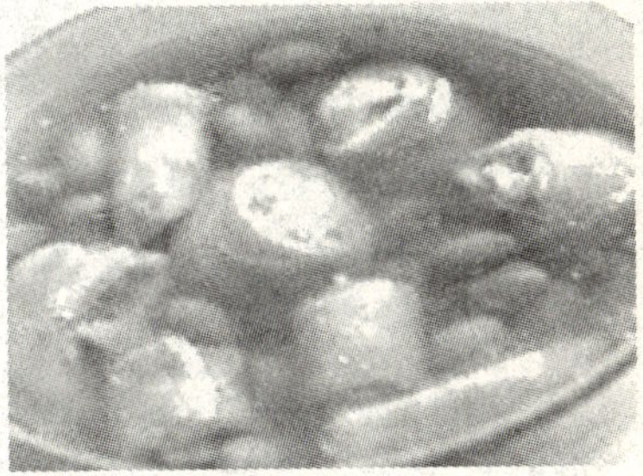

【原料】

花生250克，猪尾400克，葱花10克，料酒，精盐各适量，味精少许。

【做法】

①花生择洗净，用水浸泡两小时；猪尾刮去残毛，洗净后切成小段，在沸水锅内焯一下，捞出后洗净，沥水，待用。

②花生放清水锅内，烧开后将水倒掉，重换新水，再将猪尾放入锅内，放入料酒，烧开后用小火煮至猪尾、花生熟烂，用精盐、味精调味，倒入汤碗内，撒上葱花即成。

【功效】

花生可补气、润肺、健脾、开胃，适宜于高血压、高脂血症、冠心病、动脉粥样硬化患者食用。

10

大蒜茄子煲

【原料】

大蒜30克，紫色茄子500克，猪瘦肉100克，植物油80毫升，姜末、葱白、精盐、味精各适量，猪骨汤250毫升。

【做法】

①大蒜剥去外表粗皮，切成小薄片。

②将鲜茄子撕去蒂、把，清水洗净，对称削成两半，将每一半的表面划成小条。

③葱切成葱花。

④猪肉洗净剁成肉泥，拌上少许酱油精盐。

⑤净锅置于武火上，油烧至六成热，将茄子倒入，反复翻炒，以炒出水分为度，装入砂锅内，再入肉泥、蒜片、姜末及猪骨汤，待煮沸后，改用文火煲20分钟，撒上葱花及味精即成。

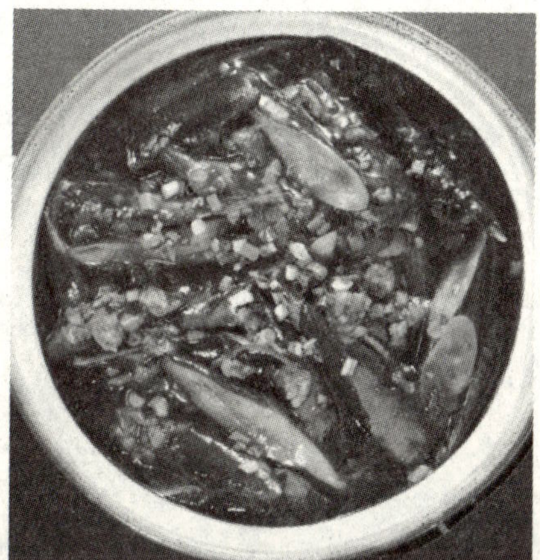

【功效】

香鲜味美，具有防治高血压中风及降脂功能，是高血压和冠心病、动脉硬化、高脂血症患者的理想菜肴。

11

虾干萝卜丝汤

【原料】

青萝卜1000克，虾干10克，牛奶50克，精盐3克，味精2克，花生油10克，葱末少许，高汤适量。

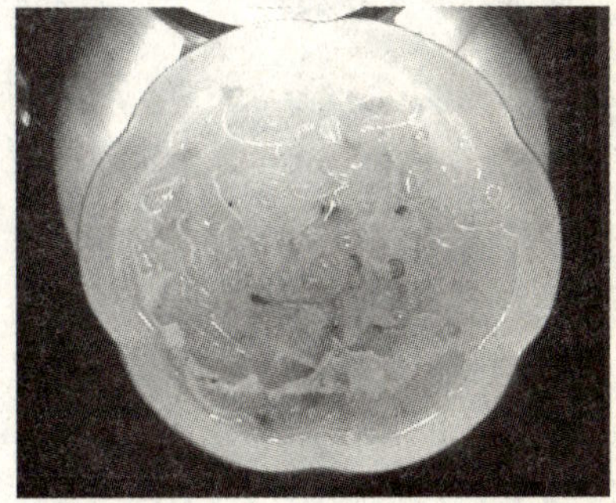

【做法】

①将虾干用开水泡开洗净；青萝卜洗净，切成细丝，用开水焯一下捞出，控净水。

②将汤锅置火上，放油烧热，下葱末炝锅，随即放入虾干煸炒片刻，加入牛奶、高汤、萝卜丝，待汤烧开后撇去浮沫，放入味精，起锅盛入汤碗内即成。

【功效】

有消食化痰、清热解毒、凉血止血等作用，能促进脂肪代谢，防治肥胖症；且有降血压、降血脂的疗效。

12

核桃鸡丁炒米饭

【原料】

核桃仁30克，鸡丁50克，米饭100克，花生油30克，葱10克，精盐少许。

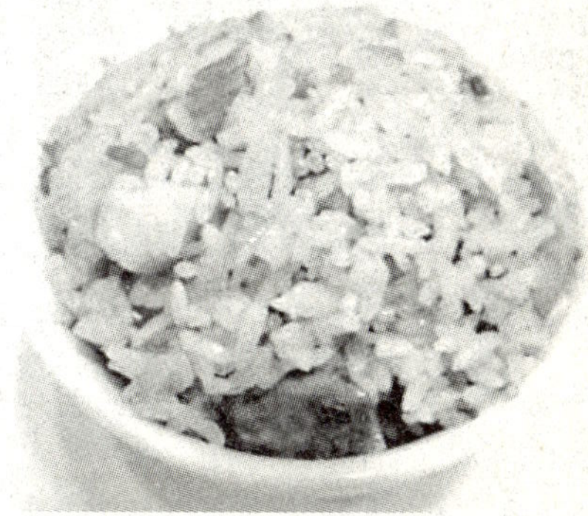

【做法】

①将核桃仁用油炸香，待用；鸡丁用油滑透，捞出沥油；葱切花；把米饭装入碗内，待用。

②炒勺上火烧热，加入花生油，烧至六成热，下入葱花炝勺，下入鸡丁、精盐，放入米饭和核桃仁，炒匀即成。

【功效】

有补肾壮阳、润肠通便之作用，适于高血压病患者。

13

荞麦面饺

【原料】

荞麦面500克，鸡蛋4个，水发海米30克，水发木耳50克。青韭100克，芝麻油15克，熟花生油30克，精盐10克，味精3克，姜5克。

【做法】

①将鸡蛋液磕入碗内，用筷子打匀，加入精盐，上油勺煎成蛋饼，取出剁碎；姜切末；木耳剁碎；海米切末；青韭择洗净后切末。把以上各料放入盆内，加入精盐、味精、芝麻油及熟花生油搅拌均匀，调成素馅，待用。

②将荞麦面放入盆内，分次加入适量温水，和成软硬适中的面团，搓成条，揪成若干个剂子，擀成饺子皮，包入素馅，放入屉内，用旺火蒸20分钟即成。

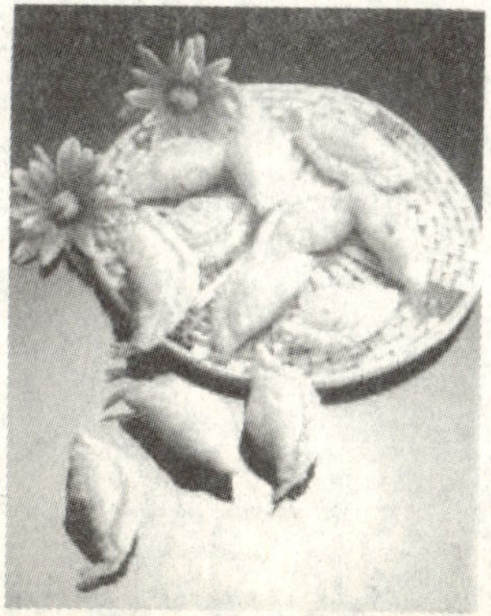

【功效】

有清热利湿、下气消积、散瘀解毒、降血脂等作用，常食用可防止血栓形成，是防止冠心病，治疗高血压、冠心病和动脉粥样硬化之佳品。

14

首乌寄生焖鸡丝

【原料】

何首乌50克，桑寄生25克，鸡肉丝300克，花生油60毫升，精盐、姜末、酱油、味精、红辣椒各适量。

【做法】

①首乌、桑寄生洗净，分两次煎煮，取药汁100毫升。

②取鸡胸脯肉切成条丝状，拌上少许精盐、酱油，油锅内火爆几遍，加入红辣椒丝、姜末，炒至鸡肉丝七成熟时，将药汁倒入慢焖30分钟，再入精盐、酱油、味精调味即可。

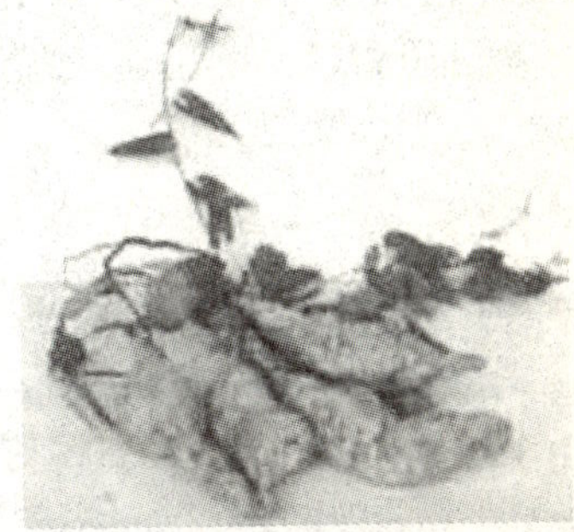

【功效】

清香嫩甜，温而不燥，具有养肝滋肾，降压安神的作用，适宜于妊娠期高血压和老年患者。

15

芹菜黑枣汤

【原料】

芹菜250克，黑枣100克。

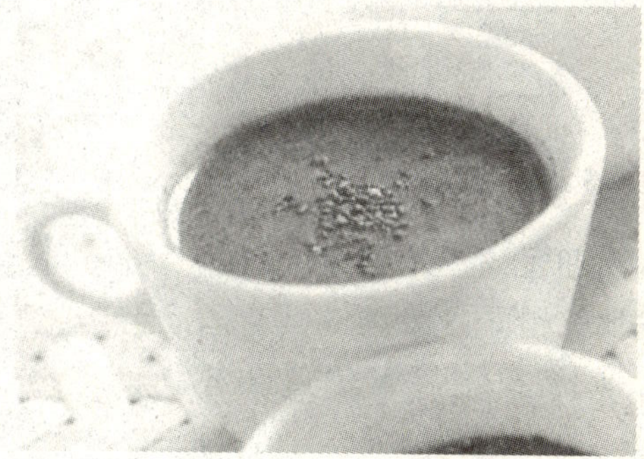

【做法】

芹菜择洗干净，切段；黑枣洗净去核，与芹菜一同加水煮汤。

【功效】

可滋补肝肾，去脂降压，适用于高血压并发高脂血症患者。

16

烙菜盒

【原料】

玉米面250克，面粉250克，绿豆粉20克，青菜1000克，五香豆腐干1块，蘑菇25克，水发黑木耳25克，水发香菇25克，芝麻油75克，精盐15克，味精6克，花生油适量。

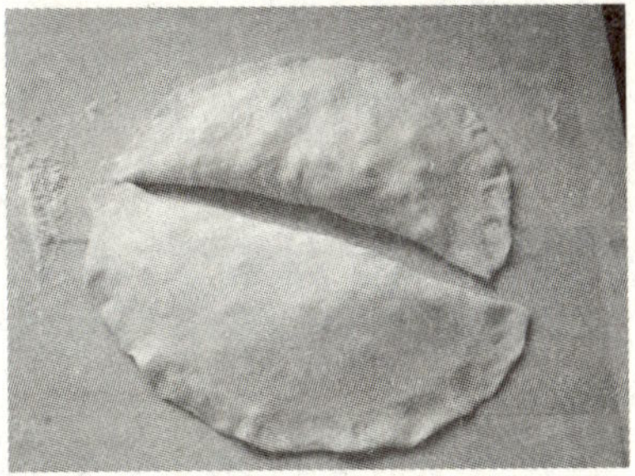

【功效】

有清热解毒、消暑利水之作用，可降低血液中胆固醇，常食可防止动脉粥样硬化，是高血压患者理想的食品。

【做法】

①将玉米面、面粉（50克）、豆粉调成糊状；剩下的面粉加入适量水调和，揉成面团。

②将青菜洗净，放入沸水锅内焯至九成熟，捞出沥净水分，切成碎末，挤去水分；豆腐干、蘑菇、水发黑木耳、水发香菇分别切成碎末和青菜末一起放入盆内，加入精盐、味精、芝麻油调拌均匀，制成馅料。

③把面团放案板上，搓成条，平均做成12个面剂，按扁，擀成薄饼，待用。

④将铛置火上烧热，倒入少许花生油抹匀，油热后，倒入玉米面糊，用铲子抹平后，舀入菜馅铺匀，再把擀制好的白面薄饼覆盖在菜馅上，把饼边按紧。

⑤待烙制玉米面发出香味，菜盒熟时，把面盒翻个儿，再烙一会即成。

17

红豆粥

【原料】

红小豆、粳米各50克。

【做法】

红小豆、粳米均淘洗净入锅，加水适量，武火煮沸后用文火熬煮成粥。

【功效】

有利尿、抗菌消炎、清热解毒之功效，适于高血压并肥胖症患者食用。

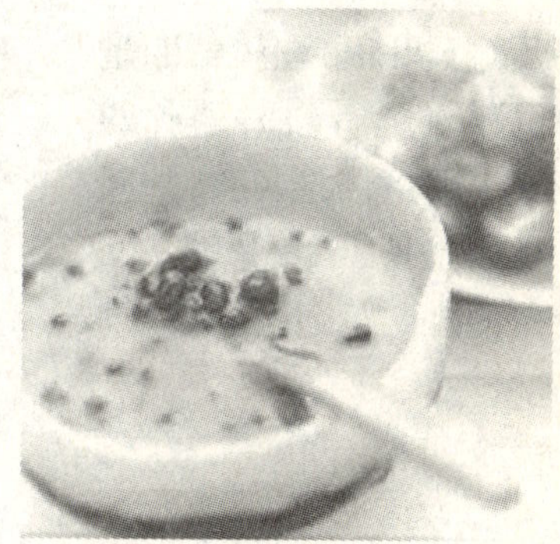

18

炸玉米球

【原料】

嫩玉米500克，面粉100克；花生油300克，白糖、发酵粉各适量。

【做法】

①将玉米煮熟后剥下玉米粒，用绞肉机绞成细末。

②将面粉放入盆内，加入发酵粉、白糖拌匀；用少量水调成厚糊，再把玉米末放入调匀，然后用手团成若干个小圆球。

③炒勺置火上，放入花生油烧热后，用右手拿把汤匙把玉米球逐个放入油勺中炸，炸时不断翻动玉米球，待玉米球呈金黄色至熟即可。

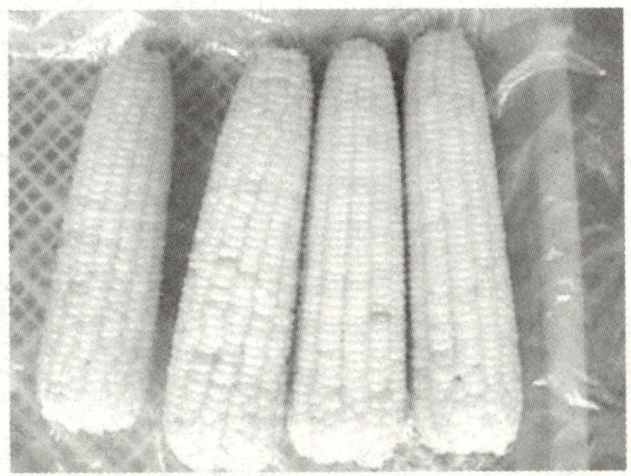

【功效】

有和中、利尿的作用，可降低血液中胆固醇，防止动脉粥样硬化，对高血压、高血脂有理想的食疗功效。

19

芪络炖鳝鱼

【原料】

黄芪40克，丝瓜络30克，鳝鱼500克，香油50毫升，生姜、红辣椒、精盐、酱油、味精、大茴各适量。

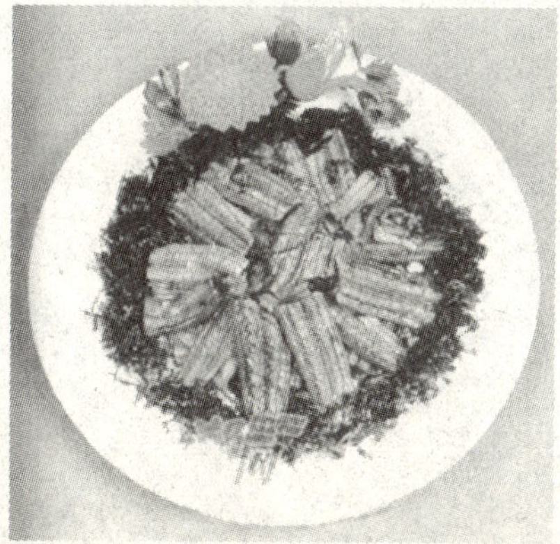

【做法】

①黄芪、丝瓜络洗净共煎取浓缩液200毫升。

②鳝鱼去骨切长条片，置油锅火爆，放入药汁、姜片，文火慢焖至香熟，再入红辣椒丝、大茴、酱油、味精调味。

【功效】

本膳以补促通，适宜于四肢麻木或中风后肢体麻木患者。

20

素烩奶汤

【原料】

净莴笋100克，净胡萝卜100克，净白萝卜100克，净冬笋100克，土豆100克，白菜心100克，西红柿150克，蘑菇100克，精盐4克，味精3克，料酒3克，胡椒粉少许，水淀粉适量，熟鸡油20克，奶汤适量。

【做法】

①将莴笋、胡萝卜、白萝卜、土豆、冬笋分别切成7厘米长、3厘米宽的条块，再切成0.3厘米厚的薄片；白菜心洗净，切成四瓣，与上述莴笋等料同在沸水锅内焯至断生，用清水过凉后沥水；西红柿去皮，籽，切成四瓣。

②取大圆盘一只，将莴笋、胡萝卜、白萝卜、土豆、冬笋、白菜心按不同颜色隔开，在盘中摆成风车形，西红柿摆在中间，周围放上蘑菇。然后轻轻滑入汤锅内，加入奶汤、精盐、胡椒粉、料酒，在小火上炖熟，放入味精，用水淀粉勾薄芡，用手勺推转一周（保持原形），起锅，盛入汤盘内，再淋入熟鸡油即成。

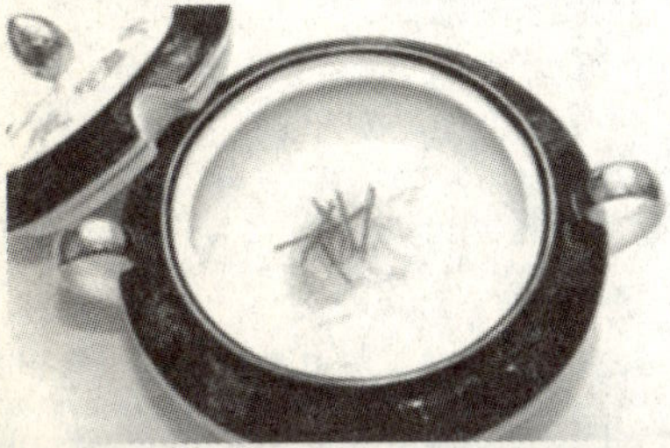

【功效】

有清热凉血、润燥明目、消食化痰等作用，能促进体内脂肪代谢，防止肥胖症；对降血压、降血脂也有一定的疗效。

21

黄豆粳米饭

【原料】

黄豆50克，粳米100克，猪骨汤、精盐各适量。

【做法】

①将黄豆洗净，在净水中浸泡两小时，待用。

②将粳米淘洗净与黄豆、猪骨汤置饭锅内，武火煮沸后，用文火慢蒸香熟即成，

【功效】

有益气健身之作用，常食可降低血脂。

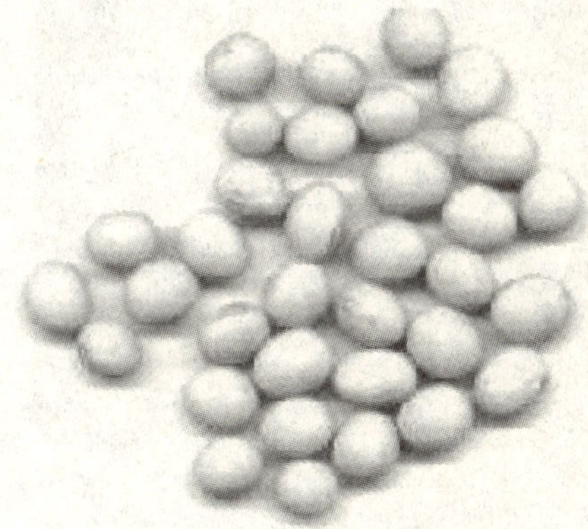

22

五香葱花窝头

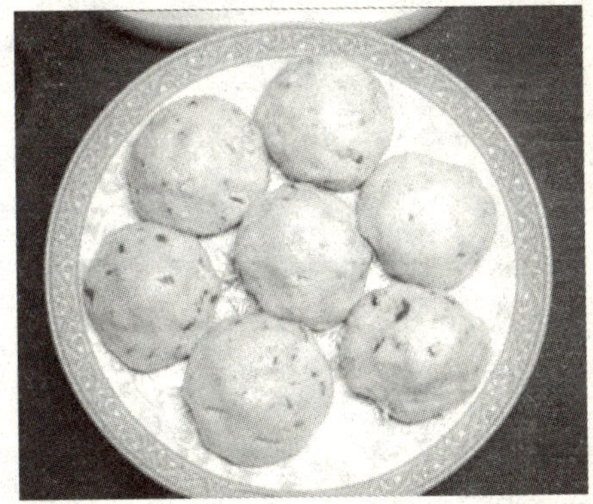

【原料】

玉米面500克，葱花100克，五香粉、精盐各适量。

【做法】

①将玉米面放入盆内，加入葱花、五香粉、精盐拌和均匀，加入温水和成玉米面团。

②将面团分成10份，分做成窝头生坯。

③将窝头生坯码放屉内，置旺火上蒸20~25分钟即成。

【功效】

可降低胆固醇，防止动脉粥样硬化，对高血压、高血脂有理想的食疗效果。

23

山药粥

【原料】

山药250克，粳米50克。

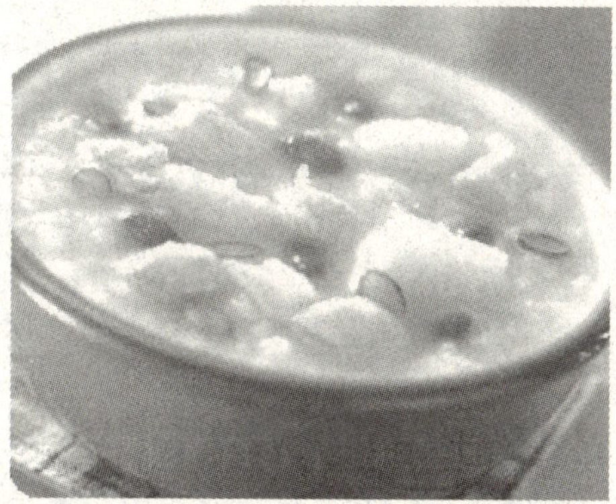

【做法】

①将山药去皮，洗净后切滚刀块；粳米择去杂质，淘洗、干净，待用，

②锅内放水，下粳米，用武火烧开，转文火煮至粳米断生，再放入山药块；待煮至粳米、山药熟烂即成。

【功效】

有健脾补肺、益精固肾、止渴止泻之作用，常食还可美肤健身、抗衰老；对防治动脉粥样硬化、减肥有一定的食疗效果。

24

重阳栗糕

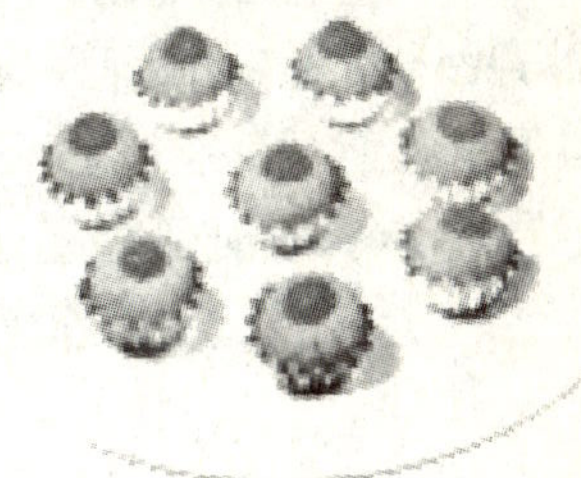

【原料】

糯米粉350克，粳米粉150克，鲜栗子150克，白糖130克，红糖20克。

【做法】

①将糯米粉50克加入适量水拌匀搓碎，再加入红糖拌匀，用竹筛筛成松粉。

②将栗子洗净，对剖开，入锅加水（水漫没栗子），在旺火上煮至七成熟，剥去栗壳和内膜。

③将粳米粉和余下的糯米粉一起倒入盆内，再将白糖用适量水溶化后倒入缸内搅成糊状，移入垫好屉布的笼屉内摊平，在旺火上蒸约10分钟，揭去笼盖，把松粉用竹筛均匀地筛在蒸糕上面，把栗肉整齐地铺在松粉上，再用旺火蒸约20分钟，蒸熟后晾凉，切成7厘米长、5厘米宽、重约100克的菱形块即成。

【功效】

有补中益气、健脾养胃、止泻痢之作用，适宜高血压、高脂血症、冠心病、肥胖症患者食用。

25

绿豆粥

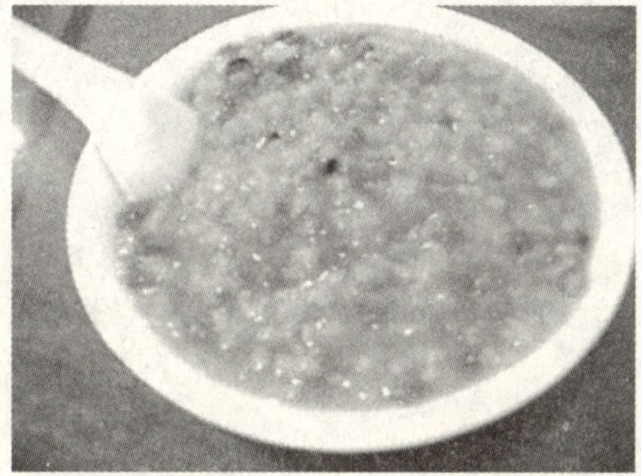

【原料】

绿豆56克，粳米50克。

【做法】

将绿豆和粳米淘洗净；锅内放水，先煮绿豆，待绿豆开花熟烂后放粳米，用文火煮至粳米熟烂即成。

【功效】

绿豆对高血压患者有很好的食疗作用，不仅有助于降压，减轻症状，而且常吃绿豆还有防止血脂升高的功效。

26

参母焖鲫鱼

【原料】

丹参30克，益母草30克，鲫鱼200克，芹菜100克，混合油（猪油与植物油各半）60毫升，姜末、清汤、精盐、酱油、葱花、味精各适量。

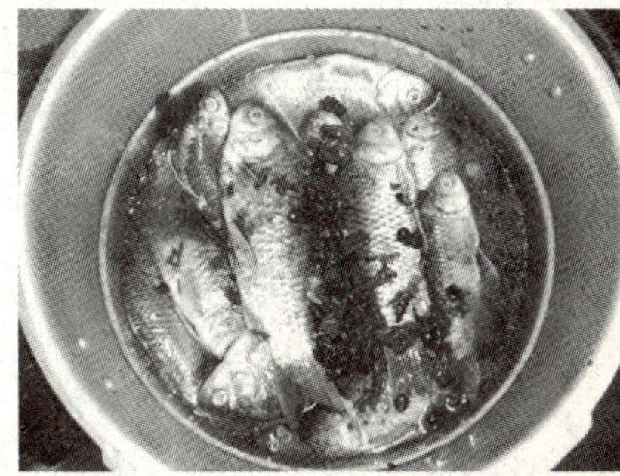

【做法】

①丹参、益母草洗净，煮取浓汁100毫升。

②芹菜杆洗净，切成3厘米长。

③鲫鱼剖取内杂、抹上少许精盐、酱油，黄酒锅内翻炸至半熟，放入芹菜、药汁、清汤、姜末，文火慢焖至收汁时再入精盐、酱油、葱花、味精调味即可。

【功效】

清淡无腻，具有活血养血之功能，有降压抑制脑血栓形成的作用。

27

玉须蚌肉汤

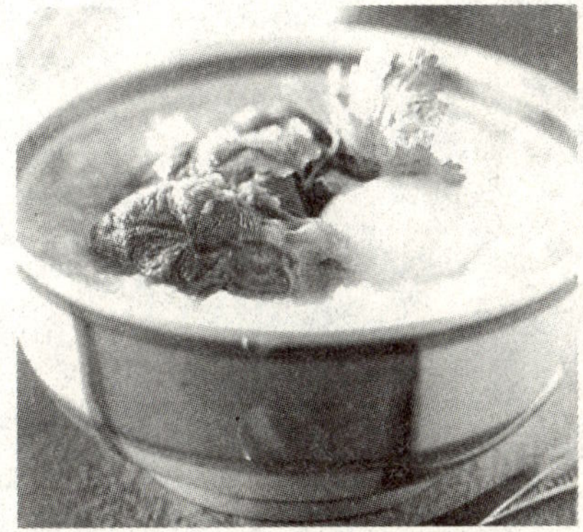

【原料】

玉米须50克，蚌肉150克，精盐、味精各适量。

【做法】

将玉米须择洗净，用纱布袋扎好；蚌肉择洗干净，共放锅内，添水煮沸，撇净浮沫，煮至蚌肉熟烂时加精盐、味精调味即可。

【功效】

有滋阴养肝、利水消肿等作用，能抑制胆固醇的吸收和储积，对降低胆固醇，防治高血压、冠心病有一定的疗效。

28

栗茸糕

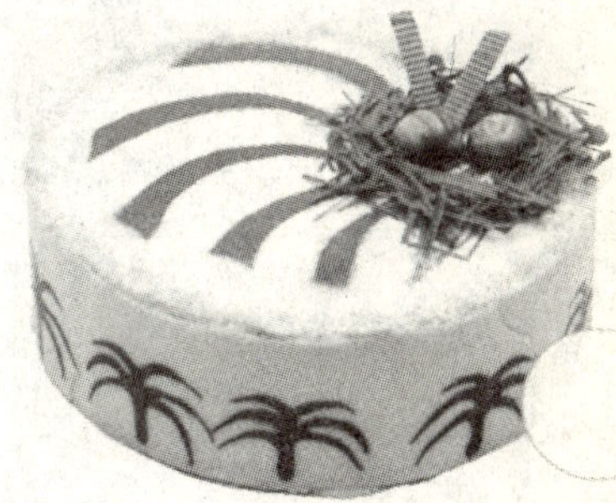

【原料】

栗子500克，糯米粉400克，白糖500克，熟猪油250克，樱桃10个，香精数滴。

【做法】

①将糯米粉炒熟，呈微黄色；将猪油烧至三成热时，把白糖250克、香精数滴加入油中拌和，搅至似奶油一样时，倒出晾凉待用。

②将栗子洗净去壳，加水煮熟取出去皮，用木棍擀细，用白糖拌和，搅拌成栗茸。

③将熟米粉堆放在案板上，中间挖一坑，加入余下的白糖和香精少许，用适量开水冲在粉上拌揉均匀后，用擀面杖擀成约1.5厘米厚的方块，把栗茸铺在上面，按平，上面再铺抹一层熟猪油，一层糖。

④用刀将方块先切成3厘米宽的长条，再切成5厘米的斜角块，每一块上面点缀一颗樱桃即成。

【功效】

栗子除了含有丰富的丹宁之外，亦含有蛋白质、脂肪、维他命C，这些都是肝脏障碍与高血压患者最佳之食品。

29

芋头粥

【原料】

芋头100克，大米50克，红糖适量。

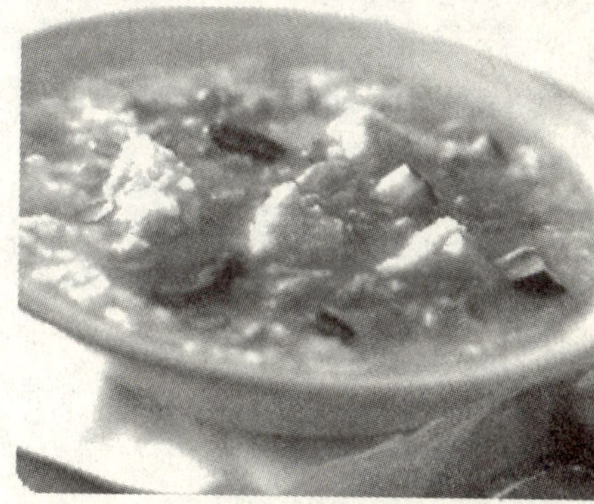

【做法】

①将芋头削去外皮，洗净，切成小块；大米淘洗干净。

②将芋头、大米放入锅内，加入适量清水置火上烧沸，转微火慢熬；熬至米烂、芋头酥软，用饭勺把芋头轧成泥状，加入红糖拌匀，盛入碗内即成。

【功效】

有排除血液中胆固醇、增加血管弹性、防止动脉粥样硬化之作用，对降血压有一定的食疗效果。

30

第十章 第 10 月食谱

一、基础知识

1. 何谓潜在性高血压

潜在性高血压是指机体内存在潜在性应激反应异常及调节障碍。这种人通常不呈现任何症状，但在一定外因刺激下，则表现出血压增高。

众所周知，维持机体内环境的稳定，是维持生命生存的重要条件。正常情况下，当机体受到外因刺激而引起调节偏离时，可以通过神经——体液的调节而逐渐恢复。从调节控制理论看，高血压的发展过程，是机体在应激条件下产生的血压调节偏离得不到恢复，并且继续扩大，最后调节量从一个稳态转变到另一个稳态的变化过程。由此推论，潜在性高血压者，既然是容易发生高血压的健康人，也就很可能是对应激容易产生调节偏离的敏感者。在选拔航天员时，如何排除潜在性高血压者，把健康者选入航天员受训行列是具有实际意义的，它可以减少淘汰率。国内用应激负荷试验，即用精神紧张作为应激因素，提示机体内存在的调节障碍，通过多项指标综合评定，可以排除潜在性高血压。

潜在性疾病的研究，不但与提高航天员或飞行员的选拔质量有直接关系，而且对预防医学也有重要意义。如果能早期发现潜在性高血压，用一般保健措施（气功、疗养）即能给予调整，减少服药治疗的需要，这不仅能强身，还可以减轻家庭和社会负担。

2. 何谓顽固性高血压

用个体化阶梯治疗方法，通常可以控制大多数高血压病人的血压。然而，少数病人尽管接受全剂量的药物联合治疗，其收缩压特别是舒张压仍持续升高。有的学者认为当 3 或 4 种降压药合理的联用仍未能将血压控制在 19.9/13.3 千帕（150/100 毫米汞柱）以下时，应考虑到病人、医生、门诊高血压、假性高血压等原因。排除以上 4 种原因之后方可认为病人患有顽固性高血压。

顽固性高血压的原因：

(1) 药物治疗未能坚持。

(2) 与药物有关的：①剂量太小。②不适当的联合使用药物（如两种中枢作用的肾上腺素能抑制剂）。③快速灭活药物（如肼苯哒嗪）。

(3) 其他药物的作用：①拟交感神经药。②抗抑郁药。③肾上腺类固醇。④非类固醇抗炎药。⑤减轻鼻黏膜充血药。⑥口服避孕药。

(4) 伴随情况：①体重增加。②过度饮酒，每日超过 30 毫升。③肾功能不全。④肾血管性高血压。⑤恶性或急进性高血压。⑥高血压的其他原因：

(5) 容量超负荷：①不适当的利尿剂治疗。②摄入钠盐过多。③来自水潴留。④进行性肾损伤。

二、诊断方法

1. 动态血压监测包括的内容

动态血压监测内容包括以下两个方面。

(1) 血压的变异性：是指血压在一定时间内的波动范围。一般观察 24 小时内血压波动的范围，当然有人观察一个月、半年或一年内的血压变化。正常情况下，高血压曲线有一定规律，即 24 小时血压波动曲线呈勺型，而高血压曲线呈非勺形，多示夜间血压增高，应采取相应措施医治。

(2) 在各种活动条件下血压的变化：如走路、上楼、跑步、餐饮、工作、看电视等情况下血压值的改变。这对临床使用降压药以及预防高血压的发生是非常重要的。比如有人在饭后血压增高，那么在饭前服用降压药较为合适；如果跑步时血压增高，那么病人不宜跑步，最好是散步。

2. 动态血压监测对高血压诊断和治疗的意义

(1) 动态血压监测对高血压诊断的意义

①临床上有一些高血压病人的血压仅在 5：00～6：00 时或 17：00～20：00 时升高，就医时测血压不高，因为在诊室测量血压只是偶测，不能代表全天 24 小时血压，所以即使诊室血压正常，仍有部分高血压患者漏诊。而 24 小时血压测定就能弥补偶测血压的不足，在血压高峰时间进行测量，使更多的高血压患者避免漏诊，及时得到治疗。

②通常正常人和高血压患者夜间睡眠中血压均有下降的规律，但在部分继发性高血压或复杂高血压患者中

表现出夜间血压水平不下降或略有下降。因此使用 24 小时监测血压的方法，可及时了解到夜间血压水平变化情况，有助于高血压的鉴别诊断。24 小时血压平均值、夜间血压平均值与没有接受治疗的高血压病人的心、脑、肾等器官是否有损害呈线性关系，即平均收缩压和舒张压越高，并发症的严重性就越大。

③众所周知，有部分正常人见到医生后，特别是当医生给他们测血压时，精神很紧张，很怕血压高，医生测量结果往往血压真的就高了。这种现象医学上叫“白大衣现象”。而 24 小时动态血压测量法就能避免这种现象，也就是在 24 小时内见不到医生的情况下，进行 24 小时血压监测，其测量结果往往血压在正常范围内。

(2) 24 小时血压测量对治疗的意义

①24 小时动态血压监测可发现高血压患者在一天中是什么时候血压升高，这样可以根据血压高峰时间用降压药。比如，患者血压高峰时间在 16：00 ~ 18：00，则可根据降压药物特点，提前服药，以得到最佳疗效；特别是应注意夜间血压水平状况，因为无论是正常人或高血压患者夜间血压均偏低，如果不合理用药，易使血压更低，导致脑血栓形成或冠状动脉供血不足。因此应正确掌握昼夜血压变化规律，药物在体内降压高峰时间，使患者在血压高峰时也能将血压维持在正常范围，血压低峰时也不出现低血压，最大限度地减少靶器官损害，有效地预防并发症的发生。

②动态血压监测常用于评价药物的降压效果。因为，高血压病药物治疗是长期的，不能因为血压降至正常水平就停药，如果服用的是长效降压药，必须证明该药的效果。如果该药效果不理想，就不能再坚持服用，必须换药，否则不但高血压治疗效果不满意，又增加了病人经济负担。评价这种长效降压药疗效用偶测血压法是不够全面的，而 24 小时动态血压监测是目前评定长效降压药疗效唯一可靠的方法。

③如果动态血压监测结果示患者只是白天血压高，夜间血压正常，则只在 6：00 ~ 7：00 服用中效作用药物，以使昼间血压维持在正常范围，保证患者昼夜间血压处于正常水平。

三、保健常识

1. 抛弃错误观念

疾病，年轻体力好，不怕——误区一。

不少年轻人认为，自己年轻有资本，疾病距离自己还相距甚远，单位多次体检，均不参加，结果有些人只30岁甚至20余岁就得了心肌梗死或心源性猝死，这些人往往是忽视了健康，忽视了预防的重要性。这些人群中常常早已具备了前面我们提到的那些危险因素，一些人可能存在着生活上的不良习惯——吸烟、饮酒、生活不规律、工作紧张等。一些人可能早已就有高血压或糖尿病而得而不知，其实平时应该常规测血压，尤其是那些家族中有高血压病患病史的人，更应注意经常测量血压，并注意检查血脂、血糖等代谢指标。

小毛病，何必大惊小怪——误区二。

很多中青年人长期忙于工作，得了病不去看，一些人还得意洋洋地说：男儿有泪不轻弹。小毛病，不碍事，挺挺就过去了。我们就遇到过这样的病人，胸骨后闷痛挺呀挺呀，最后力不从心才去医院，一作心电图是广泛前壁心肌梗死，室壁瘤也形成了，将来肯定会造成心功能不全，这就是小病不去就医造成的终生遗憾。

2. 放慢你的生活节奏

现在，人们的生活越来越紧张，每天匆匆忙忙，很多人连早饭都没时间吃，甚至一日三餐都不能准时，或边开车边吃饭，根本谈不上午休和锻炼。有些人即使挤出少得可怜的时间外出锻炼也是为了拉客户，结果是锻炼不了体力却锻炼了心智，劳心费神，久而久之疾病终将找上门来。

科学表明，紧张烦躁可造成交感神经兴奋，血压易升高，因此当今年轻人高血压的发生率有升高趋势。因此建议将工作的节奏放慢些，合理安排手头的事情，使自己用餐时能坐下来细嚼慢咽，餐后还有数分钟的午休时间，令身心得到休整，减轻心理压力，血压自然会有一定程度的下降。而且午休后精力充沛，情绪饱满，工作效率显著提高。

四、饮食疗法

食疗知识

桃子、香蕉有益于高血压的治疗

(1) 桃子：属蔷薇科植物，未成熟的干果称之碧桃干。桃的核为桃仁，核、桃花、桃叶、桃树胶，均可入药。其味酸、甘，性微温；桃仁味苦、甘，性平。桃仁含脂肪油、苦杏仁甙、苦杏仁酶、维生素 B1、挥发油，桃叶则含糖甙、柚皮素、奎宁酸，桃花含山柰酚、香豆精。碧桃干止虚汗。桃仁能祛淤血、润肠、镇咳。高血压伴头痛、便秘者，取桃仁、决明子各 10 克，煎水饮服，每日两次，每次一茶杯，十日为一个疗程，可连续服用一个时期。

(2) 香蕉：属芭蕉科植物，别称甘蕉，原产于印度，我国台湾、福建、广东、广西等省、区均产。味甘，性寒，无毒。含淀粉、脂肪、蛋白质、糖类、灰分、胡萝卜素、维生素 B、维生素 C、维生素 E 及鞣质，并含有去甲肾上腺素、5 一羟色胺及二羟基苯乙胺等。具有抑制细菌、真菌、降低血压的作用。高血压病患者，取香蕉或果柄 50 克，煎水服饮；香蕉花，煎水饮，可防治脑出血。

食疗食谱

口蘑鸡片

【原料】

鸡肉150克，口蘑50克，鸡蛋1个，青菜心、冬笋各少许，青豆25克，芝麻油25克，精盐5克，味精2克，料酒3克，水淀粉适量，花椒10粒，鸡汤适量，花生油300克(约耗50克)。

【做法】

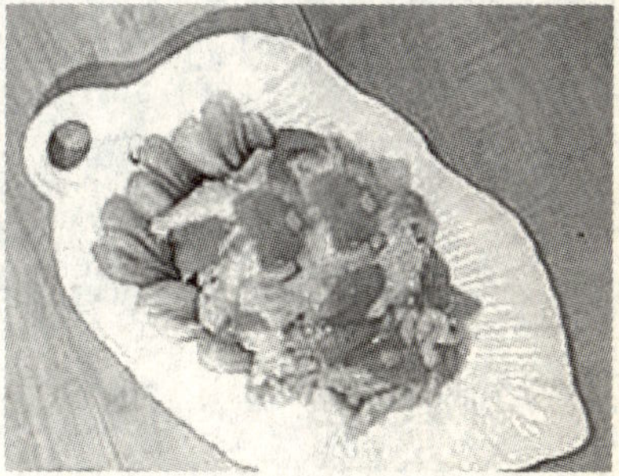

①将鸡肉洗净，片成2厘米宽、3厘米长的薄片，放碗内，加入鸡蛋清、水淀粉拌匀上浆；青菜心片成片，用开水烫一下，再用清水过凉，捞出沥干水分；口蘑去蒂洗净，片成薄片。

②炒勺置火上，放入花生油，烧至五成热，下入浆好的鸡片，滑熟后倒入漏勺内沥油。

③将鸡汤、青豆、冬笋、青菜心、精盐、料酒同放勺内烧开，撇去浮沫，用水淀粉勾薄芡，加入味精，再放入口蘑和鸡片拌匀，盛入盘内。

④炒勺上火，放入芝麻油烧热，下入花椒，炸出香味后捞出花椒不要，把花椒油倒入盘内即成。

1

【功效】

有降血脂、降胆固醇之功效，对动脉粥样硬化、高血压、心血管病患者有一定的食疗作用。

红白焖野兔

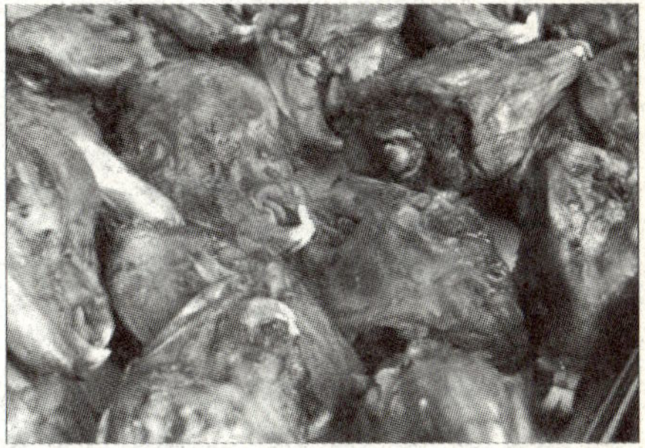

【原料】

红枣100克，白芍30克，野兔肉750克，混合油80毫升，香油、红椒、黄酒、姜片、蒜瓣、八角、桂皮、精盐、酱油、葱白、味精各适量。

【做法】

①红枣洗净，去核，放冷水中浸发。

②白芍洗净，煎取药汁50毫升备用。

③野兔洗净，沥干水，剁成小方块，入沸水锅推匀，烧沸，倒入适量姜、葱、黄酒入锅，撇去浮沫，倒入漏勺捞出，用凉水冲洗，沥干水。

④炒锅将油烧至六成热，下桂皮、八角、姜片、野兔、红枣肉，入锅炒动、兔肉变色时入酱油、精盐、鲜红椒、黄酒再煸炒，兔肉上色后，入葱白、清汤、味精焖至收汁时即成。

【功效】

兔肉鲜嫩，纤维素多而结缔组织少，多吃兔肉可使人体血液中的磷脂增加，降低胆固醇的有害作用。对于高血压患者来说，吃兔肉可以阻止血栓的形成，并且对因管壁有时显的保护作用，故兔肉又叫“保健肉”。

2

葱烧鸡块

【原料】

鸡肉500克，葱段100克，酱油25克，精盐3克，味精2克，白糖15克，料酒10克，水淀粉适量，姜10克，花椒1克，花生油500克(约耗50克)。

【做法】

①将鸡肉切成3厘米见方的块，放碗内，用精盐、酱油、料酒、姜、花椒腌渍，待用。

②炒勺置火上，放入花生油，烧至七成热，下入鸡块炸至表面呈金黄色时捞出。

③勺内留底油，下葱段炸黄后捞出，然后把鸡肉放入勺内，加入清水(以能浸过鸡肉为宜)，放入葱段、酱油、白糖、味精等调料烧开，撇净浮沫，转微火烧熟，把鸡肉先盛入盘中，勺内原汁用少许水淀粉勾芡，淋在鸡肉上即成。

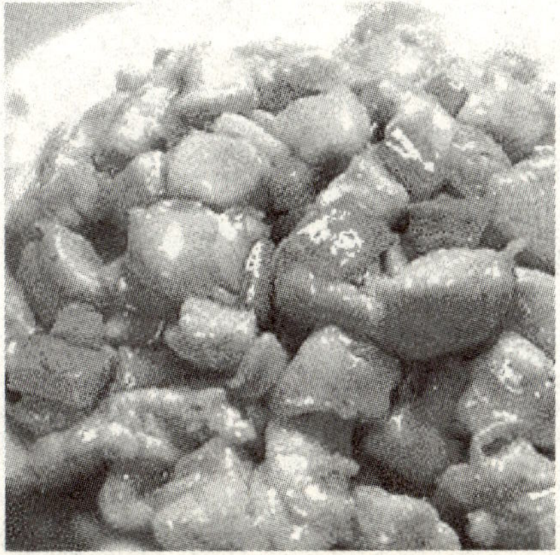

【功效】

有较好的滋补、健身、强体的作用，常食对高血压、心血管病患者有较理想的食疗功效。

3

竹荪氽鸡片

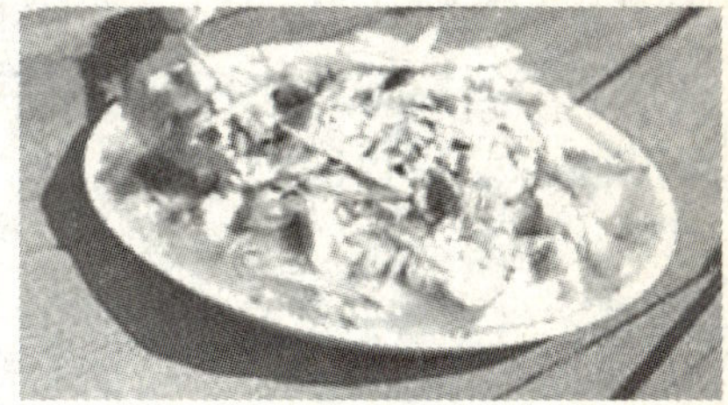

【原料】

水发净竹荪250克，净鸡肉300克，熟火腿肉3片（约5克），笋片10片（约25克），青菜心50克，水发香菇25克，花生油25克，精盐5克，料酒10克，水淀粉、鸡汤各适量。

【做法】

①将鸡肉洗净后切成长4厘米、宽3厘米的薄片，抹匀水淀粉。

②将净竹荪、青菜心、笋片、水发香菇分别放入沸水锅内焯约半分钟，分别盛出。

③用中火把炒勺烧热，放入花生油，下入竹荪、香菇煸炒，烹入料酒，加入鸡汤、精盐（4克）煨烧一分钟，倒入漏勺内沥汤，然后连同青菜心、笋片一起放入汤盆内。

④将鸡汤放入锅内，烧沸后徐徐放入鸡片，待鸡片至熟捞出沥汤，放在竹荪等料的上面，再把火腿片放在鸡片上。

⑤用中火把炒勺烧热，放入鸡汤，烧沸后撇去浮沫，加入精盐等调味，浇入汤盆内即成。

【功效】

有降低血压及胆固醇作用，并可有效地减少脂肪，防止肥胖，高血压及心血管疾病患者食用非常适宜。

4

鸡脯扒白菜

【原料】

小白菜500克，熟鸡脯肉150克，熟鸡油20克，牛奶50克，精盐3克，味精1克，料酒10克，葱末2克，水淀粉适量，肉清汤(或清水)适量。

【做法】

①将小白菜择洗净，逐棵劈为四半（根部相连）；鸡脯肉顺丝切成坡刀片。

②将小白菜放入沸水锅内稍烫，捞入，清水内过凉，挤干水分，理顺后放入盘内。

③炒勺置火上，放入熟鸡油(15克)，烧至七成热，下入葱末炝勺。烹入料酒：放肉清汤，加入精盐，下入鸡脯片、小白菜，(小白菜与鸡脯片各占半边)汤烧沸后撇净浮沫，加入牛奶、味精；再沸时用水淀粉勾芡，淋入熟鸡油，溜入盘内即成。

【功效】

可降低胆固醇，减少动脉粥样硬化形成，常食对高血压、高脂肪、高胆固醇、冠心病患者有一定的疗效。

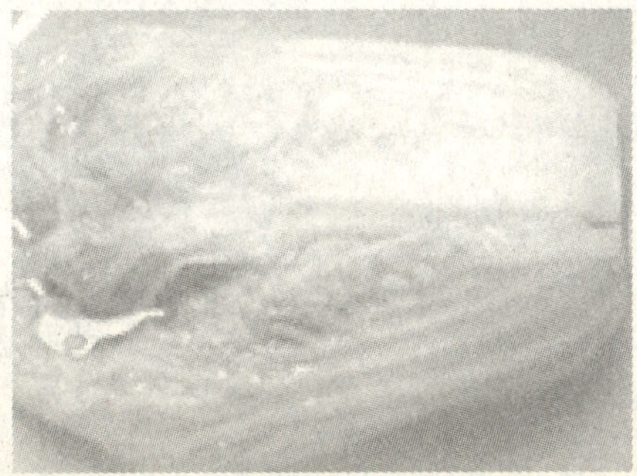

5

山楂肉干

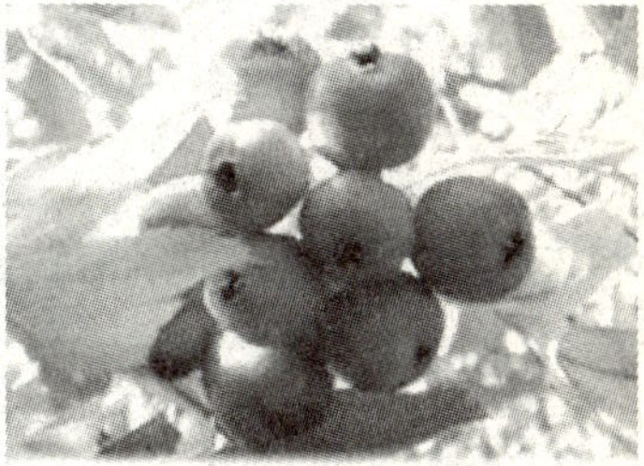

【原料】

山楂100克，猪瘦肉1000克，菜油500克（耗油100克），姜片30克，香油15克，葱节30克，花椒2克，绍酒30克，酱油50克，味精2克，白糖15克。

【做法】

①将山楂除去杂质洗净，猪肉洗净，沥干水分待用。

②将山楂50克加水约2000毫升，烧沸后下入猪肉，共同煮熬至六成熟，捞出猪肉稍晾后，切成5厘米左右的粗条，加酱油、葱节、姜片、绍酒、花椒，将肉条拌匀腌渍一小时，再沥去水分。

③将锅烧热，倒入菜油烧热，投入肉条炸干水分，色微黄时用漏勺捞起，沥去油，锅内留少许油，再置火上，投入余下的山楂，略炸后，将肉干再倒入锅中，反复翻炒，微火烘干，装在方盘内，淋入香油，撒入味精、白糖合匀即成。

④供佐餐食用，宜常吃。

【功效】

山楂，活血行瘀，消积化滞。猪肉滋阴补血。本品特点是滋阴，活血，消积。适用于高血压、血管硬化、眼底出血、口干咽燥、食欲不振、胸闷、便燥等症。

6

荠菜炒鸡片

【原料】

鸡脯肉200克，荠菜200克，冬笋25克，鸡蛋1个，芝麻油2克，酱油25克，精盐2克，味精2克，料酒5克，水淀粉适量，葱10克，鸡汤适量，花生油500克(约耗50克)。

【做法】

①将鸡脯肉洗净后切成3厘米长、2厘米宽、0.5厘米厚的薄片；冬笋同样切片；葱切末；将荠菜洗净，用开水烫一下，再用清水过凉，沥干水分切成末；把鸡片放入碗内，用鸡蛋清和水淀粉拌匀上浆。

②炒勺置火上，放入花生油，烧至五成热，放入浆过的鸡片，滑透，捞出沥油。

③原勺留底油，下入葱末炝勺，放入笋片和荠菜翻炒，加入鸡汤、酱油、精盐、味精、料酒，再下入鸡片炒匀，淋入芝麻油，盛入盘内即成。

【功效】

有清肝降压之功效，可治疗高血压和高血压引起的眼底出血、吐血、便血等疾病。

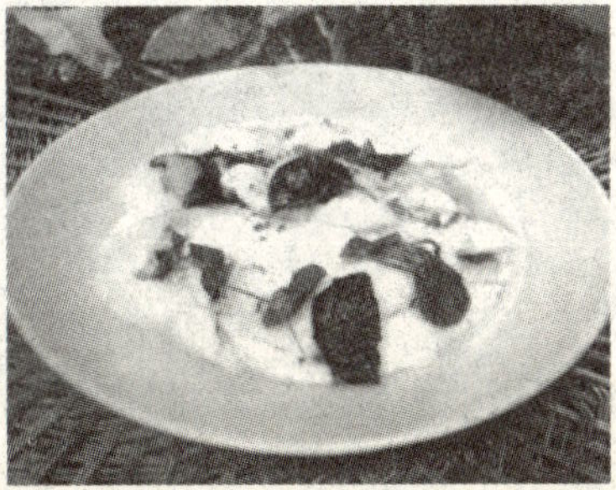

7

卤鹌鹑

【原料】

鹌鹑500克，芝麻油5克，酱油25克，料酒25克，姜汁25克，卤水适量。

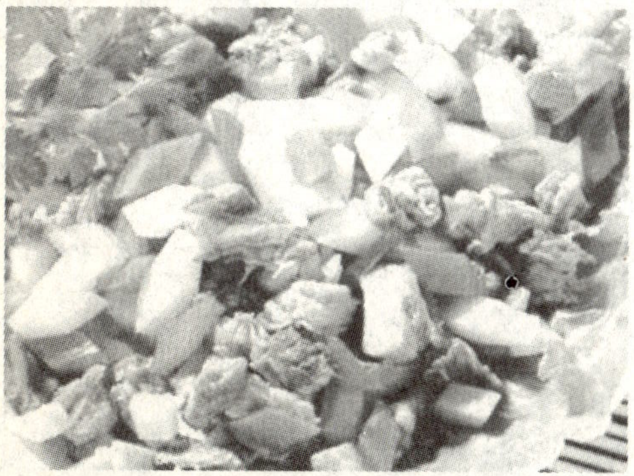

【做法】

①将鹌鹑宰杀去毛，洗净，剖腹取出内脏，用清水冲洗，晾干水分后再用调料搅拌均匀，腌渍20分钟。

②煮锅上火，放入鹌鹑及酱油、料酒、姜汁、卤水，烧煮30分钟（火力不宜过大），捞出鹌鹑，抹上芝麻油即成。

【功效】

有健脾益气、利水除湿、滋补肝肾的作用，高血脂、高血压、冠心病、动脉粥样硬化、肥胖病等患者常食有一定的疗效。

8

冬笋炒荠菜

【原料】

荠菜350克，冬笋150克，植物油25克，葱15克，料酒5克，盐3克，味精3克，淀粉5克。

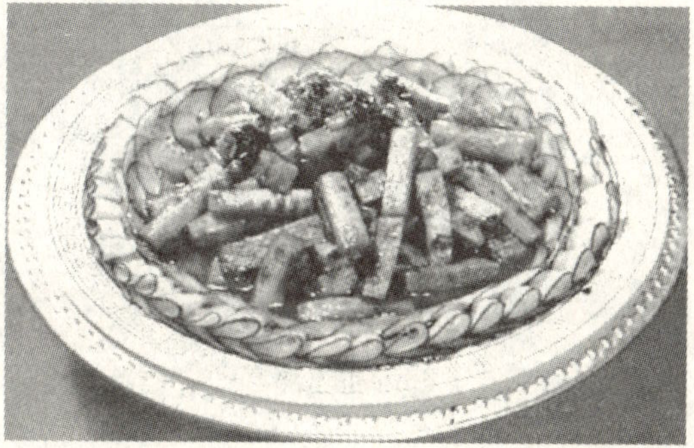

【功效】

荠菜，性味、甘平、有凉血、清热的功效，有清肝降压安神的作用，是高血压患者的保健佳品。

【做法】

①葱去根及干皮切成小段，并从中剖开；淀粉用水化成水淀粉。

②锅内放清水，水沸后放入冬笋，煮20分钟，捞出，沥去水，凉后切成2厘米宽、1厘米厚、3厘米长的条。

③荠菜择净，洗好、入沸水中快速焯一下，以致荠菜过于烂软。

④锅内下植物油、油热后下葱段，反复煸炒，煸出葱味，但注意不可将葱炒糊，即火不可太旺。下冬笋及荠菜，加盐、味精炒匀后，下水淀粉勾薄芡，出锅装盘。

9

口蘑鹌鹑

【原料】

净鹌鹑2只，水发口蘑100克，精盐12克，味精3克，料酒10克，火腿片20克，干贝汁20克，葱段15克，姜片10克，胡椒粉1克，花椒6粒。

【做法】

①将鹌鹑剖开脊背，洗净，放入沸水锅内焯一下，捞出，用清水洗净；再下锅加入清水、葱段、姜片、料酒，烧开后放入炖盅内。

②将水发口蘑洗净杂质，削去蒂梗，放入炖盅内，加入鲜汤、火腿片、干贝汁、精盐、味精、料酒、胡椒粉、花椒，用玻璃纸将盅口封好，上笼蒸2~3小时取出，除去玻璃纸即成。

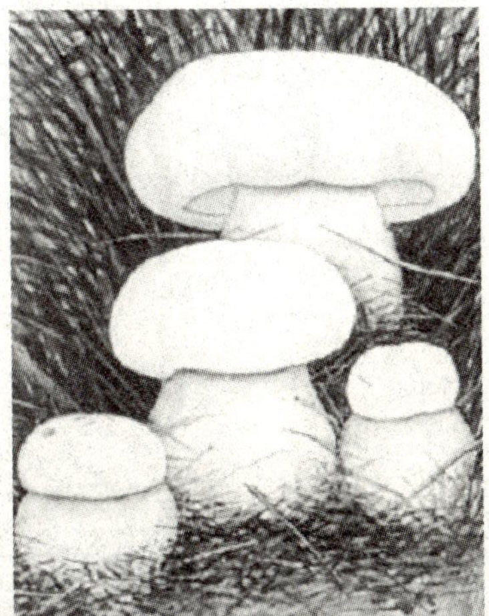

【功效】

对高血压、高血脂、高胆固醇、肥胖病患者有一定的食疗作用。

10

荷叶鹌鹑片

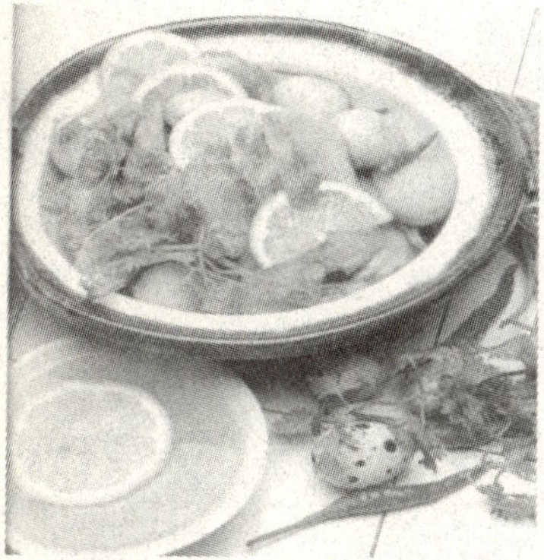

【原料】

净鹌鹑4只，鲜荷叶1张，水发香菇50克，熟瘦火腿15克，花生油30克，芝麻油10克，蚝油6克，精盐3克，胡椒粉1克，白糖2克，水淀粉适量，姜片5克。

【做法】

①把鹌鹑洗净，剁去头、翅，把鹌鹑肉用坡刀切成长2厘米、宽1厘米的片；水发香菇、火腿均切成长1.5厘米、宽0.5厘米的薄片；鲜荷叶用开水浸泡、洗净后沥干水分。

②将鹌鹑片、头、翅放在盆中，用姜片、蚝油、精盐、芝麻油、白糖、胡椒粉、水淀粉拌匀，再加入花生油拌匀。

③将泡好的荷叶摊开，把鹌鹑片、香菇、火腿逐片互相间隔，分三行排在荷叶上，头、翅放在上面，裹成长方形，用水草扎紧，入笼用中火蒸20分钟取出，原包上桌。

【功效】

此菜蛋白质、维生素含量丰富，有滋补、强身、健体的作用，对高血压、高血脂、高胆固醇、肥胖病患者有一定的食疗效果。

11

香油拌菠菜

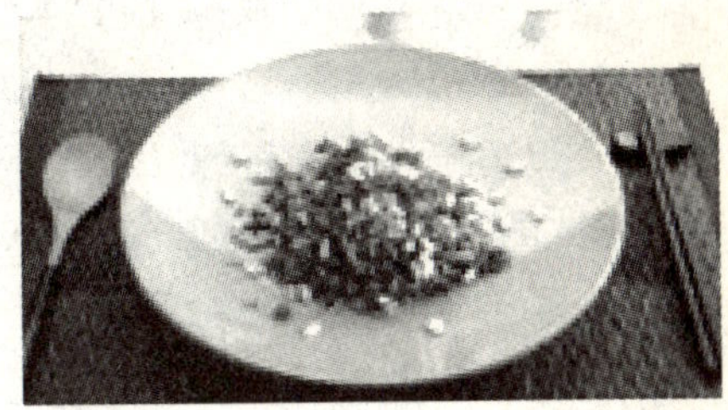

【原料】

鲜菠菜250克，香油、食盐、味精各5克。

【做法】

将新鲜菠菜洗净，放入煮沸的水内，焯约2分钟，捞出，控干水后，放入凉开水中浸约2分钟，捞出后，用手挤去水，切段，加入食盐、香油，拦匀即可食用。

本品可佐餐，适宜经常食用。

【功效】

菠菜性寒味甘，有益五脏、通血脉、养血润燥、润肠通便的功效。菠菜含有大量的膳食纤维，有防治便秘的作用。还含有丰富的维生素C与矿物质钙，能降低高血压病人的血压。

12

瓤馅鹌鹑

【原料】

净鹌鹑10只，莲子50克，枸杞子50克，猪肉50克，竹笋25克，料酒15克，龙虾片50克，葱花10克，姜末10克，淀粉适量，精盐3克，花生油500克(约耗100克)，丁香8粒，葱段、姜片各25克。

【做法】

①将鹌鹑去头，脱骨后洗净，沥干水分，盛入盆内，用精盐、料酒、葱花、姜末腌渍入味；猪肉、竹笋均切成丁；莲子、枸杞子用清水泡透，滗净水分。

②将猪肉丁、竹笋丁、莲子、葱花、姜末放碗内用精盐、料酒拌和成馅，装入鹌鹑腹内，放蒸碗内再放上丁香、葱段、姜片上笼蒸透，稍凉。

③炒勺置火上，放入花生油，烧至五成热，放入龙虾片，炸脆后捞出；待勺中油温升至八成热，把鹌鹑拍上淀粉放入油勺内炸至外表呈金黄色，捞出装盘，以龙虾片镶盘即成。

【功效】

有滋补、强身、健体的作用，对高血压、高血脂、血管硬化、肥胖病患者有一定的食疗效果。

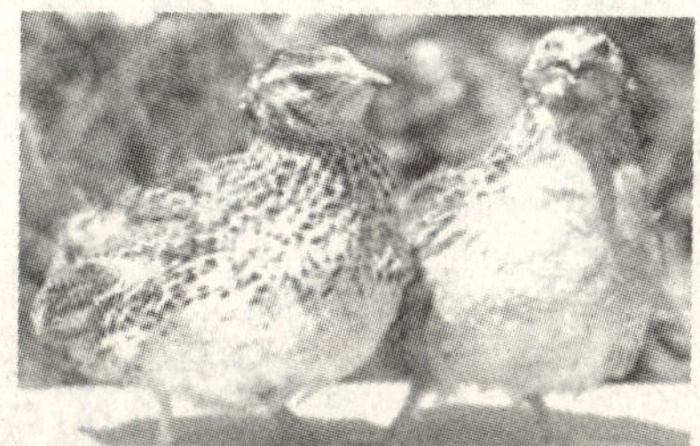

13

熘鹌鹑蛋

【原料】

鲜鹌鹑蛋20个，面粉、淀粉、水淀粉各适量，白糖100克，香醋39克，酱油、精盐、葱末、姜末、蒜末各少许，清水适量，花生油500克(约耗50克)。

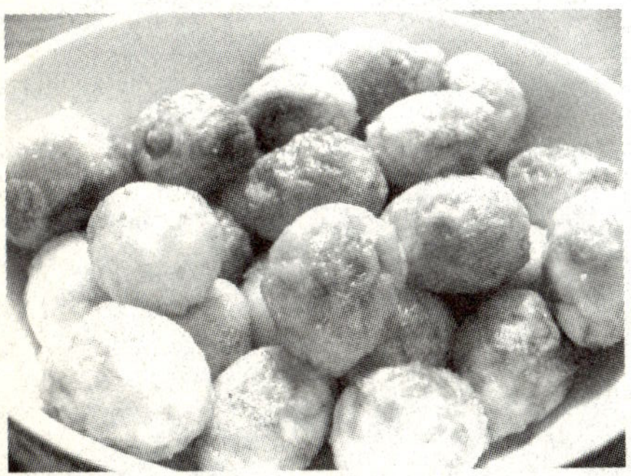

【做法】

①将鹌鹑蛋煮熟去壳，捞出过凉，一切两半，滗去水分，用淀粉抹匀，放入盘内；把面粉、淀粉加水，调成稀糊，待用。

②炒勺置火上，放入花生油，油热时把抹匀淀粉的鹌鹑蛋逐块蘸匀稀糊下勺，炸呈表面金黄色时捞出，滗去余油。

③原勺留油少许，置火上，倒入用白糖、香醋、酱油、精盐、葱、姜、蒜末及清水兑成的糖醋汁，待糖醋汁沸时用水淀粉勾薄芡，下入鹌鹑蛋，翻勺抖匀，出勺装盘即成；

14

【功效】

鹌鹑蛋为蛋中之王，有降血脂和降血压的作用，是肥胖者及高血压、冠心病患者的理想食疗菜品。

拌绿豆芽

【原料】

绿豆芽250克，香油、盐、味精适量。

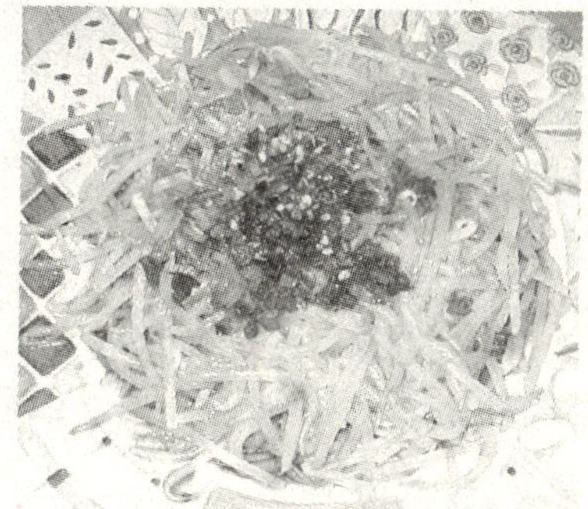

【做法】

①豆芽去根洗净，入沸水烫至断生捞起，趁热放盐拌匀摊开晾凉沥干。

②将豆芽、盐、味精、香油入碗拌匀即成。佐餐常吃。

【功效】

绿豆芽除了保持绿豆原有的营养物质外，在发芽过程中，又增加了丰富的维生素C，常吃可预防高血压、冠心病、肥胖症、糖尿病等因营养过剩而引发的慢性病，延长人们的寿命。

15

凤尾鹌鹑蛋

【原料】

鹌鹑蛋12个，绿凤尾菜12撮，火腿丝25克，火腿末、香菜末共25克，鲜白汤适量，花生油25克，奶油25克，精盐3克，味精1克，料酒10克。

【做法】

①将12只调羹匀分别抹上油，把鹌鹑蛋去壳打在勺内；把凤尾菜在沸水锅内汆一下，过凉后穗朝外顺调羹勺柄放上一撮，使根对住蛋清，在凤尾菜两边各放一条火腿丝；把火腿末、香菜末掺匀，在调羹勺嘴上靠蛋清撒上一撮，再将勺平放在大盘内，上笼蒸七成熟取出，把凤尾朝外排在大盘内，排成圆形。

②炒勺置火上，放花生油，烧热时下入白汤，加入料酒、精盐、味精，烧至汤汁浓稠时放入奶油，调匀后淋浇在鹌鹑蛋上即成。

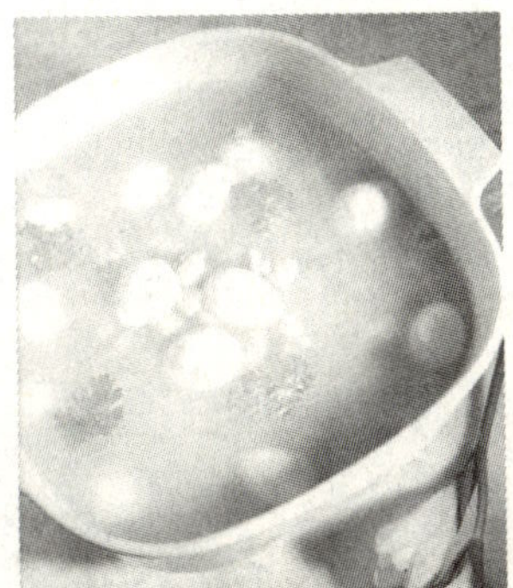

【功效】

有滋补、强身、健体、降血脂、减肥之作用，适宜高血压、冠心病、肥胖病患者食用。

16

鸳鸯鹌鹑蛋

【原料】

鹌鹑蛋7个，水发黄花菜、水发木耳、豆腐各15克，火腿末、油菜末各少许，香菜3克，料酒15克，精盐3克，酱油3克，味精2克，水淀粉适量，鲜豌豆少许。

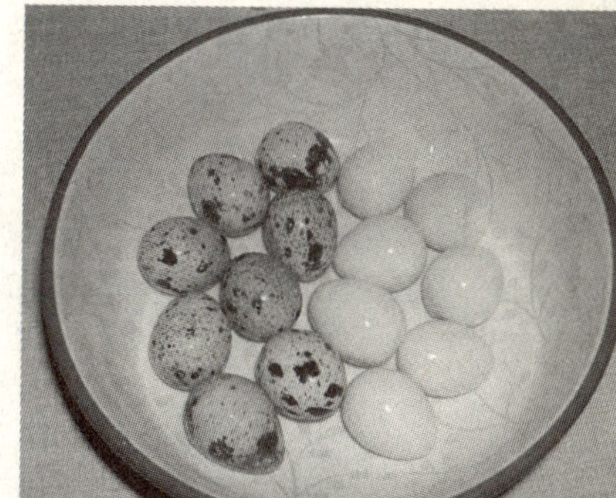

【做法】

①磕开1个鹌鹑蛋，将蛋清、蛋黄分开；其余6个放开水内煮熟，过凉后去壳。

②将水发黄花菜、水发木耳、豆腐剁碎，加入调料和蛋清调成馅。

③将鹌鹑蛋竖着切开，挖掉蛋黄，把调好的馅填入，刮平后用生蛋黄抹一下，再用两粒豌豆（或其它豆)点成“眼睛”，再将火腿末、油菜末撒在两边，制成“鸳鸯蛋”，码放在盘内，上笼蒸10分钟取出，滗去汤汁。

④锅内下入鲜汤，加入酱油、精盐、味精、料酒，汤沸时用水淀粉勾薄芡，浇在“鸳鸯蛋”上即成。

17

【功效】

有滋补、强身、健体之作用，常食可有减肥、降血脂、降血压之疗效。

芹菜肉丝

【原料】

猪肉100克，芹菜250克，盐、味精、料酒、郫县豆瓣、白酱油、醋、生姜、青蒜苗、水淀粉、鲜汤、混合油适量。

【做法】

①猪肉切丝，芹菜洗净切3厘米长节，青蒜苗洗净切断，姜切丝，芹菜码上点盐。

②将肉丝码上点盐、料酒、水淀粉，再将盐和味精、白酱油、醋、鲜汤、水淀粉在碗内兑成汁。

③锅热后放入混合油，烧至七成热时放入码好的肉丝，划散后下姜丝炒转，放入芹菜、蒜苗断生时烹入汁，收汁起锅即成。作菜肴佐餐，宜常吃。

【功效】

芹菜平肝、清热、降压。猪肉滋阴，润燥。本品具有滋阴清热，平肝的特点。适用于高血压，头昏眼花，耳鸣心烦，口干多梦，肌肉掣动，潮热面红，舌红等症。

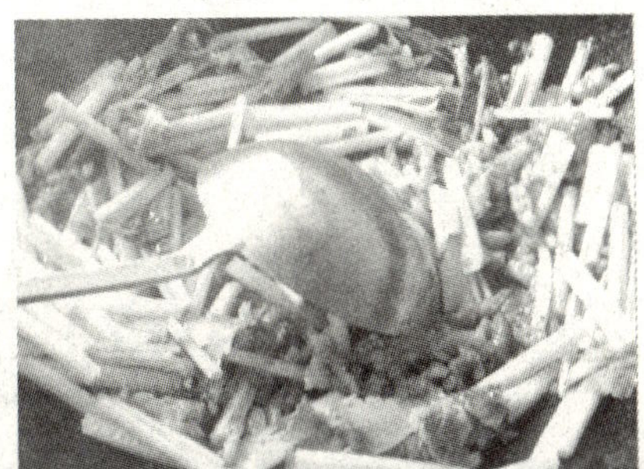

18

红烧鹌鹑蛋

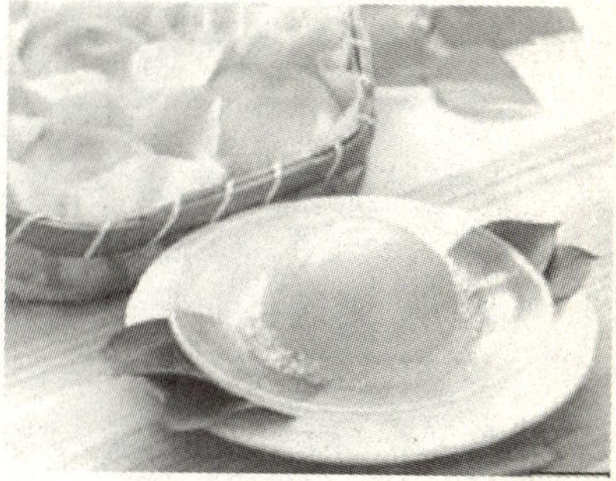

【原料】

鹌鹑蛋20个，淀粉35克，面粉10克，酱油8克，精盐2克，味精1克，料酒5克，葱片、姜片各3克，花椒5粒，花生油300克（约耗20克）水淀粉适量。

【做法】

①将鹌鹑蛋放锅内加水煮熟，取出后再放入凉水内浸凉，去皮，再用温水洗一下，蘸匀淀粉，待用。

②将淀粉、面粉放入盆内，加入酱油、清水、精盐、味精、料酒调成稀糊，待用。

③炒勺置火上，放入花生油，烧至八成热，把鹌鹑蛋挂匀稀糊后逐个放入勺内，炸呈红黄色时，捞出沥油。

④将原勺留底油，下入葱片、姜片、花椒炝勺，加入适量清水，捞出葱片、姜片、花椒不要，放入酱油、精盐、味精、料酒，汁沸时撇净浮沫，放入鹌鹑蛋，用小火烧制鹌鹑蛋入味，用水淀粉勾薄芡，盛入盘内即成。

19

【功效】

有降血脂和降血压的作用，高血压、高血脂、肥胖病患者食之有效。

糖醋番茄

【原料】

鲜红番茄250克，鸡蛋2个，面粉、干淀粉、盐、白酱油、白糖、味精、胡椒粉、香油、水淀粉、素汤、菜油适量。

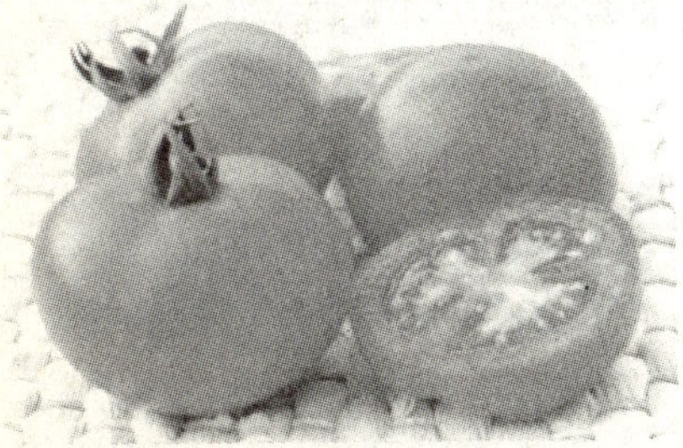

【做法】

①番茄去皮、去籽，切7毫米厚的片，晾干水分。干淀粉、面粉、蛋清搅成蛋浆，味精、胡椒、盐、酱油、醋、白糖、水淀粉、汤兑成汁。

②锅烧热下油至七成热，将番茄片于蛋浆内粘满入锅内，炸至呈菜黄色捞起。

③锅内留油一两，倒入汁，收浓成流芡，加入香油，淋在番茄上即成。做菜肴佐餐，常服。

【功效】

鲜番茄生津，止渴、清热。鸡蛋滋阴，养血、祛风。本品特点为养阴血，祛风热。适用于高血压，头昏眼花，心悸怔忡，面白无华，少寐多梦，口干便秘，心烦尿黄等症。

20

芹菜拌鸡丝

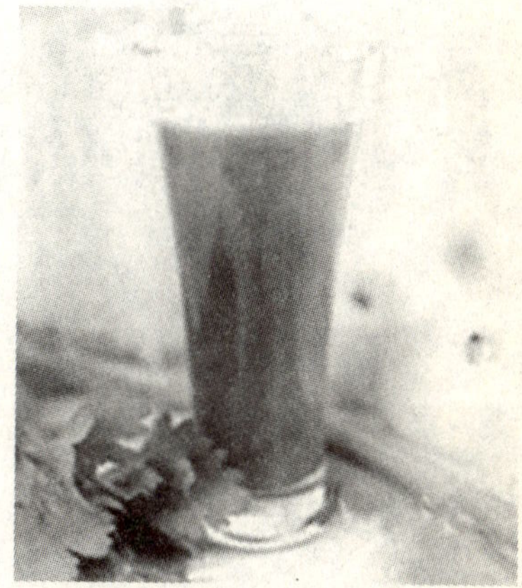

【原料】

鸡脯肉100克，芹菜200克，精盐、味精各适量，芝麻油少许。

【做法】

①鸡脯肉去筋膜，洗净，先片成片，后改刀切细丝，在沸水锅内焯熟，捞出沥水；芹菜去根、叶，洗净，切2.5厘米长的段，入沸水锅内焯透，捞出后用凉开水过凉，沥水，待用。

②将芹菜放大碗内，放入鸡丝、精盐、味精，调拌均匀后使之浸渍入味，淋入芝麻油，食用时拌匀装盘。

【功效】

此凉菜有滋阴、平肝、降压之功效，常食可防治高血压病。

21

雪笋鲫鱼

【原料】

鲫鱼3条，雪里蕻25克，熟冬笋50克，花生油50克，料酒20克，精盐4克，味精2克，胡椒粉1克，葱段10克，姜片10克。

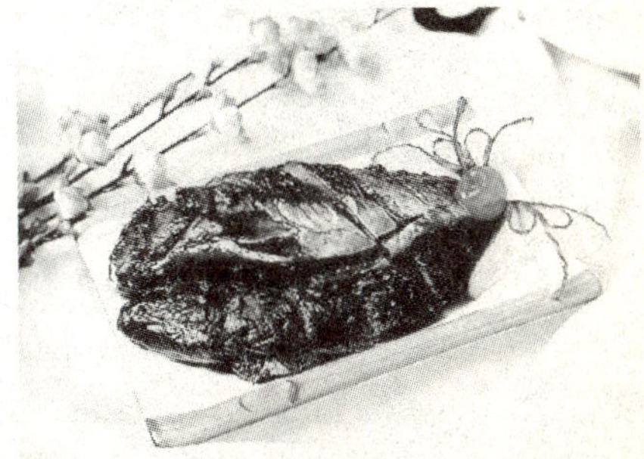

【做法】

①将鲫鱼刮鳞、去鳃、去内脏，洗净；将雪里蕻去叶，洗净，切成2厘米长的段；冬笋切2厘米长的片。

②炒勺置火上，放入花生油，烧至五成热，把鲫鱼放入略煎，加入葱段、姜片、料酒、雪里蕻段、冬笋片、精盐、味精和清水煨烧，待水开后撇净浮沫，加盖儿焖烧，鱼熟时起勺盛入大汤碗内，撒上胡椒面即成。

【功效】

有健脾、利尿、消肿、清热解毒之作用，可降低血液黏度，对防治高血压、冠心病有一定疗效。

22

姜汁菠菜

【原料】

菠菜250克，姜汁、菜油、盐、白糖、醋适量。

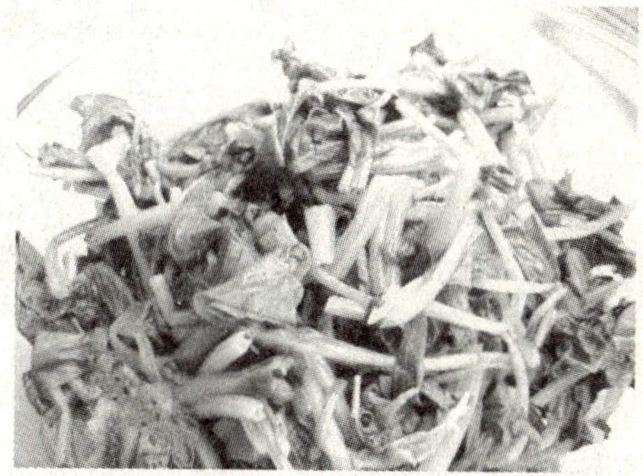

【做法】

①菠菜洗净，入沸水锅烫一下，断生捞起，沥干，晾凉。

②菠菜入盆加姜汁、油、盐、白糖、醋拌匀即成。佐餐，常吃。

【功效】

菠菜养血润燥，姜汁开胃。本品具有养阴血而不害脾胃的特点。适用于高血压，头昏头痛，面红目眩，尿黄，心悸等症。

23

奶汤鲫鱼

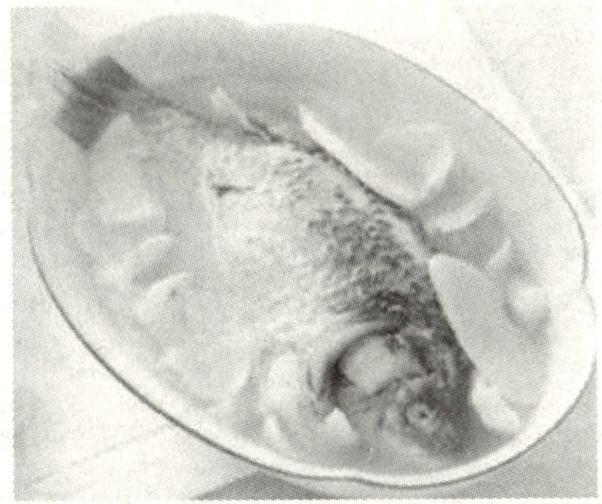

【原料】

鲫鱼1条（约500克），竹笋25克，熟火腿片15克，豌豆苗数根，花生油50克，精盐5克，味精2克，料酒20克，葱段15克，鲜姜片2克，鲜牛奶250克。

【做法】

①将活鲫鱼刮鳞、剖腹，去内脏，挖净鱼鳃，用水洗净肚内黑衣和鱼身黏液。用刀在鱼的两面背肉上剞直刀纹，每隔1厘米剞一刀(刀深于肉一半,但不能剞破肚皮肉)；竹笋切成柳叶片。

②炒勺置火上烧热，放入花生油，下入鲫鱼稍煎，立即把鱼翻身，随即加入葱段、姜片、料酒加盖儿略焖，再加适量清水、牛奶，盖上锅盖。用旺火焖几分钟，加入笋片、火腿片、豆苗、精盐烧开，撇净浮沫，转小火焖，见鱼眼睛凸出后加入味精，拣出葱段、姜片，出勺装汤碗内，鲫鱼放在中间，豆苗放在两边，笋片、火腿片放在鱼面上即成。

【功效】

对防治动脉粥样硬化、高血压、冠心病有一定的疗效。

24

红烧带鱼段

【原料】

带鱼500克，酱油30克，精盐6克，白糖15克，料酒10克，醋5克，葱段8克，姜片4克，水淀粉适量，花生油500克(约耗75克)。

【做法】

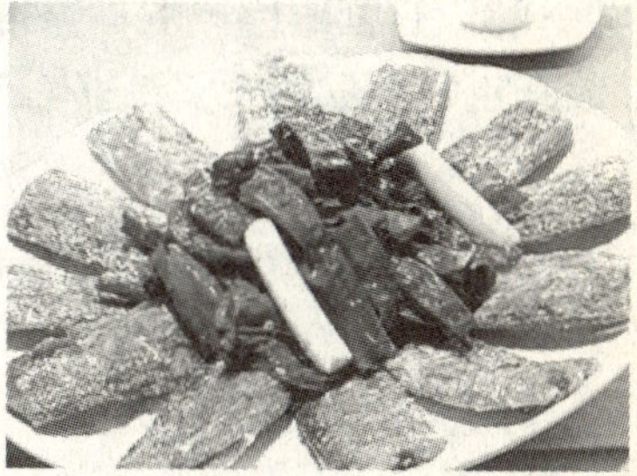

①将带鱼去头，除去内脏，剪去背刺，用清水洗净，剁成6厘米长的段。

②炒勺置火上，放入花生油，烧至八成热，下入带鱼块，炸呈表面金黄色时捞出沥油；倒出勺中油，把鱼块再放入勺内，烹入料酒、白糖、醋、酱油、葱段、姜片，加入清水、精盐。盖上盖，用旺火焖烧至开锅后，转微火烧10分钟，捞出鱼块放入盘内。

③原勺置火上，将汤汁用水淀粉勾薄芡，淋少许明油，浇在鱼块上即成。

【功效】

有补血养肝、和中开胃、润肤作用，对高血脂、动脉粥样硬化患者有一定的保健效果。

25

烂肉芹菜

【原料】

猪肉150克，白芹菜250克，盐、料酒、味精、猪油、水淀粉、姜、蒜、白酱油适量。

【做法】

①芹菜去掉老叶和茎，洗净切3厘米的长节，码少许盐，使用时应沥干水分。

②姜去皮洗净剁细，蒜剁细，猪肉剁细，码少许盐、料酒、水淀粉。

③盐、白酱油、味精、汤、水淀粉兑成汁。

④锅烧热放化猪油烧至七成热时放入猪肉迅速滑散，沥去多余的油，烹料酒，放入姜、蒜，炒出香味，放芹菜煸炒，芹菜一断生，烹入汁收汁起锅即成。

⑤本品供佐餐，宜常吃。

【功效】

芹菜平肝，清热。猪肉滋阴润燥。本品特点为平肝热，滋阴液，适用于头昏头痛，眩晕时作，目赤面红，口干咽燥等症。

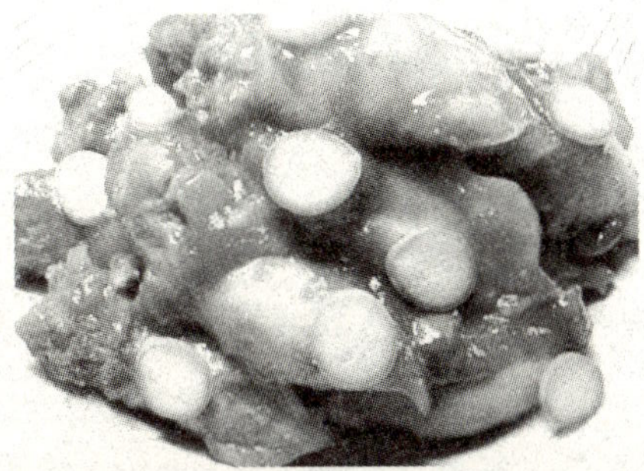

26

烹带鱼条

【原料】

带鱼500克(肉厚者为佳)，花椒油15克，酱油20克，精盐4克，白糖5克，味精2克，醋15克，料酒15克，淀粉60克，面粉5克，葱丝、姜丝、蒜片各3克，花生油500克(约耗50克)。

【做法】

①将带鱼去头尾，剁去背鳍，开膛去内脏，刮洗干净，先剁成5厘米长的段，再改成2厘米宽的条，放入盆内，用少许精盐和料酒拌均匀。

②炒勺置火上，放入花生油，烧至八成热，把鱼条均匀蘸一层用淀粉、面粉加水调成的糨糊，逐条入油勺内炸透，用小火浸炸后捞出沥油。

③将葱丝、姜丝、蒜片、酱油、精盐、味精、白糖、醋、料酒及少许清水放入碗内，兑成调味汁。

④把油勺转旺火，待油烧至八成热时下入鱼条重炸，炸至酥脆后捞出沥油。

⑤原勺留少许底油，旺火放入鱼条，烹入调味汁，迅速翻炒，淋入花椒油，翻炒均匀，盛入盘内即成。

【功效】

有降血脂、防治动脉粥样硬化和脑血栓形成的作用，还可使血液中胆固醇含量明显降低。

27

红烧海参

【原料】

水发海参400克，玉兰片40克，油菜心少许，芝麻油10克，酱油35克，精盐2克，白糖15克，料酒10克，味精3克，葱40克，姜10克，水淀粉15克，花生油500克(约耗75克)。

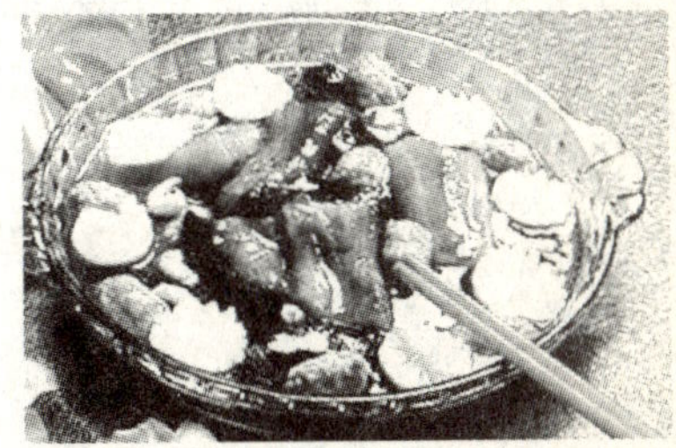

【做法】

①将海参择洗净，切成一厘米粗细的条；玉兰片切长条片；油菜心洗净，把上述原料均用沸水烫一下，待用。

②炒勺置火上，放入花生油，烧至八成热，下入海参条、玉兰片、油菜心滑透，捞出沥油。

③原勺置火上，放花生油烧热，下入葱、姜炝勺，下入海参条、玉兰片、油菜心煸炒片刻，加入料酒、酱油、精盐、白糖及鸡汤少许煨烧片刻，加入味精调味，用水淀粉勾薄芡，淋入芝麻油，盛入盘内即成。

28

【功效】

有滋补、健身、强体之作用，高血压、冠心病患者常食有一定的保健效果。

芹菜豆腐干炒肉丝

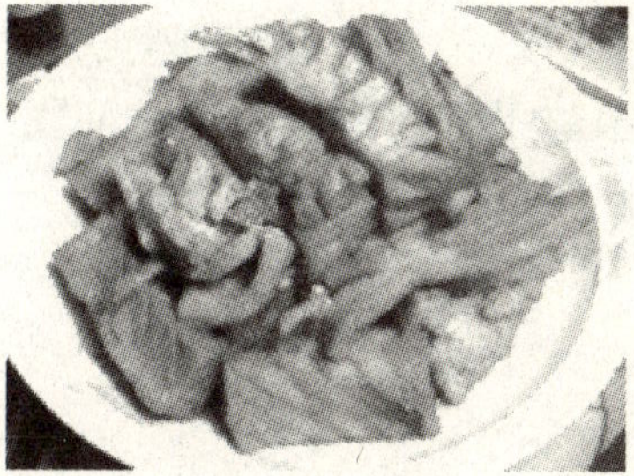

【原料】

芹菜200克，猪肉丝、豆腐干丝、精盐、植物油各适量。

【做法】

芹菜去须根和叶片，把嫩茎理好，拍扁，切段。猪瘦肉和豆腐干均洗净切丝。炒锅置旺火上，下油，烧至七成热，投入芹菜和少许精盐，炒至半熟铲起锅，再下油，投入猪肉丝拌炒片刻，加入精盐和豆腐干丝，和炒均匀，略加水焖，再放进芹菜，炒熟。

用于佐餐。

【功效】

适用于高血压、动脉硬化、糖尿病患者。

29

汆海参片

【原料】

水发海参400克，水发香菇50克，冬笋片50克，鸡汤适量，酱油10克，精盐5克，味精5克，料酒10克，姜汁适量。

【做法】

①将水发海参用开水焯透，捞出放入温水盆内，择去海参体内的肠膜，洗去泥沙，片成薄片；把水发香菇、冬笋片分别放入开水锅内焯透，捞出沥净水。

②炒勺置火上，加入鸡汤、味精、料酒、精盐、海参片、香菇、冬笋片，待汤烧沸，稍煮片刻，撇去浮沫，淋入姜汁，出勺盛入汤盆内即成。

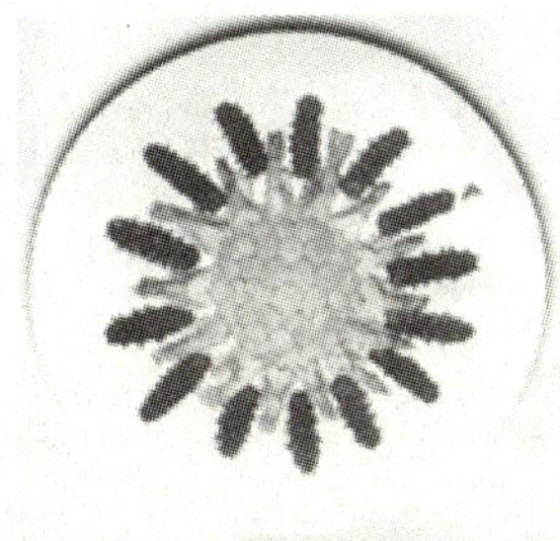

【功效】

有滋补、强身健体作用，高血压、冠心病、动脉粥样硬化病患者常食有一定的保健效果.。

30

猫耳蜇皮

【原料】

蜇皮200克，火腿30克，水发木耳20克，海米10克，净盖兰菜叶15克，芝麻油4克，酱油15克，白糖30克，醋25克，味精1克，姜丝2克。

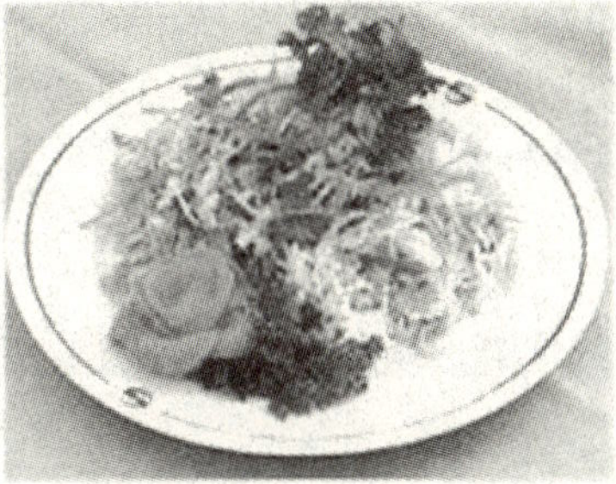

【功效】

有凉血止血、润燥化痰、益气补血之功效，有防治高血压、冠心病和中风的食疗效果。

【做法】

①将蜇皮用水清洗几遍，与火腿、盖兰菜叶分别切成3厘米长的菱形片；另将海米用醋泡涨；盖兰菜叶用沸水稍烫，用凉开水过凉，沥去水分。

②将海蜇片放入沸水锅内焯一下，迅速放入凉开水中过凉，沥去水分，用净干布擦干，放碗内，用白糖、味精、姜丝腌渍10分钟。

③将水发木耳用沸水略烫，用凉开水过凉，沥去水分，放在盘底；把卷成猫耳状的海蜇片撒在木耳上，再撒上海米，最后将火腿片、盖兰菜叶色彩相间地摆在周围，食用时均匀地浇上酱油、醋、芝麻油拌匀即成。

31

第十一章 第11月食谱

一、基础知识

1. 何谓女性高血压

口服避孕药可以升高血压，高血压的危险随服药时间的延长而增加。所以服用口服避孕药的女性应定期检查血压。而已经患有高血压的女性，应该考虑采用其他避孕方式。

女性在怀孕期间，有可能会出现妊娠期高血压，所以应定期监测血压。如果出现高血压，使用甲基多巴、β一受体阻滞剂、血管扩张剂对胎儿更安全。而血管紧张素转换酶抑制剂和血管紧张素Ⅱ受体拮抗剂类药物对胎儿有潜在致畸作用，孕妇和准备怀孕的女性要避免应用此类药物。

对于年轻女性若发现高血压，还应警惕有无多发性大动脉炎引起肾动脉严重狭窄导致的高血压。

2. 高血压病是常见而不可忽视的心血管病

心血管病范围很广，包括各种心脏病及大血管病，如脑血管病、肺血管病及周围血管病，有先天性的，有后天获得性的，还有原因不明的。但其中以高血压病最常见最重要。

高血压病是诱发冠心病、脑卒中等心脑血管病的重要危险因素。高血压病与许多心脑血管病都有着千丝万缕的联系，可谓“一损俱损，一荣俱荣”。高血压病的发病率上升，冠心病和脑卒中的发病人数也会随之增高；反之，如果高血压病的发病率下来了，许多心脑血管病的发病率也会相应下降。所以，高血压病被公认为是心脑血管病最重要的危险因素。

据世界卫生组织 (WHO) 统计，世界各地高血压病患病率在 1~18%之间，据推算，全世界约有 5 亿高血压病病人。目前全世界每年死于高血压病者达 1200 万人，约占总死亡人数的 1/4。其中有相当一部分是由高血压病及其所引起的并发症所致。如果开展好预防工作，采用健康的生活方式，合理膳食、适当运动、戒烟限酒、避免心理失衡，可减少 600 万人死亡。

高血压病不仅很常见，更重要的是它还是脑卒中（包括脑梗死和脑出血）、心肌梗死、心绞痛、肾动脉硬化、周围血管硬化及其他一些心血管疾病的危险因子。因此，高血压病在整个心血管疾病中占有关键地位，可以有把握地说，只要控制住人群中的高血压病，心血管病的防治任务就成功了一半。

二、诊断方法

1. 肥胖的人易患高血压

首先应了解什么是肥胖，所谓的肥胖是指体重指数>30，如果体重指数>25 称为超重，轻度超重不能算肥胖。目前最常用的体重指数 (BMI) 计算公式：BMI=体重（公斤）/身高·2（米）。在实际应用中，常用体重指数代替体重，这样就避免了身高对体重的影响，也能更好地反映出肥胖个体的超重或肥胖程度。

对肥胖的人用普通袖带测量血压，往往因袖带太小而使测得的血压较高。即使用适于肥胖的人的袖带，往往也发现肥胖的人发生高血压的比例明显高于体型正常的人。幸运的是随着体重的增加，大多数肥胖病人的血压不呈进行性的增高，而多为轻度的高血压。

肥胖的人易患高血压的原因还不清楚，但这些病人的外周血管阻力多是正常的，血容量是增加的。

肥胖的高血压病人体重减轻后，血压可明显下降，且这种下降不依赖于钠离子平衡的变化。除血压下降外，减轻体重还可预防冠心病，因为，肥胖的高血压病人发生心绞痛和猝死的几率是血压正常的肥胖者的两倍。因其常伴有高血压、高血脂及葡萄糖耐量减低，故肥胖是影响人类健康的重要危险因素。

2. 人的年龄越大患高血压的就越多

通常高血压、动脉硬化症的患病率随着年龄的增长而增高。男性在 45 岁以后，女性 50 岁（绝经期）以后，因高血压就诊的人往往逐年增加。70~80 岁的老人，高血压的发病率相当高。那么，是不是患高血压的病人数量随年龄增加呈直线上升呢?最近《健康报》发表了上海的有关调查结果，发现百岁老人少数有高血压。该市现有的 208 位百岁以上的老人中，高血压的患病率仅为 7.9%，而该市 35 岁以上的人群高血压患病率约为 40%。可见百岁以上的老人高血压患病率远远低于 35 岁以上的人群组。

百岁老人患高血压者少的原因，可能是老人们有良好的饮食习惯及和谐的家庭环境。据调查 208 位老人，92%的人以大米为主食，80%的人每天吃新鲜水果或习惯吃水果，72%的人每天吃新鲜蔬菜。值得注意的是，79%的人不吸烟，不喝酒；82%的老人一旦生病能够得到家庭子女或孙子、孙女很好的照料。百岁老人患病最多的是眼疾——白内障，患病率为 25%；有 15%的人患心脏病；15%的人患肺部疾患，包括支气管炎、哮喘病和肺气肿。

三、保健常识

1. 控制你的体重

“腰带越长，寿命越短”。肥胖是衰老的象征，如果腹部肥胖，那就是疾病的象征。一个人体重的标准是身高减去 105，或身高减 100，比如身高 170 厘米，减去 100 等于 70 千克，最重不超过 70 千克，理想的是 170 厘米减去 105，等于 65 千克。要是想得到标准数据，可以按我们前面介绍的体重指数来衡量，体重指数维持在 22 最好，24、23、22 都可以，如果大于 25 就算超重，30 以上就算肥胖。总的说来，肥胖分两种类型：一类叫苹果型肥胖，另一类叫鸭梨型肥胖。如果这个人胖，肚子大，脂肪集中在腹部内脏，这是苹果型肥胖或内脏型肥胖，多为男性，这种肥胖很危险，与心脏病、脑卒中高度相关；而女性肥胖常为鸭梨性，肚子不大，臀部和大腿粗，脂肪在外周，所以叫外周型肥胖，这种人得心脏病较少，较安全。越是内脏型肥胖，动脉硬化越明显。

一般来说，腹部肥胖经常合并脂肪肝、高血脂、糖尿病、高血压、冠心病。所以，肥胖是一个很严重的公共卫生问题，特别是现在，孩子从小就是个胖墩，结果小学生就高血压，中学生就动脉硬化、脂肪肝，这个情况很严重，一定要高度重视。怎么办呢?像我们前面讲过的，从两方面入手：一、合理膳食，二、适量运动。

2. 健康是你的无价之宝

21 世纪的健康格言是四个最：

(1) 最好的医生是自己。在 2500 年前，医学之父希波克拉底讲过：“病人的本能就是病人的医生，而医生是帮助本能的。”这句名言告诉人们一条朴素的真理：每个人都有很强的抵御疾病的能力，如果能充分调动起来，自身的抗病能力就是自己最好的医生，而医生只需要帮助他恢复这种本能。健康就在我们身边，按照健康的生活方式去管理，健康就在自己手中。

(2) 最好的药物是时间。高血压早期治疗，两天一片药，很容易控制；中期治疗需几种药合用，还不能停药；晚期高血压患者不管用多少药，心脑血管合并症还是难以避免。应该指出高血压、高血脂患者早期的干预治疗是十分重要的。有一位 40 多岁的女性患者梳头时梳子不知为什么从手中掉在地上了，吃早饭时右手端碗又把碗摔到了地上，这时她才意识到自己右手无力，可能是左边脑子有问题了，就立即赶到了医院，CT 证实左侧脑部有血栓，经过溶栓扩管治疗后右手活动如初。这个例子告诉我们有了不适症状一定要及时看医生。脑血栓的溶栓时间一般是在发病三小时内，超过这一时间就失去溶栓机会了，所以我们经常说时间就是生命。

(3) 最好的心情是宁静。宁静的心情、和睦的家庭。工作压力大的男性或是更年期的女性往往容易情绪不稳、抑郁烦躁，看到什么都觉得不顺眼，一讲话就像要吵架，这样下去心脑血管、肿瘤等都会来找你。人就要有点儿“阿 Q 精神”，自得其乐，知足常乐，要多看到别人的优点，特别是男性，不要把妻子、孩子、同事当成出气筒，也不要把自己封闭起来，不快的时候可以找个倾吐的对象。

(4) 最好的运动是步行。前面已讲，不必细说。

四、饮食疗法

食疗知识

常食苹果对高血压病病人有好处

现代医学研究结果证明，苹果能防止血中胆固醇的增高，减少血液中的含糖量。高血压病（原发性高血压）、动脉硬化症、冠心病患者宜长年四季不间断地食用苹果，至少每日吃 1~2 个（中个的），持之以恒，必见疗效。

食疗食谱

炝黄瓜

【原料】

嫩黄瓜500克，芝麻油8克，花椒油5克，酱油12克，精盐4克，白糖5克，味精1克，胡椒粉少许。

【做法】

①将嫩黄瓜去蒂，洗净，沥去水分，按纵向把黄瓜切成两片，挖去瓜瓤，切成6厘米长、0.3厘米粗的丝，放入沸水锅内焯一下，快速捞出，放入碗内。

②在碗内加入酱油、精盐、白糖、味精、胡椒粉，与黄瓜丝拌匀，再淋上花椒油、芝麻油，装盘即可。

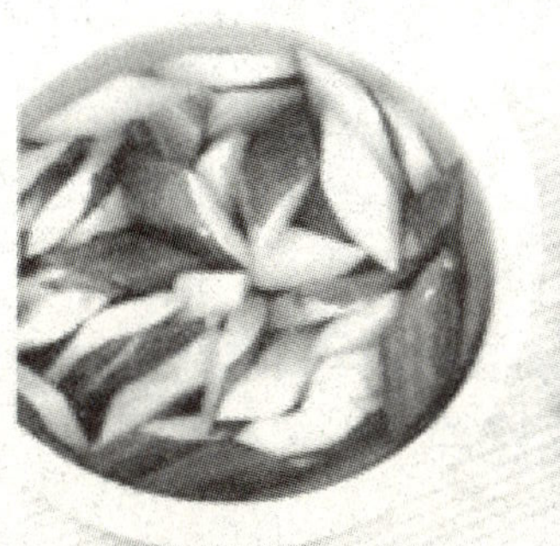

【功效】

有清热利水、解毒除湿之作用，常食可有减肥、降血压、降血脂的保健效果。

1

杞子炒苦瓜

【原料】

枸杞子30克，苦瓜200克，花生油60克，醋、精盐、酱油、葱花、味精各适量。

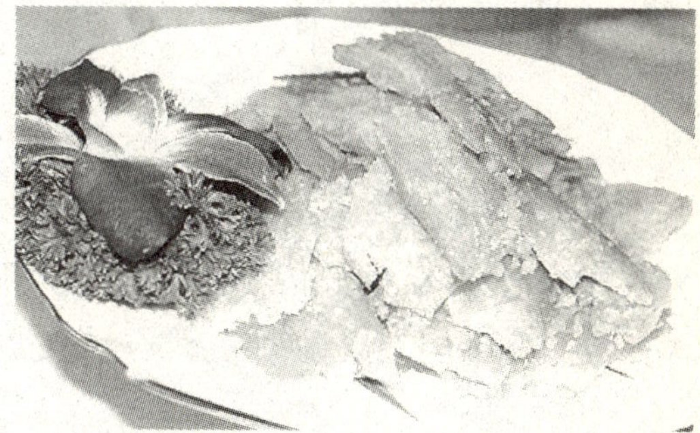

【做法】

①将枸杞子洗净，放碗内用水泡软。

②将苦瓜洗净，剖开去籽，切成丝，放少许精盐拌匀稍腌片刻。

③炒勺置火上，放花生油烧至七成热，放入葱花炝勺，将枸杞子和苦瓜丝一同放油勺内速炒，至苦瓜丝断生时放入醋、酱油、味精调味，抖匀装盘即成。

【功效】

具有滋补肝肾、清泄内热之作用，对高血压合并糖尿病患者尤为适宜。

2

鲫鱼豆腐

【原料】

鲫鱼250克，豆腐400克，韭菜50克，植物油20克，葱10克，姜10克，味精5克，蒜20克，料酒10克，盐3克，高汤适量。

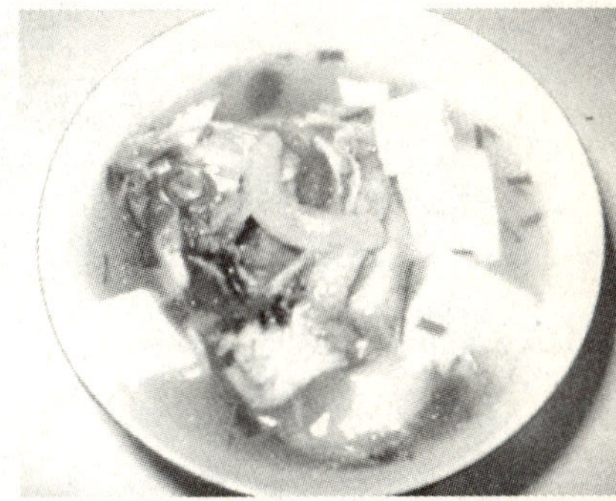

【做法】

①鲫鱼刮去鳞，开膛去内脏，去净肚内里膜，挖去鳃，洗净血污，在两面隔2厘米切一刀，不要把鱼切断。

②豆腐切成麻将牌大小的块，放入沸水中稍煮一会儿，捞出，沥净水。

③葱去根及干皮，切成末，姜洗净切末，蒜剥去外皮切薄片；韭菜择去干皮、烂叶洗净，切成3厘米长的段。

④锅内放油15克，将鲫鱼两面均煎一下，铲出备用。

⑤锅内放入余油；下葱、姜、蒜炝锅，随即下高汤（或清水）、料酒放入鱼及豆腐，下盐，旺火烧开后转小火炖约半小时。待汤汁较浓后撒上味精及韭菜段，出锅装盘。

3

【功效】

菜味鲜香、可口，鲫鱼利水消肿，豆腐宽中益气，是高血压患者就餐极好的菜肴。

扒冬瓜条

【原料】

冬瓜500克，花生油50克，芝麻油5克，精盐5克，味精2克，料酒5克，葱、姜各3克，水淀粉15克，黄豆芽汤适量。

【做法】

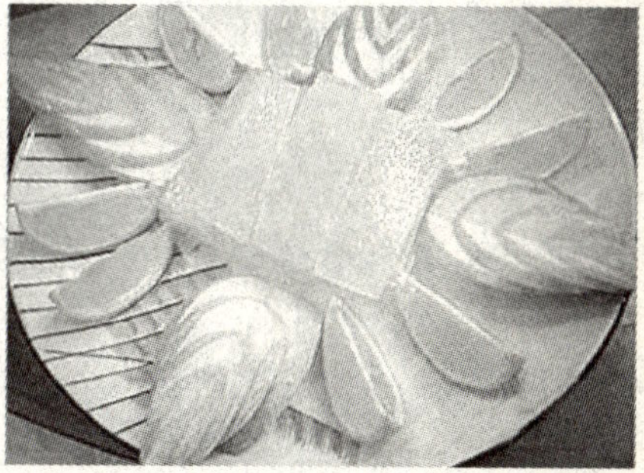

①将冬瓜去皮、籽，洗净，切成5厘米长、2厘米宽、0.5厘米厚的条，放入沸水锅内汆透捞出，用清水投凉，整齐地码放盘内；葱、姜切成末，待用。

②炒勺置火上，放入花生油烧热，下入葱末、姜末炝勺，加入黄豆芽汤，捞出葱末、姜末不要，随即放入料酒、精盐、味精，轻轻推入码好的冬瓜条，烧开后撇净浮沫，用水淀粉勾芡，淋入芝麻油，抖匀装盘即成。

【功效】

有利水、清热、解毒之功能，常食可减肥；对预防冠心病，防止动脉粥样硬化有一定作用。

4

酱烧茭白

【原料】

茭白750克，芝麻油5克，甜面酱30克，料酒10克，白糖20克，味精2克，葱花2克，水淀粉5克，花生油500克（约耗50克），鸡汤适量。

【做法】

①将茭白去壳、削皮、除老根、洗净，用刀一剖为二，并用刀背稍拍后切成条，待用。

②炒勺置火上，放入花生油，烧至六成热，下入茭白条炸熟捞出。

③原勺留油少许，放入甜面酱，烹入料酒，待酱炒出酱香味后放茭白条煸炒几下，再加入白糖、味精、鸡汤，烧沸后用水淀粉勾芡，放入葱花，淋入芝麻油，盛入盘内即成。

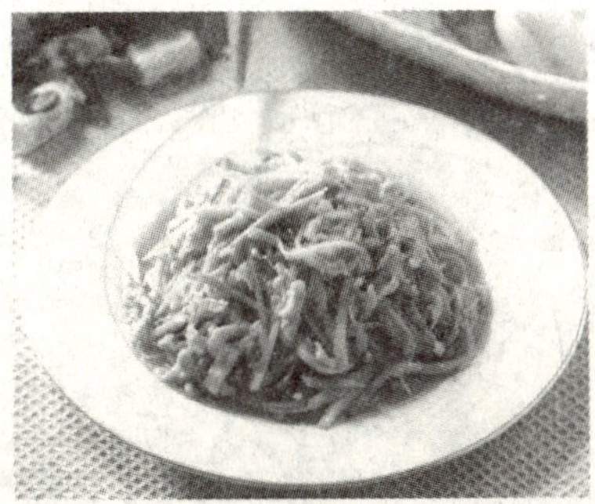

【功效】

能通利二便，常食对高血压、糖尿病有一定的保健作用。

5

拌茭白

【原料】

茭白500克，熟火腿25克，鸡蛋1个，芝麻油10克，精盐4克，味精2克，白糖10克，胡椒粉少许。

【做法】

①将茭白剥壳、削皮，用水洗净，放入沸水锅内焯熟后沥干水分。

②将鸡蛋液磕入碗内，打散，倒在涂有油的热锅中，用手慢慢顺一个方向旋转热锅，摊成一张蛋皮后取出。

③将茭白、熟火腿、蛋皮分别切成长6厘米、宽0.5厘米的细丝，然后放在汤盆内，用精盐、味精、白糖拌匀，最后撒上胡椒粉，淋入芝麻油即成。

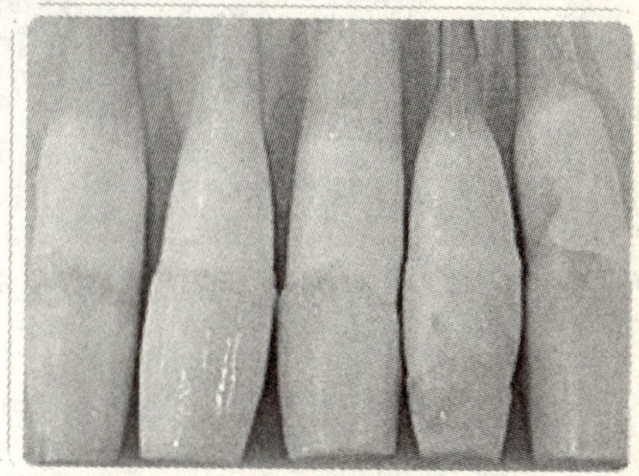

【功效】

有利尿、消渴、解毒之功效，适用于高血压、糖尿病患者食用。

6

枸杞炒猪肝

【原料】

枸杞子30克，猪肝200克，植物油60毫升，黄酒、精盐、酱油、葱花、味精各适量。

【做法】

①枸杞子洗净泡软。

②猪肝洗净，切成小薄片，放入少许黄酒、清盐、酱油拌匀稍候。

③用武火烧热油，先放入葱花和枸杞子，再将猪肝放入同炒，猪肝变色，放入味精调味即可。

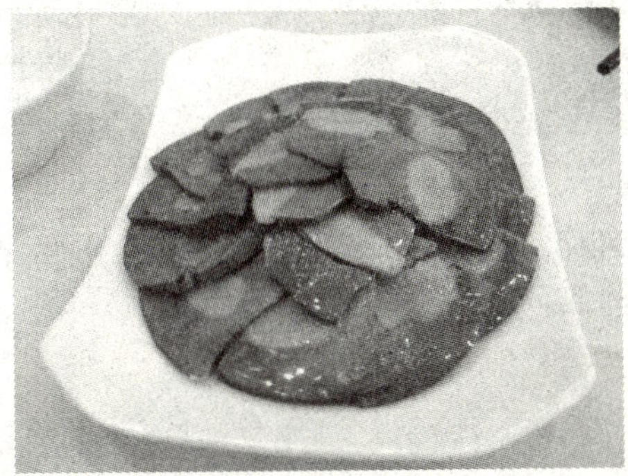

7

【功效】

本膳香嫩补肾，具有清肝明目的较好作用，适宜于头昏眼花的肝阳上亢型高血压患者。

扒芦笋菜心

【原料】

罐装芦笋1听，油菜心150克，熟鸡油60克，精盐3克，味精2克，料酒10克，葱末、姜末、蒜末各5克，水淀粉10克，鸡汤适量。

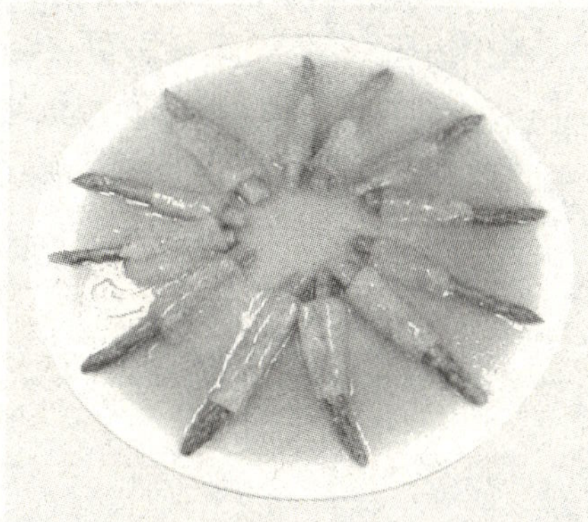

【功效】

具有降低血压、加强心肌收缩、扩张血管和利尿的作用，对冠心病、糖尿病患者尤为适宜。

【做法】

①取大平盘1个，把芦笋取出整齐地排列在盘子的一边；把洗净烫透的油菜心也整齐地排在盘子的另一边。

②炒勺置火上，放入熟鸡油烧热，下入葱末、姜末、蒜末炝勺，烹入鸡汤、料酒，加入精盐，烧开后捞出葱末、姜末、蒜末不要，把芦笋和油菜心推入炒勺内，转动炒勺，扒至入味，用水淀粉勾芡，放入味精，淋入鸡油，装盘即成。

8

枸杞西芹

【原料】

西芹200克，枸杞子10克，葱末、姜末各5克，精盐适量，味精少许，花生油25克。

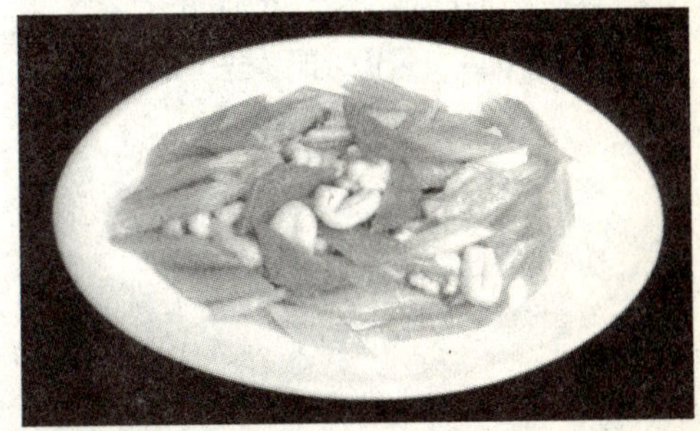

【做法】

①枸杞子择洗净，用沸水焯一下；西芹去根、叶，洗净，切2.5厘米长的段，在沸水锅内焯一下，捞出后用清水过凉，沥水，待用。

②炒勺上火，放油烧热，用葱末、姜末炝勺，溢出香味后捞出不要，下西芹、枸杞子煸炒片刻，放精盐、味精调味，抖匀出勺装盘。

【功效】

芹菜有清热利水、平肝凉血之功效，有平肝降压、利尿消肿、防癌抗癌、养血补虚等作用。枸杞子有降压、抗脂肪肝之作用，并可滋补肝肾、养血明目。常食此菜对防治高血压有一定疗效。

香菇烧油菜

【原料】

香菇10朵，油菜300克，精盐适量，味精、芝麻油各少许，葱、姜各5克，花生油30克。

【做法】

①油菜择洗净，在沸水锅内焯一下捞出，用清水过凉后沥水；香菇用温水泡发好，去蒂，洗净；葱切末；姜切丝，待用。

②炒勺上火，放油烧热，用葱、姜炝勺，放油菜、香菇煸炒片刻后放精盐、味精调味，淋入芝麻油，翻勺抖匀出勺装盘。

【功效】

油菜有行瘀散血、清热解毒之功效；香菇可提高人体免疫功能、降血脂、降血压、降胆固醇、延缓衰老之功效。常食有利于防治动脉粥样硬化，防治高血压和冠心病等疾病。

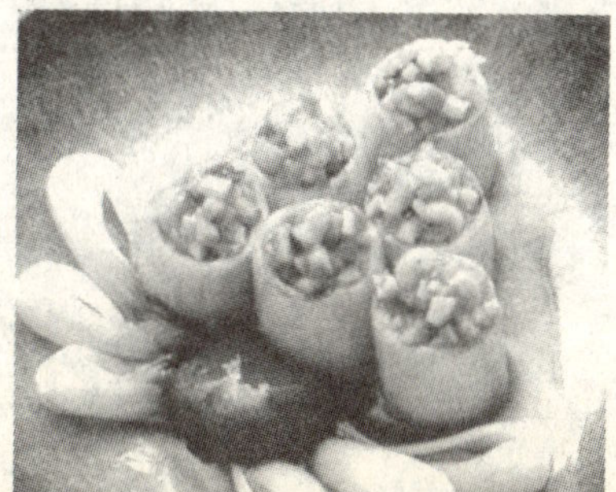

10

冬瓜炒肉末

【原料】

冬瓜500克，猪瘦肉100克，鲜红柿椒25克，花生油100克，芝麻油、精盐、酱油、蒜各适量，鲜汤适量。

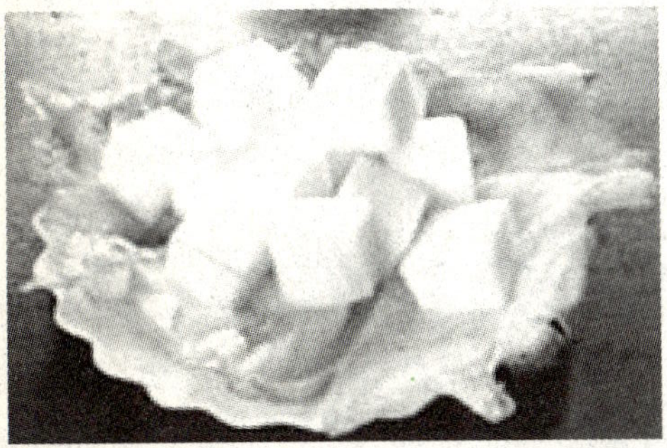

【做法】

①将冬瓜削皮、去瓤，洗净，在去皮的一面剞十字花刀，切3厘米见方块；猪瘦肉、蒜瓣(去蒂)、鲜红柿椒(去蒂、籽，洗净)，均切成丁。

②炒勺置武火上，放花生油烧至七成热，下冬瓜块煸炒（将剞刀面朝下，贴近勺面)，炒至其表面呈金黄色时，将切好的瘦肉丁、红椒丁、蒜丁同时放入，再加精盐、酱油翻炒均匀，倒入鲜汤，烧开后放味精、芝麻油，翻炒均匀后装盘即成。

【功效】

有利水、清痰、祛热、解毒之功能，是高血压患者理想的食疗菜肴，对肥胖症患者尤为适宜。

11

葛根芦笋煲牛筋

【原料】

鲜葛根（淀粉）50克，芦笋100克，牛筋500克毫升，植物油60克，黄酒、蒜瓣、清盐、酱油、姜片，葱白各适量。

【做法】

①鲜葛根经小磨后制取淀粉。

②芦笋洗净，清水浸泡。

③牛筋洗净，切断，清水浸30分钟，先在油锅内爆炸几遍，置入砂锅内，加入黄酒、蒜瓣、姜片，武火煲至七成熟，放入芦笋，文火慢煲1小时，将葛根粉用清水化溶，倒入砂锅内，加入精盐、酱油，葱白、煲至汁浓即可。

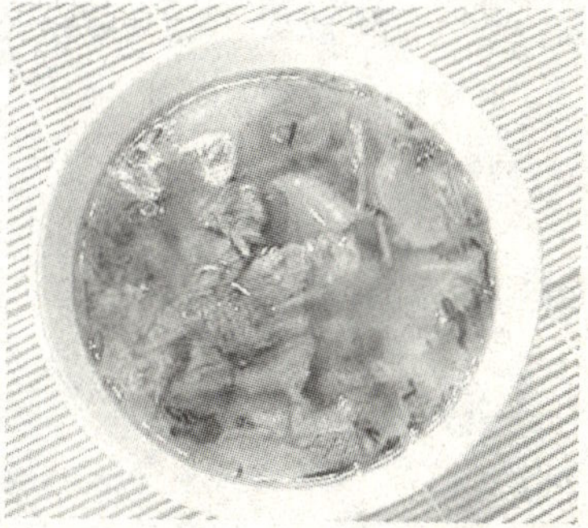

【功效】

本膳清润而不燥，具有升清阳降浊刚的作用。适宜于肝肾阴虚、筋骨痿软的高血压和中风后遗症。

12

茼蒿炒肉丝

【原料】

茼蒿500克，猪瘦肉100克，鸡蛋1个，芝麻油10克，酱油15克，精盐3克，味精1克，料酒5克，水淀粉25克，葱丝、姜丝各10克，鸡汤适量，花生油300克(约耗40克)。

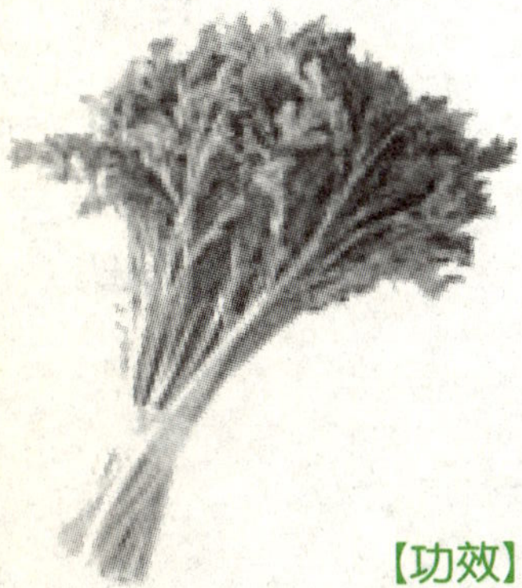

【做法】

①将茼蒿择洗干净，切成3厘米长的段，放入沸水锅内焯一下捞出，沥净水分；猪肉切成丝放入碗内，加入精盐、料酒、鸡蛋清、水淀粉拌匀上浆。

②炒勺置火上，放入花生油，烧至六成热，下入浆好的肉丝滑透，捞出沥油。

③原勺留底油，下入葱丝、姜丝炝勺，放入肉丝煸炒，加入酱油、料酒、鸡汤烧沸，倒入焯好的茼蒿段翻炒，加入精盐、味精调味，用水淀粉勾薄芡，淋入芝麻油，盛入盘内即成。

【功效】

有开胃健脾、降压补脑、利二便之功效，高血压病患者食用尤佳。

13

洋葱炒肉片

【原料】

洋葱250克，猪瘦肉150克，花生油50克，精盐、料酒、酱油、味精、水淀粉、猪骨汤各适量。

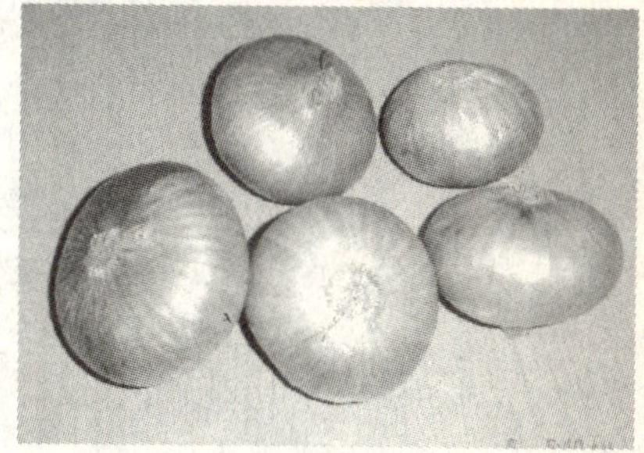

【做法】

①将洋葱去老皮，洗净后切片，用少许精盐拌匀；猪肉切成薄片，用酱油、料酒、精盐、水淀粉抓匀。

②将料酒、精盐、味精、酱油、水淀粉与猪骨汤兑成调味芡汁。

③炒勺上火，放花生油烧至七成热时放入肉片，将肉片滑散后放入洋葱炒至断生，烹入调味汁，待汁浓稠时出勺装盘即成。

【功效】

有和胃下气、清热化痰之功效，对高血压病、高脂血症、糖尿病患者尤为适用。

14

四季豆炒肉片

【原料】

四季豆350克，猪瘦肉150克，花生油5克，酱油15克，精盐3克，味精1克，料酒5克，白糖5克，水淀粉10克，葱姜末各5克。

【做法】

①将四季豆洗净，撕去老筋，放入沸水锅内焯至断生时捞出，坡刀切成片；猪肉洗净，切成柳叶片。

②炒勺置火上，放入花生油，烧至六成热，下入肉片滑熟，盛入盘内。

③原勺置火上，放入花生油，烧至八成热，下入四季豆、葱姜末煸炒，加入料酒、精盐、酱油、白糖、味精和少许水，烧沸后放入滑熟的肉片，用水淀粉勾薄芡，盛入盘内即成。

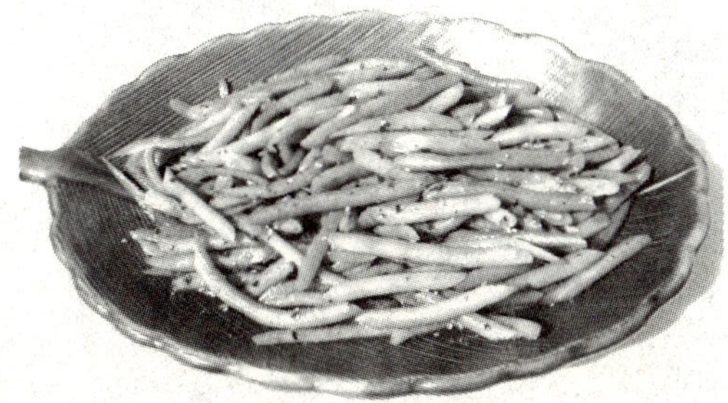

【功效】

有健脾补肾、消渴、清热之功效，适于高血压患者食用。

15

苦瓜炒兔肉

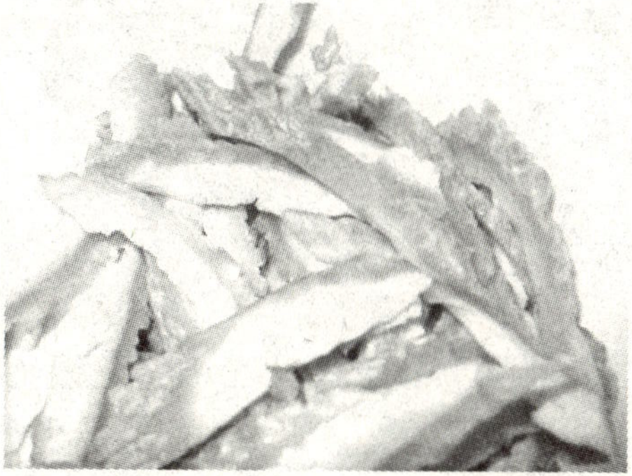

【原料】

苦瓜150克，兔肉250克，植物油80毫升，猪肉汤150毫升，精盐、辣椒油、黄酒、酱油、陈醋、味精各适量。

【做法】

①苦瓜洗净后剥开分两半，挖出瓜内籽瓤，切成小片，撒上少许精盐，搅匀置于盆内。

②将兔肉剁成小块状，放入碗中，加入精盐、黄酒、陈醋、酱油、腌渍15分钟左右。

③用武火把油烧至七成热，放入兔肉爆炒至七成熟(兔肉呈白色)铲出置盆内。

④将苦瓜用手挤出腌后的水分，放入油锅用文火炒几遍后，放入兔肉、辣椒油、生姜，翻炒几遍，待香味至浓时放入猪骨汤，待汤沸收干，兔肉成深褐色即可出锅。

【功效】

营养丰富，香嫩鲜美可口，是高血压病、脑动脉硬化、冠心病患者的理想食品。

16

莲子百合煲肉

【原料】

莲子50克，百合50克，红枣10枚，瘦猪肉250克，芝麻油50克，精盐、酱油、味精、姜葱末各适量。

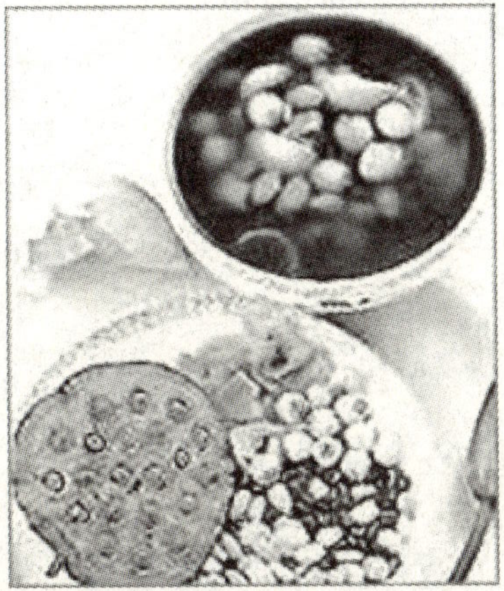

【做法】

①将莲子洗净，用清水浸泡一小时后去芯；百合、红枣(去核)洗净；猪肉洗净，切片。

②先将莲子放入砂锅内，然后加入适量清水用武火煮沸，再入百合和猪肉，文火慢煮，至半熟时放入芝麻油、精盐、酱油、味精、葱姜末，煲至烂熟即可。

【功效】

具有养心安神、固肾填精的作用，适宜高血压合并冠心病患者食用。

17

西芹牛肉丝

【原料】

西芹300克，牛肉100克，花生油50克，四川豆瓣酱20克，酱油5克，精盐1克，葡萄酒10克，水淀粉适量，花椒粉少许。

【做法】

①将芹菜择洗净，切成2.5厘米长的段；牛肉洗净后切成丝，放入碗内，加入酱油、葡萄酒及豆瓣酱(5克)、水淀粉拌匀上浆。

②炒勺置旺火上，放入花生油，烧至七成热，放入浆好的牛肉丝，煸炒至灰白色，捞出。

③勺内留余油，下入豆瓣酱炒香后放入芹菜段、精盐炒匀，再将牛肉丝放入合炒，用水淀粉勾芡，起勺装盘；食用时撒上花椒粉即成。

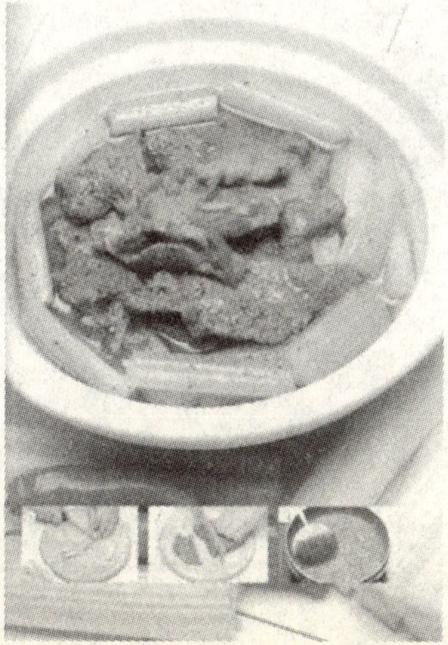

【功效】

营养丰富，有明显的降血压作用。

18

清炒西瓜皮

【原料】

西瓜皮500克，植物油50毫升，精盐、味精、豆豉适量。

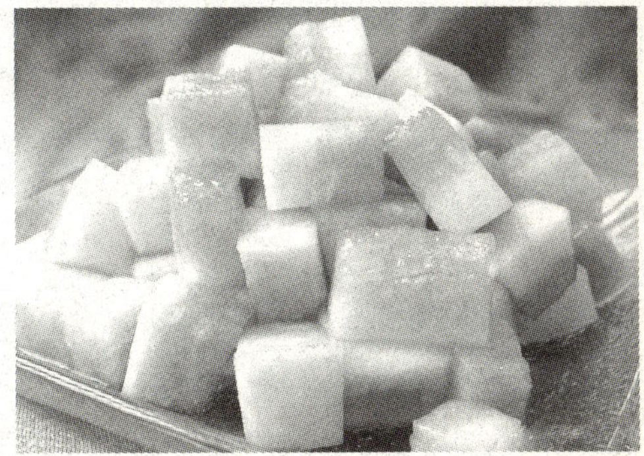

【做法】

①取鲜西瓜皮，去掉翠衣(刨去表皮)，切成薄片。

②油烧至七成熟用武火翻炒，待色呈青黄色时加入食盐、豆豉(先用温水浸泡磨匀)汁和味精，再用文火稍焖至熟。

【功效】

鲜脆爽口，清肝脾湿热。西瓜皮比西瓜瓤营养成分高，主要含磷酸、苹果酸、多种氨基酸、维生素C、甘胶、蔗糖酶等，是高血压患者的理想菜肴。

19

山楂炖羊肉

【原料】

山楂30克，胡萝卜200克，羊肉200克，芝麻油50克，清汤、料酒、精盐、姜片、酱油、蒜瓣、味精各适量。

【做法】

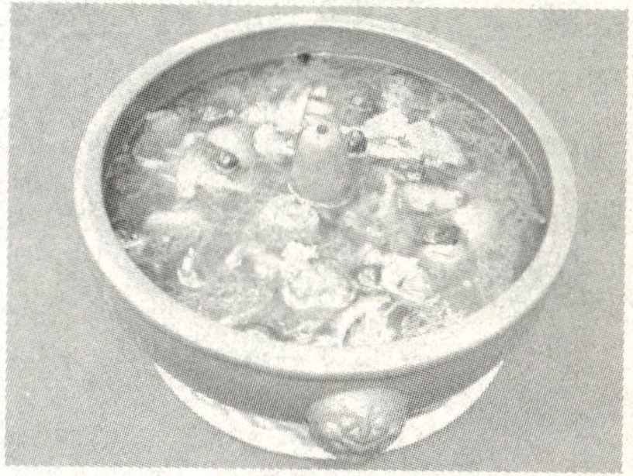

①将山楂洗净；胡萝卜去蒂、洗净，切成骨牌块。

②将羊肉洗净后切成小块，用开水焯去血水，洗净。

③炒勺上火，放芝麻油烧热，放羊肉块滑散，放入料酒，再入清汤、姜片、蒜瓣、山楂和胡萝卜块，用文火慢炖至收汁，用精盐、酱油、味精调味后即可出勺。

【功效】

具有补消结合的双重作用，适宜于肾阳不足且血脂偏高者食用。

20

炒兔肉片

【原料】

净兔肉200克，鸡蛋1个，水发玉兰片30克，水发冬菇10克，油菜心25克，火腿25克，精盐4克；味精2克，料酒5克，水淀粉适量，葱末、姜末各2克，鸡汤适量，花生油500克(约耗60克)。

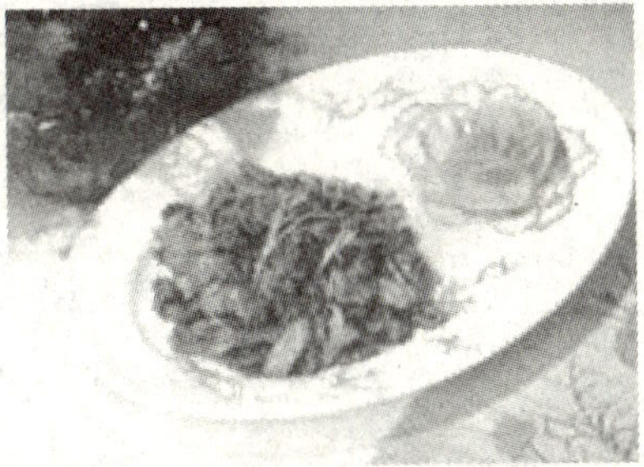

【功效】

兔肉胆固醇含量较低，对高血压患者而言，可以阻止血栓形成，并有保护血管壁之作用。是高血压、高胆固醇患者理想的食疗保健菜品。

【做法】

①将兔肉洗净，切成柳叶片，在碗内用精盐、料酒、水淀粉、鸡蛋清拌匀上浆。

②将玉兰片、火腿均切成长方片；冬菇大片改刀；油菜心洗净，小棵的用刀一切两半，大棵的切成3~4片，然后分别下沸水锅内焯一下捞出，沥净水分，待用。

③炒勺置火上，放入花生油，烧至五成熟，将兔肉片下勺，用筷子滑开，炸呈浅黄色时捞出，沥油。

④原勺留底油，下葱、姜末炝勺，放入火腿片、玉兰片、冬菇、油菜、兔肉片，翻炒几下，烹入料酒，加入鸡汤烧开，再加入精盐、味精、料酒翻炒均匀，盛入盘内即成。

21

五香兔肉

【原料】

净兔肉1000克，芝麻油30克，酱油100克，精盐10克，白糖75克，料酒50克，蒜泥、姜汁、葱花各5克，丁香、桂皮、大料、陈皮、花椒各3克，醋适量。

【做法】

①将丁香、桂皮、大料、陈皮、花椒装入纱布袋内，把袋口扎牢，放入锅内，加入清水、料酒、精盐、白糖，用旺火煮成卤水，待用。

②将兔肉按部位切头、颈、四肢和中部七大块，放入锅内，用旺火煮5分钟，洗净后待用。

③将兔肉放入卤水锅内，煮熟捞出，撇去油沫，晾凉，再用净水清洗后沥干水分。

④将葱花、姜汁放入凉开水锅内，将兔肉放锅内浸泡30分钟，捞出后在外表涂上芝麻油；食用时，把大块兔肉分解成小块或切成片、丝、丁等均可，装盘后，另用小碟调配蒜泥、芝麻油、酱油或醋等，蘸着吃，或者浇在兔肉上吃均可。

【功效】

兔肉富含丰富的蛋白质，胆固醇含量较低，可以防止血栓形成，并有保护血管壁的作用，是高血压患者的理想菜肴。

22

川味炒芹菜

【原料】

芹菜350克，牛肉200克，植物油40克，酱油5克，四川豆瓣酱20克，料酒10克，淀粉20克，盐2克。

【做法】

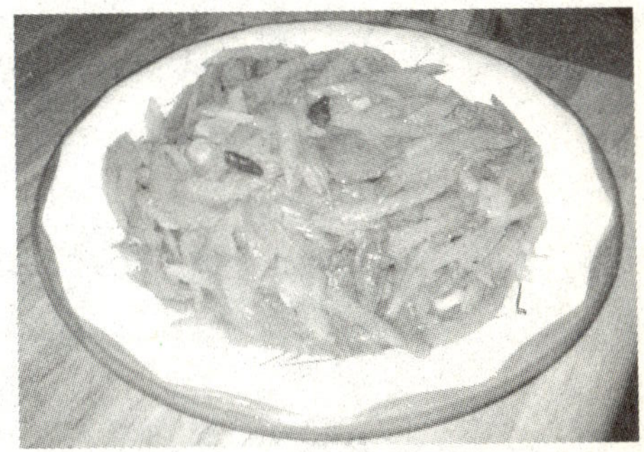

①将芹菜去根及叶，洗净切成2厘米长的段。

②牛肉顶刀切成片，再改刀切成丝，放入碗中加入料酒，酱油及四川豆瓣酱5克，淀粉3克拌匀，使肉丝上浆。

③炒锅置旺火上，放入植物油，油热后下上好浆的牛肉丝，翻炒至肉丝变成灰白色，拨至锅边，将余下的豆瓣酱炒一下，下芹菜段及盐，稍炒一下，与牛肉丝混合，混匀后将用清水化好的淀粉倒入勾芡，即可出锅。

【功效】

稍有辣味，鲜香开胃。芹菜性凉，对头晕目眩、双眼赤红的高血压患者尤为适用。因为芹菜可以治眩晕头痛、面红目赤等中枢神经性疾病，其药理可能与芹菜中的挥发油中的某些成分有关。

23

锅烧兔肉

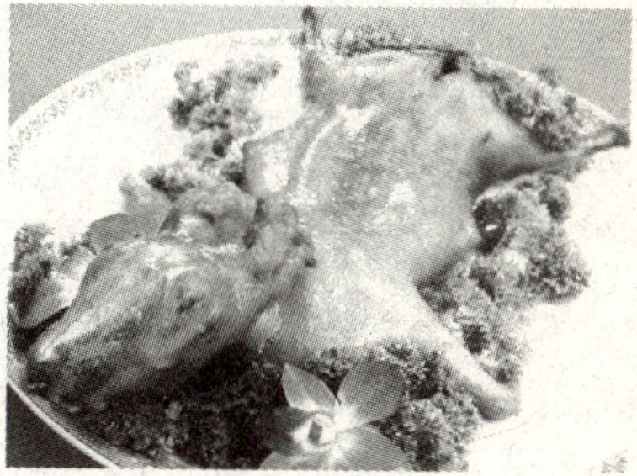

【原料】

熟兔肉500克，鸡蛋2个，酱油、水淀粉适量，面粉少许，精盐3克，味精1克，料酒10克，花椒盐10克，花生油500克(约耗75克)。

【做法】

①将熟兔肉放入盆内，加入料酒、酱油上屉蒸烂，用漏勺沥净汤水。

②将鸡蛋液磕入碗内，加入精盐、水淀粉、面粉搅拌均匀，再加入少许花生油，搅匀成糊状。

③取平盘一个，内抹一层油，将鸡蛋糊倒入盘中一半，把蒸好的兔肉用净布搌干水分，拍平呈圆形，放在盘里的糊上，另一半浇在兔肉上边，使兔肉均匀地挂上一层糊。

④炒勺置火上，放入花生油，烧至六成热，把挂好糊的兔肉慢慢放入勺内，炸透捞出，改刀切菱形块，再按圆形码放在盘内即成。上桌时用味精、椒盐装碟拌匀佐食。

24

【功效】

有补中益气、凉血解毒的作用，适于高血压、冠心病患者食用。

银芽炒兔丝

【原料】

净兔肉250克，嫩绿豆芽150克，鲜红柿椒25克，花生油600克(约耗100克)，芝麻油20克，葱、精盐、味精、料酒、胡椒粉、水淀粉各适量，鲜汤适量，鸡蛋1个。

【做法】

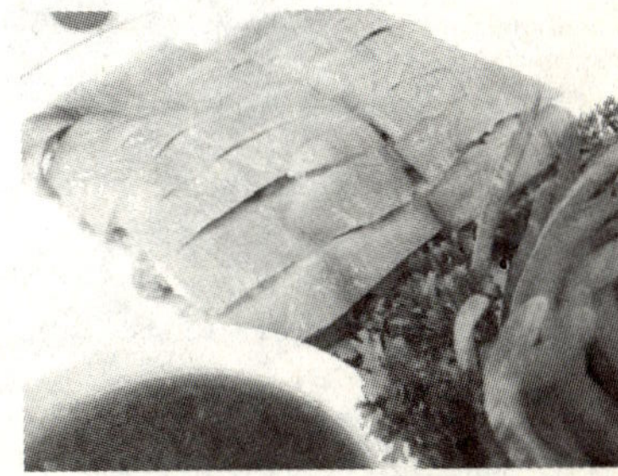

①将绿豆芽摘去根和芽，洗净；鲜红柿椒洗净，去蒂、籽，切5厘米长的细丝；葱切段；兔肉洗净，切成5厘米长、粗0.2厘米的丝，放碗内，用精盐、料酒、鸡蛋清、水淀粉抓匀上浆。

②用精盐、味精、水淀粉、鲜汤、胡椒粉兑成调味汁。

③炒勺置旺火上，放花生油烧至五成热，下入浆好的兔丝，滑透后倒入漏勺沥油；勺内留油，下鲜红椒丝、绿豆芽快速翻炒至断生，再放入兔肉丝，烹入调味汁，翻炒均匀，放入葱段，淋入芝麻油装盘即成。

25

【功效】

具有滋补肝肾，补中益气的作用，是高蛋白、低脂肪的最佳菜肴，适宜高血压、高胆固醇、高血脂患者食用。

清蒸鸡

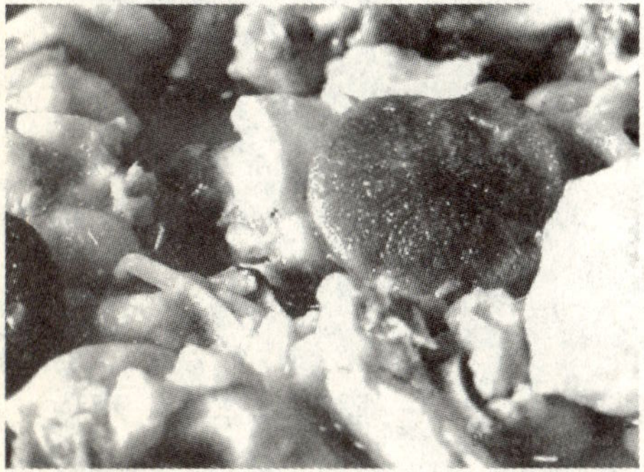

【原料】

肥母鸡1只(约1500克)，冬瓜750克，酱油20克，精盐15克，料酒10克，大料2瓣，葱15克，姜8克，味精、高汤各适量。

【做法】

①将宰杀好的鸡去毛、内脏，洗净；冬瓜去皮、瓤，切成片，用开水焯一下；葱切段，姜切片。

②将洗好的鸡放清水锅内煮至七成熟，捞出，用清水洗去血沫，放入盆内（鸡胸脯朝下），加入大料、葱段、姜片、精盐、料酒、适量高汤，上笼屉蒸烂，拆去胸骨，拣去大料、葱段和姜片，把汤汁滗入锅内。

③把冬瓜片放入汤盆内作底，将鸡翻个儿放在冬瓜上；把盛有鸡汤的锅内再加入适量高汤，上火烧开，加入酱油、味精，开锅后撇去浮沫，浇入盛鸡的汤盆内即成。

26

【功效】

有较高的滋补、强体作用，是高血压及心血管病患者的理想食疗菜品。

二子焖山兔

【原料】

菟丝子30克，茺蔚子10克，野兔肉500克，混合油60毫升，清汤、黄酒、精盐、胡椒粉、姜片、酱油、味精各适量。

【做法】

①菟丝子、茺蔚子均洗净，煎取浓汁100毫升。

②山野兔鲜肉切成小片状，抹上少许黄酒，精盐、酱油，在油锅内快炒几遍，入清汤姜片焖至七成熟时，放入药汁、胡椒粉、精盐，文火慢焖至香熟时，再入酱油、味精调味即可。

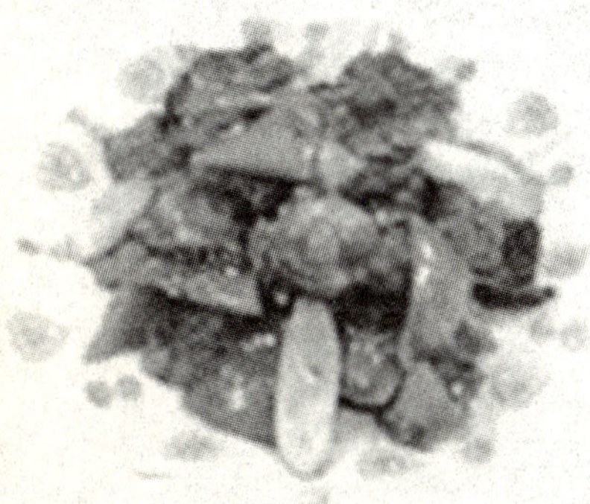

【功效】

本膳嫩脆香口，清肝明目，对高血压所致头晕目眩，视力减退者尤为适宜。

27

灵芝炒心片

【原料】

猪心400克，灵芝10克，葱、姜各10克，酱油、料酒、精盐、水淀粉各适量，味精少许，熟猪油30克。

【做法】

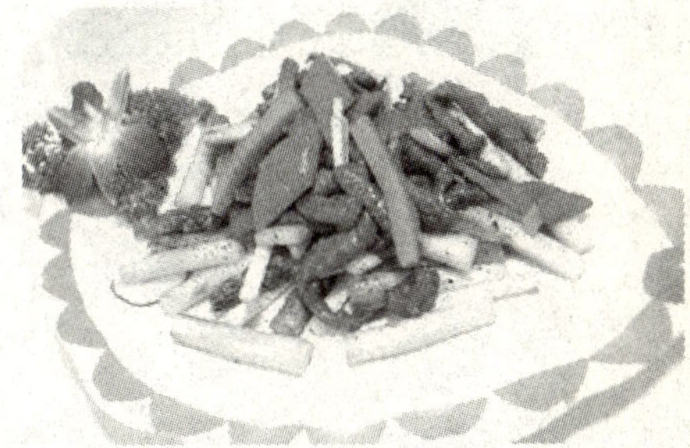

①灵芝洗净，切薄片；猪心对剖为二，洗净血污，在沸水锅内放入灵芝、猪心，煮至八成熟，捞出晾凉后切薄片，煮猪心的汤汁留用；姜洗净，剁成细末；葱洗净，切马耳片，待用。

②炒勺上旺火，放猪油烧至八成热，用葱、姜炝勺，烹料酒、酱油、煮猪心的原汤，烧开后放猪心片煸炒片刻，用精盐、味精调味后水淀粉勾芡收汁，抖匀出勺装盘。

【功效】

猪心有养心补血，安神定惊之作用，其蛋白质含量是猪肉的二倍，可用来加强心肌营养，增强心肌收缩力。灵芝可养心安神，益气补血，对血压有双向调节作用，可稳定人体正常血压。此菜适用于防治高血压、冠心病、心律失常等病症。

28

炒鸡丝

【原料】

鸡脯肉300克，冬笋丝100克，鸡蛋清1个，精盐3克，味精2克，料酒10克，水淀粉适量，鸡汤适量，花生油300克(约耗50克)。

【做法】

①将鸡脯肉剔去筋膜，片成薄片，用刀切成细丝，放入碗内，用精盐、鸡蛋清、水淀粉拌匀上浆。

②炒勺置火上，放入花生油，烧至四成热，放入鸡丝滑熟，捞出沥油。

③原勺留底油，下笋丝煸炒，加入精盐、味精、料酒、鸡汤，煨至笋丝熟后倒入鸡丝，翻炒几下，盛入盘内即成。

【功效】

可健脾益气、补五脏精髓，是高血压及心血管病患者的理想菜肴。

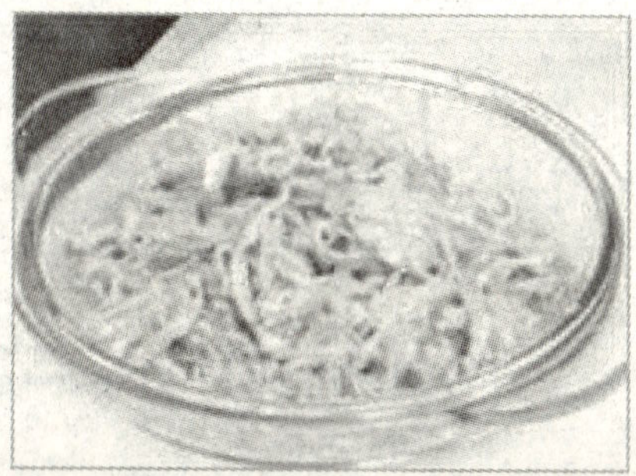

29

枸杞香菇炒心片

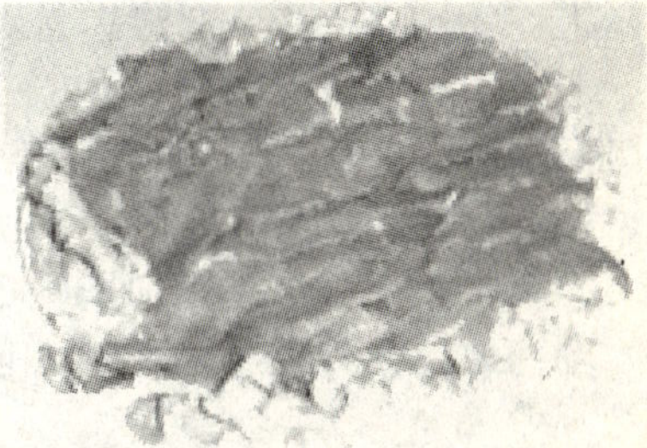

【原料】

鲜香菇200克，猪心250克，枸杞子10克，葱段、姜片各10克，料酒、精盐、白糖、醋、淀粉各适量，花椒、味精各少许，花生油30克。

【做法】

①猪心洗净血污，放清水锅内，加入酱油、花椒、葱段、姜片、精盐，用中火煮熟，捞出晾凉，切薄片；香菇去蒂把，洗净，挤净水分，切片，待用。

②取碗一只，将料酒、精盐、白糖、醋、味精、淀粉兑成调味汁，待用。

③炒勺上旺火，放油烧热，放入香菇、猪心片、枸杞子翻炒片刻，烹入兑好的调味汁，翻勺抖匀，起勺装盘。

【功效】

枸杞子有滋补肝肾、养血明目等作用，适用于眩晕、耳鸣、视力减退、腰膝酸软、糖尿病等症。现代医学研究表明，枸杞子还有抗脂肪肝作用，能降低血糖、胆固醇。猪心有养心补血，安神定惊之作用。香菇可降血压、降血脂和胆固醇。常食此菜，有利于防治动脉粥样硬化、冠心病、高血压等病症。

30

第十二章 第 12 月食谱

一、基础知识

1. 高血压偏爱的人群

相信读到这里，你已经对高血压有了一个初步的认识，同时可能会有一个疑问：我究竟会不会得高血压呢?下面我们将深入地介绍高血压偏爱哪些人?如果您具备了下列多种因素就需要警惕自己的血压了。

(1) 超重和肥胖的人

超重和肥胖是高血压发病的重要因素。虽然目前中国人群的体重指数低于西方人群，但近 10 年来随着生活水平的提高，中国人群的平均体重指数均值及超重率有逐渐增高的趋势。

衡量一个人肥胖与否的重要指标是腰围（即在身体两侧，经过肋弓最低点与髂骨嵴最高点之间的中点、腹面经过剑突与脐之间中点水平的周长)。如果一个男性的腰围超过 102 厘米，女性的超过 88 厘米，再加上体重指数也超过正常标准，那么他患高血压的几率就要比这些指标都正常的人高了。

在智能化时代，大幅度减少了人类体力的付出，加之生活水平的提高，人们普遍吃得好，活动少，致使肥胖人数猛增。俗话说“有钱难买老来瘦”。因此，我们提醒年老的以及年轻的朋友们，如果您已出现日渐肥胖的趋势，为了您自己的健康，注意控制体重吧！

(2) 吸烟的人

烟草是健康的大敌，现在已是人人皆知的常识，不过有些人还是舍不得扔掉手中的“老朋友”。研究发现，吸烟不仅可以引起肺癌、慢性支气管炎等呼吸系统的疾病，而且也是高血压、脑卒中、冠心病的主要危险因素。烟雾中的有害物质一氧化碳、尼古丁等吸入人体后，会引起动脉内膜损伤和动脉粥样硬化；还会增加血液的黏稠度和血流阻力，从而使血压升高。

(3) 大量饮酒的人

研究表明，大量饮酒（按国外的标准指每日超过 30 毫升酒精，相当于 600 毫升啤酒，200 毫升葡萄酒或 75 毫升标准威士忌）可以使血压升高并使冠心病、中风的发病和死亡率上升。我们碰到一位男性患者，在宴会上与朋友喝了 3 瓶老白干，几个小时后突感胸前憋闷不适，大汗淋漓，被送至医院。刚一进急诊室就心跳骤停，经 3 次电击后才抢救过来，心电图提示有急性心肌缺血的表现。急性心肌缺血的原因很有可能是大量饮酒后引起血管严重痉挛所致，所以不论是有什么样的理由，喝酒适量即可，千万莫因杯中物而付出健康甚至生命。

(4) 有高血压家族史的人

高血压具有明显的家族聚集性。有研究发现，如果父母无高血压，那么子女患高血压的机会只有 3.1%；而父母一方有高血压者，子女患高血压的几率就增加到 28%；如果父母均有高血压，则子女患高血压的机会将增加到 46%。在临床工作中，我们也发现高血压患者中有 60%多的患者具有高血压的家族史。

由于在高血压的发生上遗传因素具有重要的作用，所以一旦父母或者祖父母等有高血压，其遗传给下一代的机会便非常大了。所以，对于有高血压家族史的人，在日常生活中更要密切关注自己的血压情况，注意保持良好的饮食习惯和生活习惯。

(5) 老年人

人在生长发育过程中，血压也有相应的变化。一般而言，年龄越高，患高血压的比例也就越高，而且以收缩压的增高更为明显。统计资料表明 40 岁以下的患者占高血压患病总数的 10%，而 40 岁以上的患者占 90%左右。在 65~69 岁的人群中，高血压患者占 34.8%，而到了 80 岁的时候，高血压患者就上升到了 65.6%。

(6) 中、青年人

高血压是一个无声的杀手，近年来高血压患病率在中、青年人中的增加趋势比老年人更明显，现在有不少年轻人患了高血压但自己还不知道，例如一位 32 岁的青年男性出现头涨、头痛的症状，以为自己是感冒了，按感冒治疗一段时间后不见好转，后经一位有经验的大夫给他测血压，发现它的血压已经高达 26.6/17.3 千帕 (200/130 毫米汞柱)。因此，不只老年人，中年人、青年人也应该关注自己的血压，争取及早发现及早治疗。

(7) 长期精神过度紧张的人

2004 年 4 月 19 日，美国麦当劳公司宣布，公司董事长兼首席执行官吉姆·坎塔卢波当天因心脏病突发去世，享年 60 岁。坎塔卢波是在美国佛罗里达州奥兰多参加麦当劳全球特许经营会议当中死亡的。像坎塔卢波一样常年处于工作劳累、精神紧张状态的人发生猝死的例子不胜枚举。

一些研究发现长期工作劳累、精神紧张、睡眠不足、焦虑和抑郁等都可引起高血压，尤其是精神紧张在高血压的发生中有重要作用。从事一些高度危险和精神高度紧张的工作者，例如驾驶员、股票经营者，其发生高血压的机会大大的高于那些从事其他行业、精神状态比较放松的人群。而且长期生活在噪声环境中，听力敏感性减退者患高血压的机会也相对增多。

因此，保持一种平和的心态，进行适当的休息和放松对于我们的健康是十分重要的。

(8) 膳食高盐、低钾、低钙、低动物蛋白质的人

中国人群食盐摄入量普遍高于西方国家，北方为每天 12~18 克，南方为每天 6~8 克。膳食中盐的摄入量与血压水平有明显的关系。研究表明膳食中平均每人每日摄入食盐增加 2 克，收缩压和舒张压平均分别增高 0.267 千帕 (2.0 毫米汞柱) 及 0.16 千帕 (1.2 毫米汞柱)。通过对天津居民的研究显示：每人每日钠摄入量或 24 小时尿钠排泄量均与其血压呈正比关系。

此外，有研究表明膳食中钙含量不足也可使血压升高，而且当膳食中钙含量较低时，可能促进钠的升血压作用。

另外，通过对 14 组人群研究表明：人群平均每人每天摄入的动物蛋白质热量百分比每增加 1 个百分点，高压及低压可分别降低 1.2 千帕 (0.9 毫米汞柱) 及 0.93 千帕 (0.7 毫米汞柱)。

因此，在日常生活中，我们应注意清淡饮食，避免食物过咸、过腻，同时注意补充动物蛋白质和钙。

(9) 服用某些药物的人

服用一些药物可能会引起血压升高，如口服避孕药、非固醇类抗炎药、甘草等，但是这种升压作用相当有限，而且在停药一段时间后血压一般会下降。但是如果在服用药物期间出现与高血压相关的症状，如头晕、失眠、记忆力下降等，应该去医院由医生给你进行相应的检查从而调整药物的剂量和种类。

(10) 心理压力过大的人

随着社会经济的不断发展和进步，人类对自身健康问题投入了更多的关注，这有利于对某些疾病的预防和治疗。但是，由于生活节奏的加快，人们所承受的压力日渐增加，为高血压的发生提供了可乘之机。这些压力可能影响高血压的发生、病程及疗效。

2. 患了高血压病必须及时治疗

据调查报道，全国现有高血压病人一亿多！其中只有 2000 万人知道自身患有高血压病，而接受治疗者仅占高血压病人的 5%，不足 450 万人。至于能接受系统治疗并坚持服药的病人，则更是微乎其微了。心血管病专家一再呼吁全社会应了解我国高血压病防治工作的紧迫性，必须再敲响高血压病防治的警钟！

高血压病之所以成为人类健康的“大敌”，在于它是引起脑、心脏、肾脏等重要器官并发症的根源。据观察，患有高血压病的人，如长期不能得到良好的治疗，短者几年，长者十几年，不可避免地要出现上述重要器官的损害。

所以，有了高血压病，一定要治，而且要认真治疗，绝不能掉以轻心。从理论上讲，血压越高，对动脉的压力和损害就越大，越容易造成动脉粥样硬化和其他综合症。美国大都会保险公司也曾对高血压病人的寿命做过研究，他们发现 35 岁年龄组血压≥20.0/13.3 千帕（150/100 毫米汞柱）的病人预期寿命为 60 岁，而同龄组血压≤16.0/10.6 千帕（120/80 毫米汞柱）者预期寿命为 77 岁，两组相差 17 岁之多。因此一定不要小看血压升高三四千帕（二三十毫米汞柱），这就意味着减寿 10 余年之多。北京朝阳区心血管病防治中心观察到，北京的居民中，从发现高血压病到发生脑卒中、心肌梗死等并发症的间隔平均为 13.9 年，其中 92%没有接受正规治疗。可见，不论国内外，结论都是一样的，即高血压病人一定要认真接受治疗才能有良好的预后，不然是很危险的。当然这里所指的治疗也包括合理的膳食、运动、减肥等非药物治疗在内。

二、诊断方法

1. 缓进型高血压病的心脏表现

缓进型高血压病病程长，血压缓慢上升，长期血压升高增加左心室负担，数年至数十年后左心室则因代偿而逐渐肥厚、扩张，最后形成高血压性心脏病。

根据心脏功能的好坏，缓进型高血压病所引起的心脏病变可分为两期，即心功能代偿期和心功能失代偿期。在心功能代偿期，病人除有时感心悸外，其他心脏方面的症状可不明显；心功能失代偿期，病人则逐渐出现左心功能不全的症状，反复或持续的左心衰竭，又可影响右心功能而发展为全心衰竭。病人可在开始时仅于劳累、过饱或说话过多时发生气喘、咳嗽、心悸，以后呈阵发性发作，常在夜间发生，并可有痰中带血，严重时发生肺水肿。体格检查在初期心脏未增大前仅有脉搏或心尖搏动增强有力、主动脉瓣听诊区第二心音亢进；以后随着心脏增大则发现心尖搏动及心界向左下移位，心尖部和主动脉瓣听诊区可闻及Ⅱ~Ⅲ级收缩期吹风样杂音，主动脉瓣听诊区第二心音可因瓣膜硬化及主动脉硬化而呈金属音调；而心力衰竭时，则出现心率增快、皮肤黏膜紫绀、奔马律、肺动脉瓣听诊区第二心音增强，肺部可出现湿啰音；发生右心衰竭或全心衰竭时则出现紫绀加重、颈静脉怒张、肝肿大、下肢水肿、腹水等。

另外，高血压病常可促使动脉硬化。因此，部分高血压病病人往往合并冠状动脉粥样硬化而出现心绞痛、心肌梗死等。

2. 缓进型高血压病的脑部表现

所谓缓进型高血压病，又称良性高血压。它是根据高血压病起病缓慢及病情进展情况所划分的两种临床类型，即急进型高血压病和缓进型高血压病中的一种。本病一般起病隐匿，病情进展慢，早期仅在精神紧张、情绪波动或劳累后出现轻度而暂时的血压升高，去除原因或休息后可恢复，以后血压可逐步上升并持续不降或仅有小的波动。在此以前，多数人并无症状，或有头痛、头晕、头涨、耳鸣、眼花、健忘、注意力不集中、失眠、乏力等，后期随着血压持续在高水平，则可出现明显的脑部功能障碍或器质性损害。这些临床表现主要表现在以下方面：

(1) 头痛、头晕、头涨是本病常见的症状，也可有头部沉重感或颈项板紧感。高血压直接引起的头痛多发生在早晨，位于前额、枕部或颞部，可能与颅外的颈外动脉系统血管扩张有关。这些病人舒张压都很高，经降压药物治疗后头痛可以减轻。高血压引起的头晕可为暂时性或持续性，伴有眩晕者较少，与内耳迷路血管性障碍有关，血压下降后可减轻，但需注意有时血压下降得过多也可引起头晕。

(2) 重要的脑血管病变包括一时性或间歇性脑血管痉挛，可使脑组织缺血而产生头痛、暂时性失语、失明、肢体活动不便，甚至偏瘫。这些表现可持续数分钟至数日，但绝大多数在 24 小时内恢复。如果产生严重而持久的脑血管痉挛，脑循环发生急剧障碍，引起脑水肿和颅内压增高，则病人血压突然显著升高，出现剧烈头痛、呕吐、抽搐、昏迷等表现。

(3) 在脑部小动脉硬化的基础上，可发生脑出血或脑血栓形成。脑出血的临床表现与出血部位、出血量多少有关。起病多突然，严重者出现偏瘫以至摔倒。脑血栓形成则起病缓慢，多在休息或睡眠中发生，常先有头晕、肢体麻木、失语等症状，然后逐渐发生偏瘫，一般无昏迷或仅有短暂神志不清。

三、保健常识

1. 松弛——默想方法可以降低血压

应用多种非药物治疗措施，可使高血压持续降低。其中松弛一默想方法效果颇佳。现介绍如下。

所谓松弛反应即指让锻炼者处于安静环境里，采取放松的体位，不停地默诵一个词、一个单音、一句短语，从而引起一连串综合性生理改变，包括氧耗量、心率、呼吸频率和动脉血乳酸含量降低，骨骼肌血流量的轻度增加和脑电图渐慢，波强度的增加。这些变化同时发生，与静坐或睡眠时观察到的情况不同，与全身交感神经系统活性降低相吻合。

松弛——默想方法已存在若干世纪，似可被综合为 4 个要素：反复的自我精神锻炼、默从的态度、放松的姿势和安静的环境。第一个要素是让注意力集中于一个恒定的精神刺激上（反复默念或轻声诵念一个词、一个单音或一句短语）或某种身体感觉上（如呼吸或肌肉紧张度）；第二个要素是采取默从的态度，这可能是最重要的，如果背诵时思绪纷乱，锻炼者应置之不顾并将注意力重新集中到刺激上去，不必去担心完成锻炼情况的好坏而应采取“随它去”的态度；第三个要素是处于肌肉尽可能放松的体位；第四个要素是极少受外界干扰的安静环境。

下面是一种简便锻炼方法的指令：

(1) 静坐于一个舒适的位置。

(2) 闭上眼睛。

(3) 尽量放松所有的肌肉，从脚开始，循序渐进向上直至面部，保持肌肉高度的放松。

(4) 通过鼻子呼吸。当你呼气时默念“一”，如吸进……呼出（“一”），吸进……呼出（“一”）等。

(5) 持续锻炼 20 分钟。可睁眼核对一下时间，但不要用闹钟。结束时，先闭目静坐数分钟，然后再睁开眼睛。

(6) 不要担心自己是否已高度放松，保持一种若有若无的态度，让松弛自然到来。当思绪纷乱时，由它去，不要自我非难，继续复诵“一”。每天锻炼 1~2 次，不要安排在饭后 2 小时内锻炼，因消化过程可能会干扰松弛反应的发生。

松弛反应疗法简便易行，适合各类病人，这种松弛反应可以作为轻度高血压病病人的初选疗法，或作为重度高血压病病人药物治疗的一种辅助措施。

2. 洗耳恭听有助于降血压

众所周知，人们在讲话时，不单是讲话，同时也是在运用全身力量，这种“内心语言”对人们的感情生活和健康都有显著的影响。美国马里兰大学心理学研究中心的专家们，经过 20 年的潜心研究发现，人们之间任何交往，对身体都会产生不同程度的影响，即使关于天气方面的轻松闲谈也会对心血管系统，特别是血压产生影响。研究者使用新型电脑测量仪连续监测血压，当与高血压患者进行谈话时，尽管谈一些无关紧要的事，病人血压也会立刻上升，但患者本人却毫无感觉。

研究结果显示，当人们与别人谈话时血压升高，而听别人讲话时血压又迅速下降。实验还报告了三种情况下血压值也不一样，如大声朗读文章时血压最高；凝望一片空墙时，血压持中；而观看水中鱼时，血压较低。因此建议高血压病患者不但保持平静的心情，勿躁，而且在与别人交谈中，要谈听结合，以听为主，避免情绪激动、生气、大声谈话，甚至喊叫。

四、饮食疗法

食疗知识

猕猴桃和柿子对防治高血压的合并症有好处

(1) 猕猴桃：又名羊桃、藤梨，属猕猴桃科植物，果供食用。根、茎入药。盛产于西北、东北、华东等地山区，以野生为主。其味酸、甘，性寒，无毒。果肉富含糖类、有机酸、B 族维生素、维生素 C 等。此品能清热利尿、散淤活血、抗炎消肿、降低血压、降低胆固醇等，适用于冠心病、高血压病、动脉硬化等症。冠心病、高血压病、动脉硬化者，可经常食用猕猴桃罐头、猕猴桃汁饮料。

(2) 柿子：原名为梯，为柿科多年生植物，种类繁多，有红柿、黄柿、青柿。就其形状而言，有圆柿、方柿、扁柿之分。北方盛产，需嫁接。生、干果实供食用。柿饼、柿霜、柿蒂、柿漆均可供药用（柿饼为干果食品）。柿子味甘、涩，性寒，无毒；柿霜味甘，性平；柿蒂味涩，性平；柿漆味涩，性寒。果实含蔗糖、葡萄糖、果糖，新鲜柿子的含碘量很高，柿蒂含三萜酸（包括乌苏酸、白桦酸、齐墩果酸、强心甙、蒽甙、皂甙），柿霜含甘露醇、葡萄糖、蔗糖、果糖，柿叶含大量维生素 C（嫩叶 100 克含 1 克）。

据实验资料证实，柿液汁所含单宁成分及柿叶中提出的黄酮甙能降低血压，并能增加冠状动脉的血流量，从而有利于心肌功能的正常活动。故生柿能清热、解酒毒，柿霜可清肺润喉。柿为降压良药，对于防治高血压病、心血管病及便秘、痔疾有显著疗效。

用法：高血压病、冠心病患者，取野生柿榨汁（名为柿漆），以牛奶或米汤调服，可酌加适量冰糖，每次服半茶杯，可作防治中风的用品。平时可取柿饼加适量水煮烂，当点心吃，每日二次，每次 50 ~ 80 克，常服有效。

食疗食谱

菠菜银耳汤

【原料】

菠菜根100克，银耳10克。

【做法】

①菠菜根洗净，切碎；银耳用水浸泡2小时，择洗净。

②锅内加水上火，放入菠菜根煮熟后再放入银耳，烧开后即可食用。

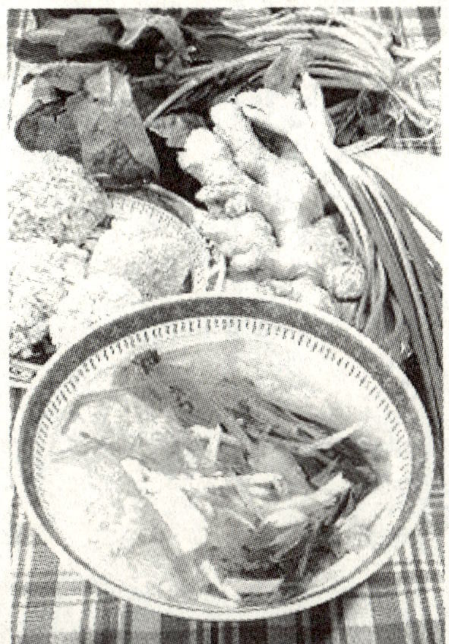

【功效】

有清热滋阴、润燥止渴、通便之作用，适用于高血压合并糖尿病患者。

1

清水马蹄糕

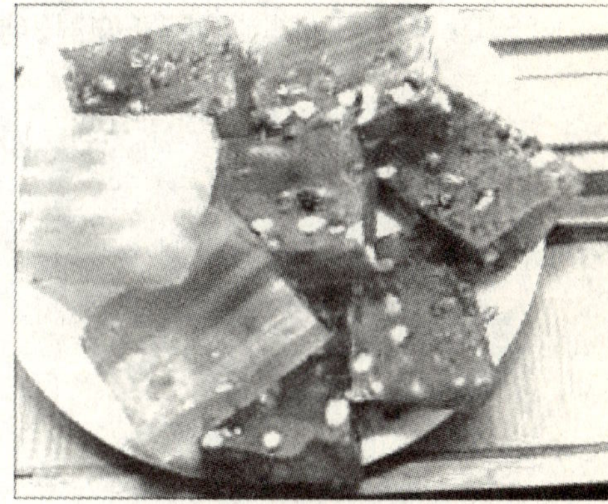

【原料】

马蹄粉500克，白糖1400克，清水适量，花生油少许。

【做法】

①将马蹄粉用适量清水浸湿，搓至完全没有粉粒，再加入适量清水搅成粉浆，用细箩滤过。

②将白糖500克用慢火炒成金黄色，加入适量清水与其余白糖一起煮至溶化，再用纱布过滤。

③将煮沸的糖水徐徐冲入马蹄粉浆中，随冲随搅拌，一定要搅拌均匀，使之成半熟稀糊。

④将糕盘抹净，刷一层薄油，倒入稀糊，放入蒸笼用中火蒸约25分钟即熟。

⑤待糕凉透后切块，用少许油慢火煎热即成。

【功效】

有清热止血、利尿之功效，对防治高血压也有较好效果。

2

荞麦米馅饺

【原料】

荞麦米饭300克，面粉300克，鸡蛋2个，蘑菇200克，洋葱50克，香菜15克，黄油75克，花生油75克，精盐10克，胡椒粉3克。

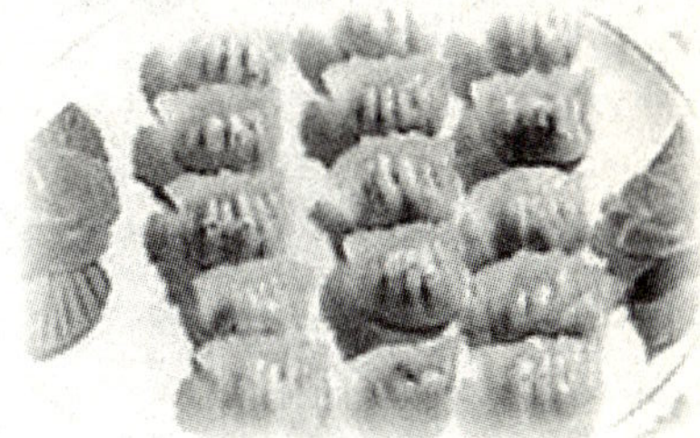

【做法】

①将蘑菇择洗净切碎；洋葱去老皮，洗净后切成末；香菜择洗净，切成末；炒勺置火上，放入适量黄油，下入洋葱末煸出香味，下入碎蘑菇小丁、香菜末，加入精盐和胡椒粉炒5~6分钟，把制好的荞麦米饭放入，待荞麦米饭热透后盛出，待用。

②将面粉放入盆内，加入精盐、鸡蛋、花生油和水，充分混合，揉成滑润有劲的面团，饧一会儿，待用。

③将面团放案板上，撒上少许面粉，把面搓成长条，揪成若干个小剂子，擀成皮，在皮上抹上一层蛋液，包入调好的荞麦饭馅，依次将饺子包完，摆在抹过黄油的烤盘中。

④将烤盘放入烤箱内，烤约5分钟，饺子呈金黄色时即可取出装盘。

【功效】

有开胃宽肠、下气消积、清热利湿之作用，可降低血液中胆固醇；对高血脂、高血压患者是较理想的食品。

3

二决牡炖丝瓜

【原料】

石决明，草决明各30克，牡蛎肉200克，丝瓜300克，植物油60毫升，精盐、黄酒、酱油、胡椒粉、蒜瓣、葱花、味精各适量。

【做法】

①石决明敲碎，草决明洗净，用多层纱布袋包扎。

②牡蛎肉洗净浊汁，切片，放入少许精盐，黄酒，在油锅内稍爆几遍，铲出。

③砂锅内放入适量清汤，将石决明、草决明、牡蛎肉放入，武火煮沸，放入姜末，文火煨煲一小时许，放入丝瓜，待香熟时，取出决明药袋、再入精盐、胡椒粉、葱花、味精，煲至汤汁浓时即可。

【功效】

本膳清香甜嫩，具有平肝潜阳、降火降压的作用，适宜于肝阳上亢型高血压患者。

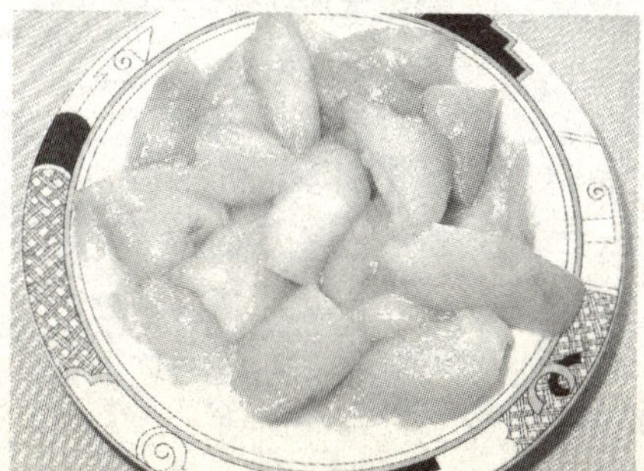

4

花生排骨汤

【原料】

花生仁150克，猪排骨400克，精盐5克，料酒5克，葱段、姜片各适量，胡椒粉少许。

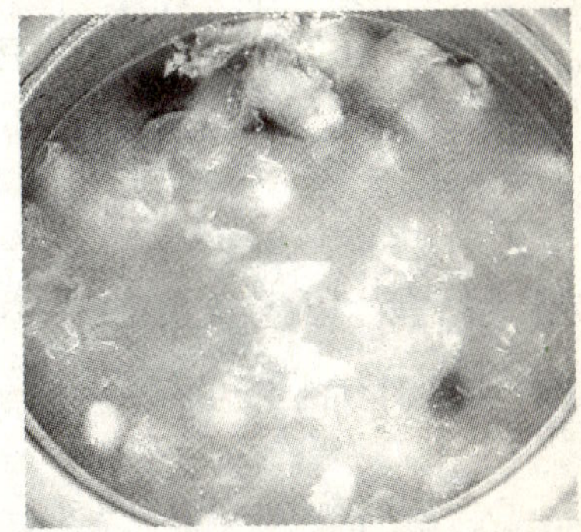

【做法】

①将猪排骨洗净，剁成小块，放入开水锅中焯一下，捞出；花生仁浸泡片刻捞出待用。

②将砂锅置入火上，放入清水，下入猪排骨、葱姜、料酒，煮至排骨熟烂，再放入花生仁用文火煮30分钟，用精盐、胡椒粉调好口味即成。

【功效】

有补肺润燥、健脾和胃等作用，适宜高血压、高血脂患者。

5

玉米红枣饭

【原料】

玉米50克，红枣10个，糯米150克，猪骨汤适量。

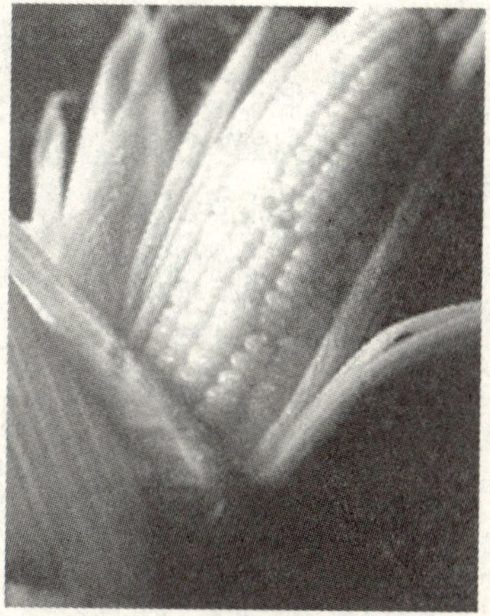

【做法】

①将玉米用清水洗净后再置清水中浸泡15分钟；红枣洗净去核。

②将玉米、糯米、红枣先放饭锅内，放入适量猪骨汤，再加入适量的清水，将米饭蒸至香熟即可。

【功效】

有降低胆固醇、调和肝脾、渗湿利水之功效，高血压患者常食有较理想的保健效果。

6

蔬菜发糕

【原料】

玉米粉350克，面粉150克，大白菜300克，精盐10克，发酵粉适量。

【做法】

①将大白菜择洗干净，沥净水分，切成细丝，加入精盐略腌片刻。

②将玉米粉、面粉放入盆内，加入发酵粉拌匀；把腌好的白菜丝倒入面盆内，加入适量清水揉成面团，略饧一会儿。

③在笼屉内铺上屉布，把饧好的蔬菜面团倒入屉内，铺平，置旺火沸水锅中蒸熟。

④将蒸熟的蔬菜发糕扣在案板上，晾凉后，切成菱形块装盘即成。

【功效】

有和中调胃、利尿排石、降脂降压之作用，可减少动脉粥样硬化形成。

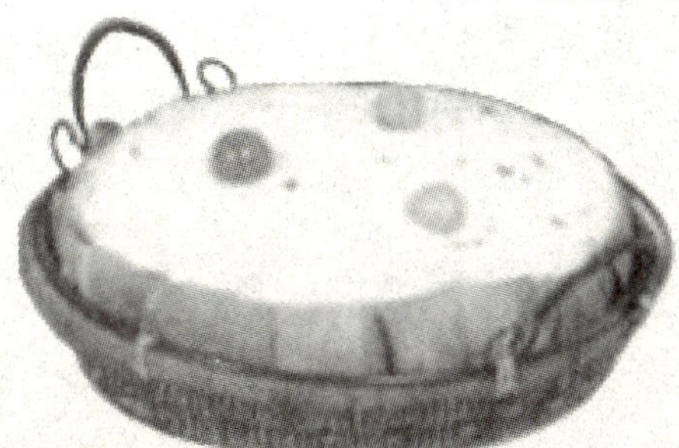

7

炸格炸盒

【原料】

荞麦面250克，绿豆面250克，胡萝卜1250克，香菜100克，五香粉8克，精盐25克，花生油1000克(约耗250克)。

【做法】

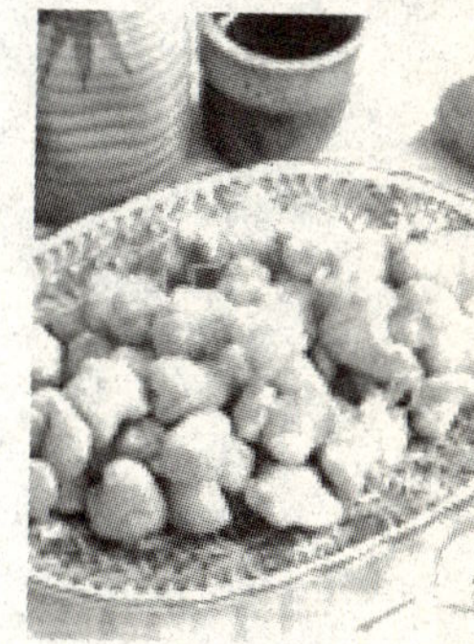

①将绿豆面放入盆内，加入适量清水搅成面糊；胡萝卜洗净，礤成细丝，再用刀剁成短丝；香菜择洗干净，切成碎末、与五香粉、精盐及荞麦面一起掺入胡萝卜丝内拌匀成馅。

②将格炸铛(铁制，直径60厘米，中间略凹)置微火上烧热，舀300克面糊倒在铛上，用揍子(竹片或木片制的呈丁字形的一种工具)摊成圆片，待圆片呈黄色时，用铁铲沿四周铲起，即为格炸皮(共摊4张)。

③将格炸皮1张铺在案板上，把1/2的馅平摊在上面，馅上再盖一张格炸皮，按平粘好；按此法共做两份；用刀切成8厘米长、3厘米宽的长方块，放入六成热的花生油勺内，把两面均炸呈深黄色即成。

【功效】

有健脾消食、下气止咳、清热解毒、养肝明目作用，对高血压、高血糖有理想的保健效果。

8

枸杞党参焖田鸡

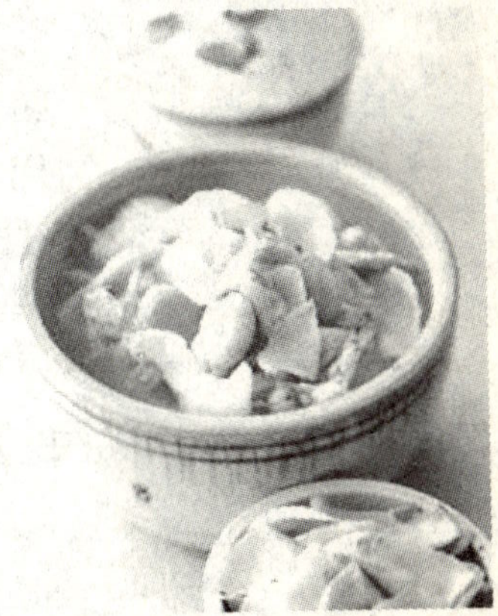

【原料】

枸杞子30克，桑椹30克，田鸡500克，红枣10枚，猪骨汤300毫升，花生油60毫升，精盐、酱油、红辣椒、姜末、黄酒、味精、葱花各适量。

【做法】

①田鸡洗净，取鸡脚，放入少许精盐、黄酒，在油锅内爆炒几遍、铲出。

②枸杞子，红枣(去核)，洗净，桑椹洗净，纱布袋包扎。

③砂锅内放入猪骨汤，党参、红枣、枸杞子武火点沸15分钟、捞出桑椹药袋，再入田鸡肉，待田鸡肉半熟时，再入精盐、酱油、辣椒丝、姜末、味精、葱花，文火焖至香浓即可。

【功效】

本膳味香甜嫩，具有滋阴养血，平肝降压的作用，适宜于肝肾阴虚型的高血压患者。

9

黄花肉片汤

【原料】

黄花菜25克，猪瘦肉100克，花生油15克，芝麻油3克，精盐2克，味精2克，葱丝少许，水淀粉、鸡汤各适量。

【做法】

①将黄花菜用温水泡发，择去根蒂，洗净后挤出水分，切成3厘米长的段；猪肉洗净切成片，放入碗内，用水淀粉抓匀。

②将汤锅置旺火上，加入花生油烧热，放入肉片，迅速滑炒开，待炒至变成灰白色起锅，放入汤碗内、

③汤锅再置火上，留底油烧至六成热，用葱丝炝勺，放入鸡汤、精盐、黄花菜，煮至汤沸，放入肉片、味精，淋少许芝麻油，起锅盛入汤碗内即成。

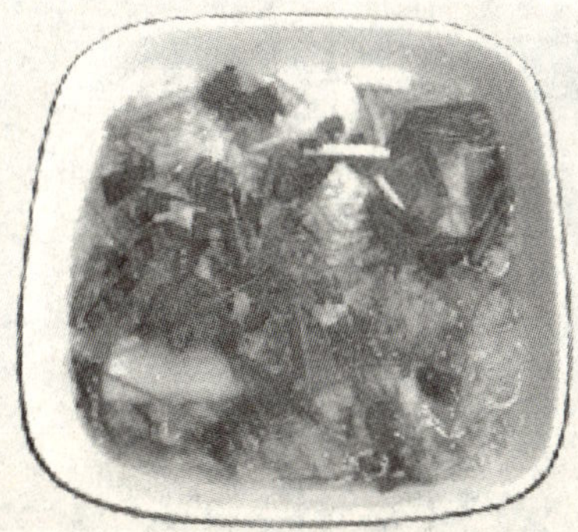

【功效】

有养血平肝、利尿消肿等作用，可降低胆固醇，对防治动脉粥样硬化、冠心病有一定的保健效果。

10

胡萝卜莲肉饭

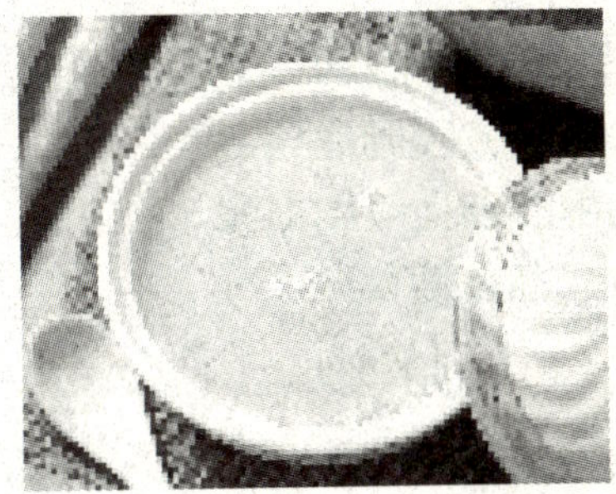

【原料】

胡萝卜200克，莲子30克，粳米150克，大枣10个。

【做法】

①胡萝卜去蒂洗净（不去外皮），分两次煮沸取汁；莲子去芯用清水浸泡20分钟；大枣洗净，去核。

②将胡萝卜汁并加适量水同莲子、粳米、大枣共煮至香熟即可。

【功效】

有健脾消食、下气止咳、清热解毒等作用，对高血压、高血脂、高血糖有理想的保健效果。

11

玉米面枣糕

【原料】

玉米面500克，小枣150克，老面肥(酵面)50克，食碱适量。

【做法】

①将小枣洗净后放入碗内，加适量水上屉蒸熟，控去水，晾凉，待用。

②将老面肥加适量水解开，倒入玉米面和成面团，使其发酵，待酵面发起，加适量的碱揉均匀。

③将屉布浸湿，铺在屉内，把面团倒在屉布上，用手抹平，然后把小枣均匀地按在上面，用旺火蒸熟。

④将蒸熟的糕扣在案板上，晾凉，用刀切成菱形小块，装盘即成。

【功效】

有和中、利尿、补气之作用，可降低胆固醇，防止动脉粥样硬化；对高血压、高脂血、脂肪肝有理想的保健效果。

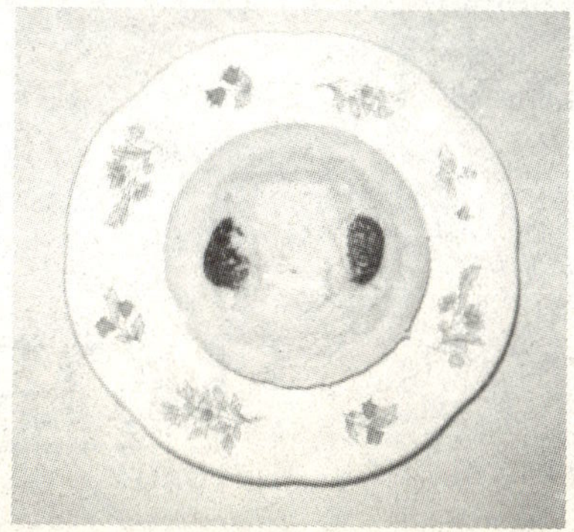

12

二豆粥

【原料】

红小豆30克，绿豆20克，粳米50克。

【做法】

将红小豆、绿豆、粳米均择洗净，同放锅内，加适量清水煮粥。

【功效】

清肝明目，利水除湿，消肿降压，适用于高血压病患者。

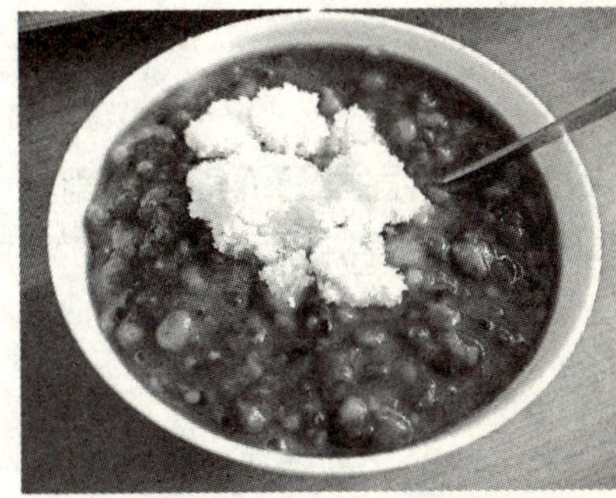

13

酸辣鸡血汤

【原料】

水发木耳50克，鸡蛋2个，嫩豆腐50克，鸡血50克，水发粉丝50克，芝麻油10克，酱油35克，熟鸡油20克，精盐7克，味精1克，白胡椒粉3克，醋15克，葱花5克，水淀粉、鸡汤各适量。

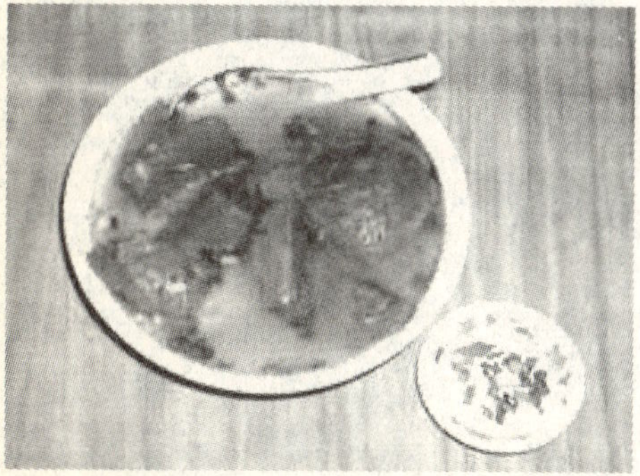

【做法】

①将木耳去蒂洗净；鸡血、豆腐均洗净，切成长3厘米、粗细均匀的条；鸡蛋液磕入碗内打匀。

②汤锅置火上，放入鸡油，加入鸡汤、酱油、精盐、鸡血、豆腐、木耳、粉丝；烧开后撇去浮沫，加入味精，用水淀粉勾稀薄芡，淋入鸡蛋液，放入醋、芝麻油，撒胡椒粉、葱花，倒入汤碗内即成。

【功效】

有凉血止血、润燥化痰、益气补血之作用，是高血脂、高血压、冠心病患者的食品。

14

西葫饼

【原料】

玉米面50克，面粉50克，鸡蛋2个，西葫250克，精盐5克，味精2克，花生油适量。

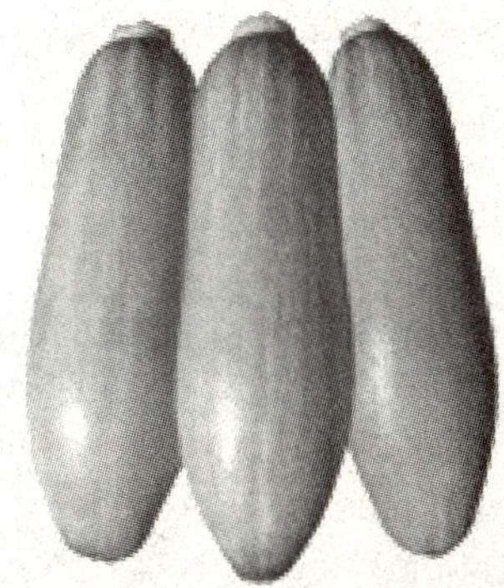

【做法】

①将西葫洗净，用刀一剖两半，掏去瓤、籽，礤成细丝（不要挤掉水分）。

②将西葫丝放入小盆内，加入玉米面、面粉和鸡蛋液，再加入适量的精盐和味精，搅拌成稠粥状。

③煎盘置火上烧热，倒入少许油抹匀，用勺子舀一勺稀糊倒入煎盘内，用铲抹平，待底面煎至金黄色后，再翻过来煎另一面，熟后即可装盘。

15

【功效】

西葫芦：性平、味甘。可以清暑利湿，也可止泻，含有多种维生素，对高血脂、肥胖症患者有一定疗效。

桑葚瘦肉烧西芹

【原料】

桑葚10克，西芹100克，瘦肉100克，蘑菇30克，姜5克，葱10克，盐5克，素油50克。

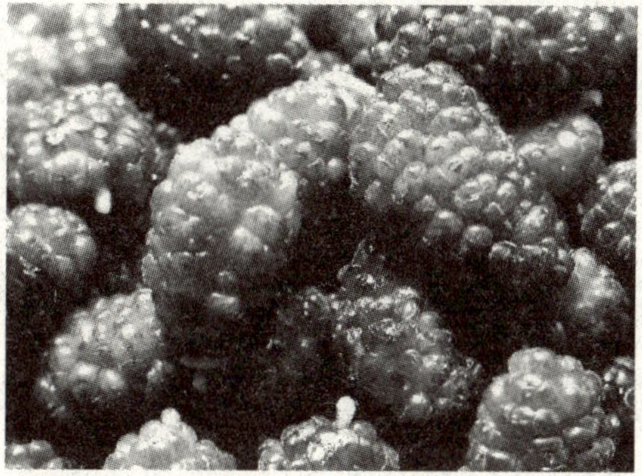

【做法】

①桑葚去杂质，洗净；西芹洗净，切3厘米长的段；猪瘦肉洗净，切1厘米见方的块；蘑菇发透，去蒂根，切两半；姜切片，葱切段；

②把炒锅置武火上烧热，加入素油，烧六成熟时，加姜、葱爆香，下入瘦肉、桑葚、西芹、蘑菇、盐、上汤300毫升，用文火烧25分钟即成。

【功效】

每日1次，每次食肉30~50克，随意吃西芹、蘑菇。补腰肾，益气血，降血压。阳虚型高血压患者食用。

16

清炖牛尾汤

【原料】

牛尾500克，胡萝卜250克，青笋250克，鸡汤适量，葱段10克，姜片10克，精盐10克，味精8克，料酒15克。

【做法】

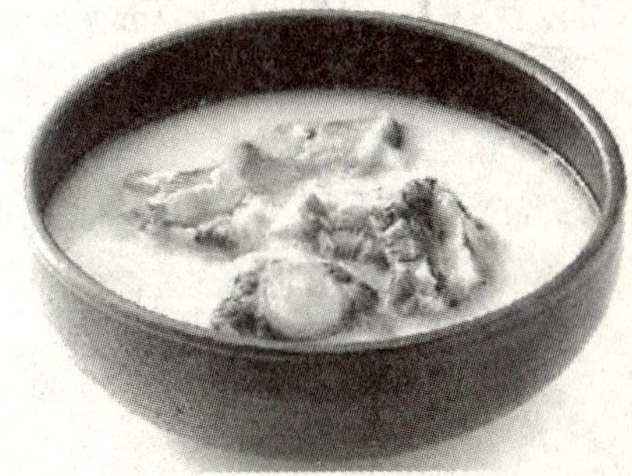

①将牛尾用小火燎去残余的毛，表皮烧至焦黑色，放入凉水盆内泡软，用小刀刮净表面黑色，由骨节处剁成段。

②将汤锅置火上，倒入清水烧开，加入葱段、姜片，放入牛尾煮透捞出、洗净。把牛尾用鸡汤再煮一次捞出，放入汤盆内加料酒、精盐、葱段、姜片，注满鸡汤加盖儿，上屉蒸大约2个小时至熟烂。

③将胡萝卜、青笋去皮，削成直径2.5厘米的圆球形，用开水煮透，放入蒸牛尾的汤盆中，再加味精，继续蒸20分钟，然后揭开盖，撇去浮油，捞出葱、姜不要；原汤盆上桌即成。

[功效]

有健脾消食、下气止咳、清热解毒、养肝明目、强心等作用，适宜高血压、高血糖等患者。

17

荠菜合子

【原料】

面粉200克，荠菜200克，韭菜200克，鸡蛋1个，海米10克，水发木耳10克，精盐、花生油各适量，味精、芝麻油各少许。

【做法】

①荠菜去根、老叶，洗净后用沸水焯好，捞出后用清水过凉，挤净水分，切碎；韭菜择洗净，切碎；木耳和海米均洗净，剁碎；鸡蛋磕入碗内，调匀后滑散炒熟。

②取盆一只，将荠菜、韭菜、鸡蛋、海米、木耳均放入，用花生油、精盐、味精、芝麻油拌匀成馅，待用。

③面粉放盆内，加适量清水，和成软硬适中的面团，饧好后搓成条，揪成若干个面剂，擀成圆皮，将调好的菜馅摊在圆皮半边，另半边盖上菜馅，捏紧边，逐个儿做好，在煎铛上煎熟即成。

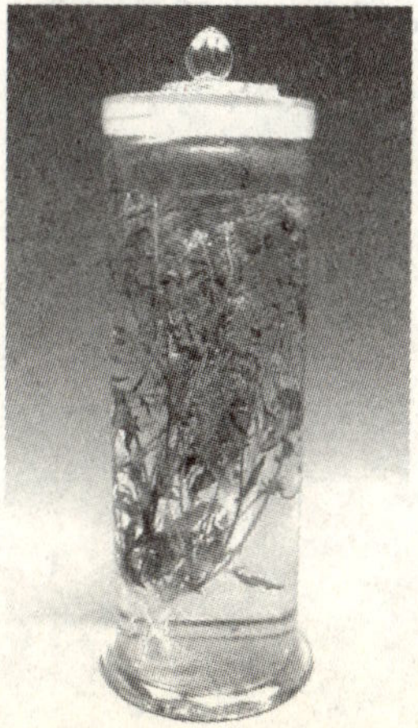

【功效】

荠菜有降压明目，健脾利尿之功效，对冠心病、高血压、高血脂有防治作用。

18

木耳薏米粥

【原料】

黑木耳30克，薏米50克，红枣5个，大米50克，冰糖适量。

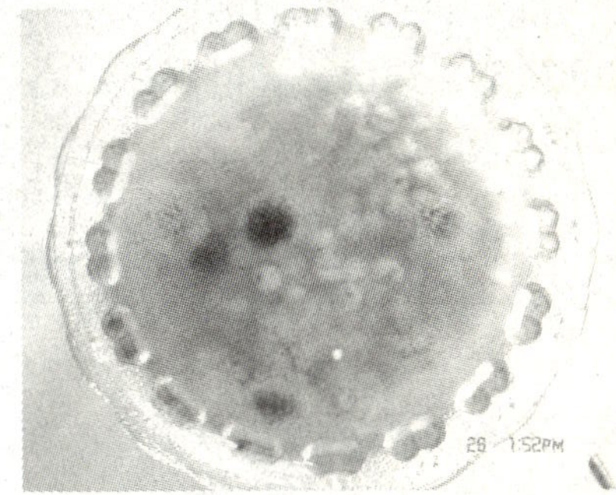

【做法】

①将黑木耳、薏米、红枣（去核）分别洗净，黑木耳用水浸发涨后，撕碎，放入锅内。

②将大米淘洗净，与薏米、红枣同放锅内，加入适量清水，先用武火煮沸，撇净浮沫，再入冰糖、木耳，文火煮至木耳软烂、粥稠时即可。

【功效】

有凉血止血、润燥化痰、益气补血等作用，是高血压、高脂血症、冠心病等患者的保健食疗佳品。

19

平菇凤翅汤

【原料】

鸡翅膀500克，鲜平菇250克，蒜瓣5粒，葱白2棵，姜6片，料酒10克，精盐5克，芝麻油5克。

【做法】

①将鲜平菇洗净切成片，放入汤锅内加水置火上煮一会儿，起锅盛入大汤碗内，待用；将葱白切成段。

②另用一只大汤盆，装上鸡翅膀，上面覆盖平菇并将菇汤倒入汤盆内，放入料酒、葱段、姜片、蒜瓣、精盐和少量清水，移入大蒸锅内，置火上蒸1个小时左右，待鸡翅膀肉已脱骨，起锅取出汤盆，淋入芝麻油即成。

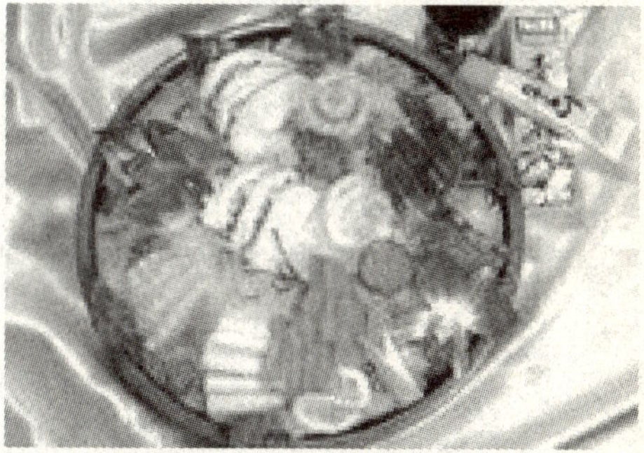

【功效】

有降低血压和血液中胆固醇的作用，是老年心血管疾病和肥胖症患者的保健佳品。

20

二参牛杜煲

【原料】

西洋参10克，海参300克，杜仲30克，牛膝30克，猪骨汤300毫升，植物油60毫升，香油、精盐、酱油、黄酒、姜片、胡椒粉、味精各适量。

【做法】

①杜仲、牛膝洗净用纱布包扎。

②海参用水泡发后切片，抹上少许黄酒、精盐、酱油，在油锅内火爆几遍，与西洋参、药纱袋、姜片、猪骨汤共入砂锅内，武火煮沸后，文火慢煲至香熟，再入香油、酱油、精盐、胡椒粉、味精调味即可。

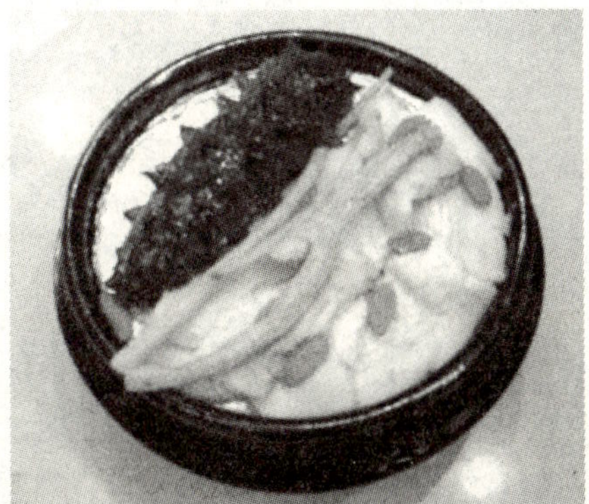

【功效】

本膳味浓质清，具有益气养血、降压扶正的作用，对心气虚弱型高血压最为适宜。

21

醋椒三片汤

【原料】

玉兰片50克，黄瓜50克，猪瘦肉100克，精盐4克，味精3克，醋20克，胡椒粉2克，料酒5克，鸡蛋1个，芝麻油5克，水淀粉适量，姜汁、香菜各少许。

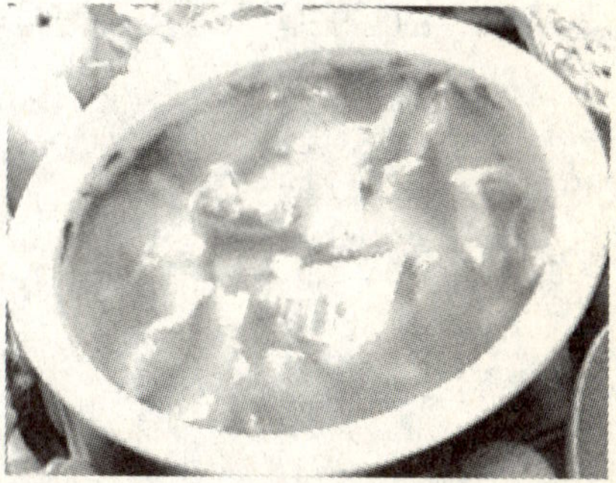

【做法】

①将猪肉、玉兰片、黄瓜分别洗净，均切成薄片；肉片用鸡蛋清抓匀。再放入水淀粉少许抓匀；香菜洗净切段。

②将汤锅置旺火上，放入适量清水、精盐、味精、料酒、姜汁，待汤烧沸时，放入肉片、玉兰片。稍煮一会，将肉片与玉兰片捞出放入汤碗内，撇净汤内的浮沫，放入胡椒粉、黄瓜片、醋和香菜段，淋上芝麻油，起锅盛入汤碗内即成。

【功效】

有降低血压及胆固醇之作用，可有效地减少腹壁脂肪，防止肥胖。

22

八宝人参汤

【原料】

人参2克，菠萝、苹果、鲜桃、蜜柑、鸭梨、莲子、百合、白果各15克，水发玉兰片、水发口蘑、油菜各5克，碱面、香蕉精各少许，水淀粉、冰糖适量。

【做法】

①将人参放碗内加水，与冰糖上屉蒸4小时取出；开水内放入碱面溶化后放入莲子，用刷子刷去外皮，切去两头，用火柴杆捅去莲心，洗净放入盆内，加水、冰糖上屉蒸烂取出；百合用开水洗净放在碗内加水、冰糖上屉蒸烂取出；将鸭梨和苹果削去皮，切开去核；玉兰片、油菜、口蘑均切成小片；鲜桃剥皮、去核；蜜柑扒皮去核。

②将人参、菠萝、苹果、鸭梨、鲜桃、蜜柑、莲子、百合、白果均切成小片。

③将汤锅置火上，放入开水，将蒸人参的汤倒入汤锅内，再将切好的人参、苹果、莲子等各种小片放入汤锅内，加入冰糖烧开，用水淀粉勾芡，用筷子蘸一滴香蕉精放入汤锅内，起锅盛入汤碗内即成。

【功效】

有滋补、强身健体等作用，常食对防治高血压、高血脂，降低胆固醇和防治冠心病有理想的保健功效。

23

荞麦绿豆饭

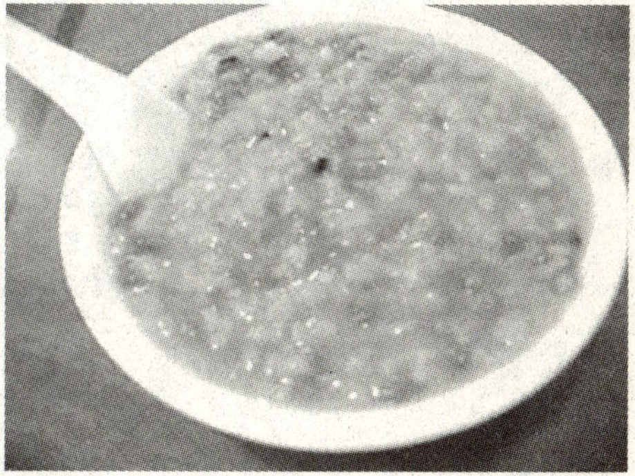

【原料】

荞麦50克，绿豆50克，粳米150克，大枣10个。

【做法】

①将荞麦用清水洗净；绿豆择洗净；大枣洗净去核。

②先将粳米与绿豆煮沸，再放荞麦与大枣，煮至豆、米熟烂，香味溢出时即可。

【功效】

可开胃宽肠，具有养心气、利血脉之功效，从而起到调理血压的作用。

24

荞麦面条

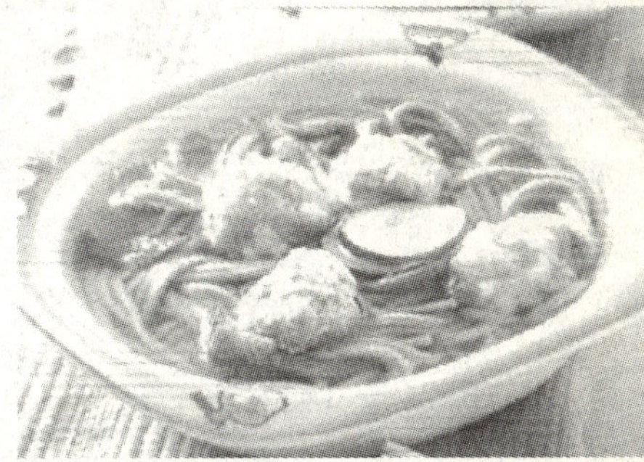

【原料】

荞麦面500克，羊肉500克，香菜100克，辣椒油20克，精盐15克，味精3克，胡椒粉2克，醋25克，葱段15克，姜片5克。

【做法】

①将荞麦面放入盆内，分次加适量温水，反复揉压，和成软硬适中的面团。

②将羊肉切成3厘米见方的块，放入砂锅内，加水及葱段、姜片，用文火熬成肉汤，待羊肉八成熟时，加入精盐调味；香菜切成末，待用。

③将荞麦面团放案板上，擀成0.5厘米厚的大片，叠起，用刀切成挂面粗细的面条。

④将锅内加清水，上旺火烧开，下入切好的荞麦面条，煮两开即可捞出盛入碗中，再盛上两勺熬好的羊肉汤用味精、胡椒粉、醋、辣椒油调好口味，撒上香菜末即可食用。

25

【功效】

有清热利湿、下气消积之作用，常食有利于预防高血压引起的脑溢血。

山药肉末粥

【原料】

鲜山药250克，羊肉末50克，葱姜末各10克，粳米100克，精盐适量。

【做法】

①将山药削皮洗净，切滚刀块；粳米淘洗净，待用。

②粳米放入清水锅内，武火烧开后放羊肉末、葱姜末，再沸后撇去浮沫，放山药块，用文火将米煮至熟烂时放入精盐调味即成。

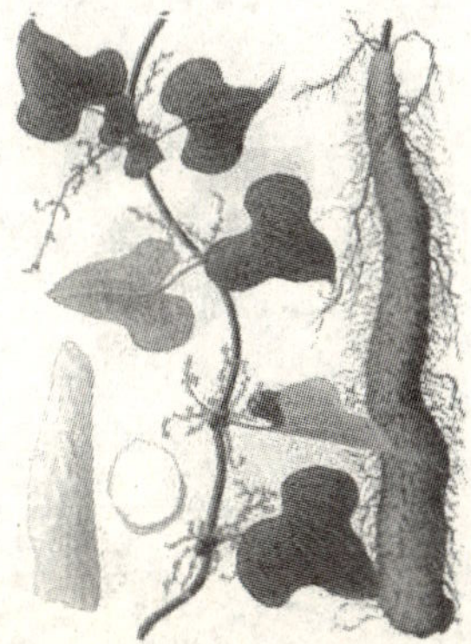

【功效】

有健脾补肺、益精固肾、补虚益气之作用，适宜于高血压并肥胖症病患者食用。

26

冬瓜排骨汤

【原料】

冬瓜500克，猪排骨300克，精盐5克，味精3克，葱花4克，胡椒粉少许。

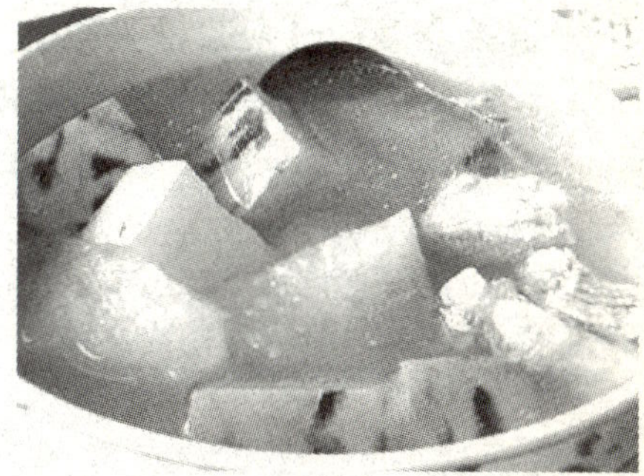

【做法】

①将排骨洗净，剁成小块，放入开水锅内焯一下捞出；冬瓜去皮、洗净，切成与排骨大小相等的块，待用。

②将汤锅置火上，放入开水、排骨，用小火炖至熟烂，再把冬瓜块放入汤锅内炖熟，加入味精、精盐、葱花、胡椒粉调好口味，起锅盛入汤碗内即成。

【功效】

有清热利水、消肿解毒、润肺生津等作用，对糖尿病、冠心病、动脉硬化、高血压及浮肿病患者有理想的保健效果。

27

乌梅糕

【原料】

绿豆500克，豆沙馅250克，乌梅60克，白糖125克。

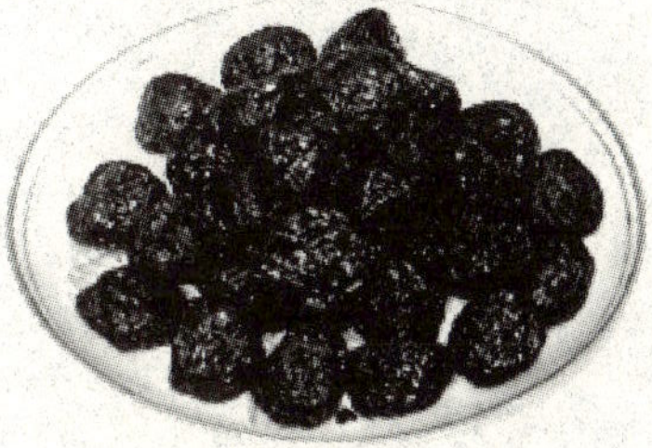

【做法】

①将绿豆用沸水浸泡两小时，去皮，用清水漂洗，加清水上笼蒸一小时，待绿豆熟透后取出沥水，䃰成绿豆沙。

②将乌梅用沸水浸泡几分钟，取出切成小丁，待用。

③案板上铺一张白纸，用一个约20厘米见方的木框放在白纸上，先将绿豆沙一半铺匀在框内，撒上乌梅丁，铺上一层豆沙馅，再把其余的绿豆沙铺上按实，最后把全部白糖均匀地撒在上面，切成6厘米见方的小块，去掉木框，装入盘内即成。

【功效】

有清热解毒、止咳祛暑、利水消肿、降压明目的作用，适宜高血脂、肥胖症患者。

28

桃仁粥

【原料】

核桃仁10克（去皮），粳米50克，砂糖适量。

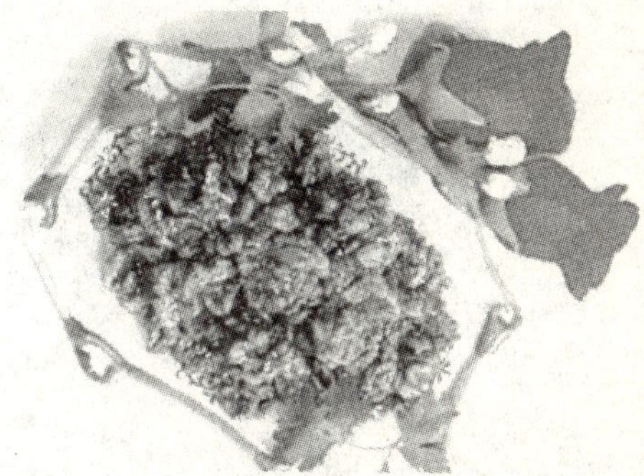

【做法】

将核桃仁捣烂如泥，加水研汁，去渣，与粳米、砂糖同煮为粥。

【功效】

可活血祛瘀、止痛，适于高血压并发冠心病患者食用。

29

猪肚山药汤

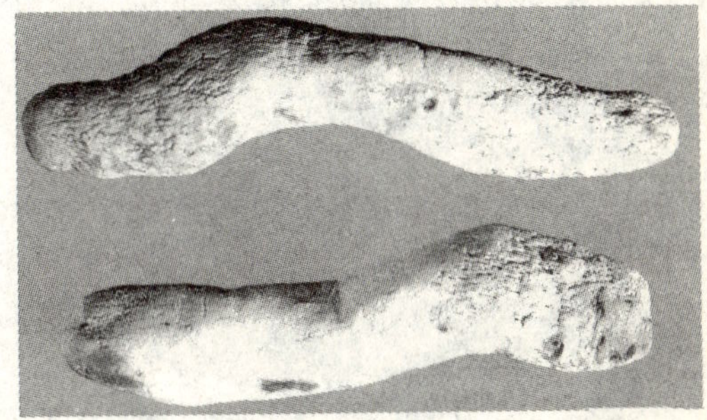

【原料】

净猪肚200克，山药100克，精盐、味精各适量。

【做法】

猪肚洗净切方块；山药去皮、洗净，切滚刀块，与猪肚同放清水锅内，旺火烧开，撇净浮沫，用中火煮至猪肚熟烂，用精盐、味精调味即成。

【功效】

有健脾养胃、养阴生津等作用，适于高血压并糖尿病气阴两虚者食用。

30

荷叶粳米饭

【原料】

鲜荷叶2张，粳米100克，红枣10个，精盐适量。

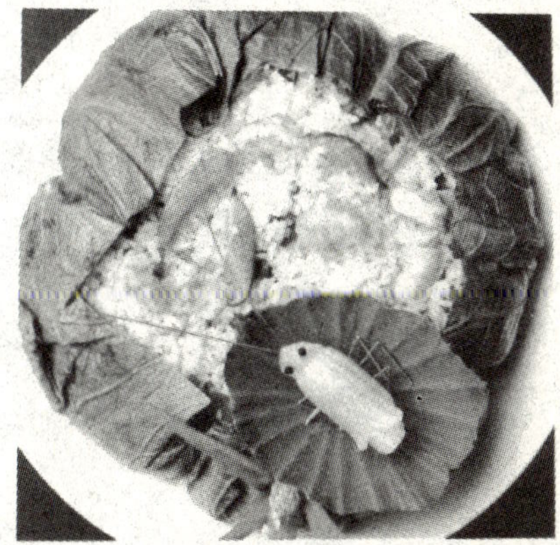

【做法】

①将粳米淘洗净后放清水锅内煮至开花；红枣去核，洗净。

②将新鲜荷叶洗净、平铺，将开花米的半熟饭与红枣、精盐拌匀后放荷叶内，包扎好，放蒸笼内，文火慢蒸至饭香即可。

【功效】

有清心养血之功效，适宜于高血压合并冠心病患者食用。

31